Personalrecht 2025

Inhaltsverzeichnis

Arbeitsrecht

Aktuelle Entwicklungen im Personalrecht

Arbeitsrecht

Christoph Tillmanns

Der Jahreswechsel bringt einige Änderungen im Arbeitsrecht mit sich. Ab dem 1.1.2025 erhöht sich der gesetzliche Mindestlohn und Formerleichterungen treten in Kraft. Der Beitrag stellt aktuelle Gesetzesänderungen im Hinblick auf arbeitsrechtliche Aspekte und ihre Auswirkungen auf die tägliche Personalarbeit vor. Daneben werden wichtige sowie richtungsweisende Urteile aus dem Jahr 2024 dargestellt und Tipps für die praxisgerechte Umsetzung bzw. die Vermeidung von Fallstricken gegeben.

1 Mindestlohn

Durch die 4. MindestlohnanpassungsVO vom 24.11.2023 (BGBl 2023 I Nr. 321) wird der seit 1.1.2024 geltende Mindestlohn von 12,41 EUR ab dem 1.1.2025 auf **12,82 EUR** angehoben. Die **Minijobgrenze** erhöht sich daher auf monatlich **556 EUR**.

In der **Zeitarbeit** wurde durch § 2 der 6. Verordnung über eine Lohnuntergrenze in der Zeitarbeit vom 23.10.2024 (BGBl 2024 I Nr. 333 v. 30.10.2024) der Mindestlohn pro Stunde in der Zeitarbeit ab dem 1.11.2024 auf 14 EUR und **ab 1.3.2025** auf **14,53 EUR** festgesetzt.

2 Ausgleichsabgabe nach § 160 SGB IX

Private und öffentliche Arbeitgeber mit mindestens 20 Arbeitsplätzen sind nach § 154 SGB IX gesetzlich verpflichtet, auf mindestens 5 % ihrer Arbeitsplätze schwerbehinderte Menschen zu beschäftigen, andernfalls müssen sie nach § 160 SGB IX für jeden unbesetzten Pflichtplatz eine **Ausgleichsabgabe** entrichten.

Diese beträgt für das Anzeigejahr 2024 – fällig am 31.3.2025 – nach § 160 Abs. 2 SGB IX je unbesetztem Pflichtarbeitsplatz

1. 140 EUR bei einer jahresdurchschnittlichen Beschäftigungsquote von 3 % bis weniger als dem geltenden Pflichtsatz,

2. 245 EUR bei einer jahresdurchschnittlichen Beschäftigungsquote von 2 % bis weniger als 3 %,
3. 360 EUR bei einer jahresdurchschnittlichen Beschäftigungsquote von mehr als 0 % bis weniger als 2 %,
4. 720 EUR bei einer jahresdurchschnittlichen Beschäftigungsquote von 0 %.

Für **kleinere Arbeitgeber** gibt es Sonderregelungen. Hier beträgt die Ausgleichsabgabe je unbesetztem Pflichtarbeitsplatz für schwerbehinderte Menschen

1. für Arbeitgeber mit jahresdurchschnittlich weniger als 40 zu berücksichtigenden Arbeitsplätzen bei einer jahresdurchschnittlichen Beschäftigung von weniger als einem schwerbehinderten Menschen 140 EUR und bei einer jahresdurchschnittlichen Beschäftigung von null schwerbehinderten Menschen 210 EUR und
2. für Arbeitgeber mit jahresdurchschnittlich weniger als 60 zu berücksichtigenden Arbeitsplätzen bei einer jahresdurchschnittlichen Beschäftigung von weniger als zwei schwerbehinderten Menschen 140 EUR, bei einer jahresdurchschnittlichen Beschäftigung von weniger als einem schwerbehinderten Menschen 245 EUR und bei einer jahresdurchschnittlichen Beschäftigung von null schwerbehinderten Menschen 410 EUR.

3 Bürokratieentlastungsgesetz IV – arbeitsrechtliche Änderungen

3.1 Einleitung

Am 1.1.2025 tritt das Bürokratieentlastungsgesetz IV in Kraft, das auch im Arbeitsrecht einige Erleichterungen, vor allem in formeller Hinsicht mit sich bringt. Insbesondere wird in einigen Bereichen das gesetzliche **Schriftformerfordernis** durch das **Textformerfordernis** ersetzt. Dies gilt allerdings nicht für die Kündigung, den Aufhebungsvertrag und die Befristungsvereinbarung. Hier bleibt es bei den Regelungen des § 623 BGB bzw. § 14 Abs. 4 TzBfG, wonach Kündigung, Aufhebungsvertrag und Befristung der Schriftform bedürfen (Ausnahme: Befristung auf das Erreichen der Regelaltersgrenze). Im Fall der Kündigung und des Aufhebungsvertrags kann diese auch weiterhin nicht durch die elektronische Form des § 126a BGB ersetzt werden.

3.2 Die einzelnen arbeitsrechtlichen Änderungen im BEG IV

3.2.1 Änderung bei der Zeugniserteilung – § 109 GewO

§ 109 Abs. 3 GewO schloss bisher die elektronische Form für die Erteilung des Arbeitszeugnisses aus. Nunmehr kann das Zeugnis mit Einwilligung des Arbeitnehmers in elektronischer Form erteilt werden. Die **elektronische Form** ist in § 126a BGB geregelt und erfordert eine sogenannte **qualifizierte elektronische Signatur**, die auf dem Zertifikat (Art. 3 Nr. 15 eIDAS-VO) eines qualifizierten Vertrauensdiensteanbieters (Art. 3 Nr. 17 eIDAS-VO) beruht und von einer sicheren Signaturerstellungseinheit (Art. 3 Nr. 23 eIDAS-VO) erstellt wird. Einfache Signaturen, wie sie z.B. im Zusammenhang mit PDF-Dokumenten verwendet werden, genügen dem nicht. Aufgrund der hohen technischen Anforderungen spielt die qualifizierte elektronische Signatur im Arbeitsleben bisher eine nur untergeordnete Rolle.

Die Möglichkeit der elektronischen Signatur wird allerdings über die formellen Anforderungen hinaus faktisch weiter eingeschränkt, denn in der Gesetzesbegründung (BT Drucks. 20/11306 S. 111) heißt es dazu: Die sonstigen Vorgaben für die Zeugniserteilung bleiben hiervon unberührt. Daher muss etwa auf die Schriftform zurückgegriffen werden, wenn die qualifizierte elektronische Signatur (qeS) wegen der daraus ersichtlichen Zeitangabe unzulässige Rückschlüsse zulasten der Arbeitnehmer ermöglichen würde und eine Rückdatierung rechtlich erforderlich ist, etwa im Fall von Zeugnisberichtigungen.

Da die qualifizierte elektronische Signatur immer eine (nicht manipulierbare) Angabe enthält, wann die Signatur erfolgt ist, kommt sie überhaupt nur infrage, wenn die Signatur des Zeugnisses **zeitnah mit der Beendigung des Arbeitsverhältnisses** erfolgt. Nachträglich – aus welchen Gründen auch immer – erteilte Zeugnisse können daher faktisch nicht elektronisch signiert werden.

Außerdem muss die Person das Zeugnis signieren, die auch im Fall der schriftlichen Ausfertigung das Zeugnis zu unterzeichnen hat (je nachdem also Personalleitung, Vorgesetzte oder Geschäftsführung). Das setzt wiederum voraus, dass diese Person über die entsprechende Möglichkeit einer qeS verfügt.

Da außerdem vorher noch das **Einverständnis der jeweiligen Arbeitnehmer** einzuholen ist, stellt die Regelung keine nennenswerte Erleichterung für den Arbeitgeber dar. Die Erteilung des Zeugnisses in Schriftform, die sowieso eine Holschuld der Arbeitnehmer ist, dürfte nicht aufwendiger sein.

Übermittelt der Arbeitgeber dem Arbeitnehmer ein mit qeS versehenes Zeugnis und wird es akzeptiert, kann von einem Einverständnis ausgegangen werden.

Mit einem Tool der EU-Kommission kann jede e-Signatur eines Dokuments in PDF-Format auf ihre Gültigkeit geprüft werden. Dazu muss das zu überprüfende PDF hochgeladen werden. Die Seite gibt dann an, ob die (qualifizierte) elektronische Unterschrift rechtsgültig ist, von wem das Dokument unterschrieben wurde und wann die Signatur geleistet wurde (https://ec.europa.eu/digital-building-blocks/DSS/webapp-demo/validation).

Für das Berufsausbildungsverhältnis gilt seit 1.8.2024 nach § 16 Abs. 1 BBiG Entsprechendes.

3.2.2 Änderung des BEEG

Neben einer Reihe von Änderungen bezüglich der Regelungen über das Elterngeld werden auch arbeitsrechtliche Regelungen des BEEG geändert, indem das Gesetz zukünftig anstelle der Schriftform lediglich die **Textform von Erklärungen** verlangt.

Die Neuregelungen gelten jedoch nach § 28 Abs. 1b BEEG nur für Kinder, die **nach dem 30.4.2025 geboren** werden. Das führt dazu, dass für die nächsten 8 Jahre ein Nebeneinander von Schriftform und Textform bei der Inanspruchnahme und Ablehnung von Teilzeit in der Elternzeit besteht.

Inanspruchnahme der Elternzeit in Textform möglich

Die Arbeitnehmer können Elternzeit zukünftig in Textform statt bisher in Schriftform in Anspruch nehmen (§ 16 Abs. 1 Satz 1 BEEG). Das stellt nicht nur eine Erleichterung für die Arbeitnehmer dar, sondern bietet auch dem Arbeitgeber eine höhere Rechtssicherheit. War nämlich bisher die Inanspruchnahmeerklärung nicht formgerecht erfolgt, hat der Arbeitgeber das aber nicht beanstandet, war die Elternzeit gleichwohl nicht wirksam erklärt. Arbeitnehmer hatten dann die Möglichkeit, auch vor Ablauf der vermeintlichen Elternzeit vom Arbeitgeber wieder ihre Beschäftigung zu verlangen. Nahm der Arbeitgeber das tatsächliche Angebot der Arbeitsleistung nicht an, geriet er in Annahmeverzug und musste die Vergütung ab diesem Zeitpunkt nachzahlen (BAG, Urteil v. 10.5.2016, 9 AZR 149/15).

Anforderungen an die Textform

Die **Textform** im Sinne des § 126b BGB stellt wesentlich geringere Anforderungen an die Form der Erklärung als die Schriftform. Insbesondere entfällt die Notwendigkeit einer eigenhändigen Unterschrift und des Zugangs einer eigenhändig unterschriebenen Urkunde oder Erklärung. Ist durch ein Gesetz die Textform vorgeschrieben, so muss eine lesbare Erklärung, in der die Person des Erklärenden genannt ist, auf einem dauerhaften Datenträger abgegeben werden. Ein dauerhafter Datenträger ist jedes Medium, das es dem Empfänger ermöglicht, eine auf dem Datenträger befindliche, an ihn persönlich gerichtete Erklärung so aufzubewahren oder zu speichern, dass sie ihm während eines für ihren Zweck angemessenen Zeitraums zugänglich ist. Darüber hinaus muss das Medium geeignet sein, die Erklärung unverändert wiederzugeben.

Die Textform i.S.v. § 126b BGB ist erfüllt, wenn es sich um eine **lesbare** Erklärung handelt, deren **Urheberschaft** erkennbar ist und in der die **Person des Erklärenden** genannt wird.

Darüber hinaus muss die Erklärung **räumlich abgeschlossen** sein, sie muss **unveränderbar** und auf einem Medium **speicherbar** sein und für den Empfänger dauerhaft verfügbar sein, wenn er sie sich speichert.

Auch die Erklärung in Textform muss dem Empfänger zugehen. Dabei ist es aber möglich, dass sie ihm in elektronischer Form (z.B. per E-Mail) zugeht.

Lesbar ist die Erklärung, wenn sichergestellt ist, dass ihr der Empfänger den in ihr enthaltenen, durch Schriftzeichen dargestellten Sinn ohne Weiteres optisch entnehmen kann. Sprachnachrichten fallen daher nicht darunter, ebenso wenig Symbole (bspw. ein „Bestätigungs-Emoticon" als Vertragsannahme).

Die Erklärung muss darüber hinaus die Angabe ihres Verfassers bzw. die Bezeichnung der Person des Erklärenden enthalten, z.B. durch eine Namensnennung des Erklärenden. Bei juristischen Personen reicht die Angabe deren Namens.

Die Erklärung muss räumlich abgeschlossen sein, indem das Textende kenntlich gemacht wird. Das erfolgt in der Regel durch die Nachbildung der Namensunterschrift des Erklärenden, z.B. durch Einfügen des eingescannten Namenszugs als Bilddatei oder auch schlicht die Namensnennung des Verfassers am Ende der Erklärung.

Die Erklärung muss weiterhin auf einem dauerhaften Datenträger abgegeben werden. Das bedeutet, dass es dem Empfänger zumindest möglich sein muss, sie zu seiner dauerhaften Verfügbarkeit aufzubewahren oder zu speichern, beispielsweise durch das Speichern einer ihm übersandten E-Mail.

Zudem muss auch die Unveränderlichkeit gewährt sein. Dies geschieht beispielsweise durch die Möglichkeit, die Erklärung auszudrucken oder elektronisch zu speichern (z.B. nach Erhalt einer E-Mail). Nicht genügt es, wenn die Erklärung lediglich auf einer Website enthalten ist, ohne dass für den Empfänger die Möglichkeit eines Downloads mit individueller Speicherungsmöglichkeit besteht.

Zuletzt muss die Erklärung geeignet sein, dem Empfänger persönlich zuzugehen. Auch das ist wiederum bei einer Website regelmäßig nicht der Fall.

Die Textform i.S.v. § 126b BGB wird regelmäßig gewahrt durch E-Mails, Fax, PDF-Dokumente, aber auch körperliche (Papier-)Dokumente ohne Unterschrift, die einen abschließenden Namenszug des Ausstellers enthalten. Auch eine SMS oder eine Nachricht über einen Messengerdienst genügt der Textform, soweit ihr Aussteller erkennbar ist und die Nachricht vom Absender nachträglich nicht verändert werden kann. Das ist bei einem bekannten Messengerdienst nicht gewährleistet.

Verlangen und Ablehnung von Teilzeitarbeit während der Elternzeit

Der Rechtsanspruch auf Teilzeittätigkeit während der Elternzeit beim eigenen Arbeitgeber wird insofern geändert, als sowohl für das **Verlangen nach Teilzeitarbeit** als auch für die **Ablehnung** der Teilzeitarbeit bzw. die Ablehnung der geänderten Verteilung der Arbeitszeit nunmehr in § 15 Abs. 7 BEEG durchgängig die **Textform** (anstelle der Schriftform) genügt. Das stellt eine deutliche Erleichterung für den Arbeitgeber dar, der durch die Zusendung einer E-Mail mit entsprechender Lesebestätigung nun deutlich einfacher den fristgerechten Zugang der Ablehnung der Verringerung oder geänderten Verteilung der Arbeitszeit nachweisen kann. Entsprechendes gilt für die Teilzeitarbeit während der Elternzeit bei einem anderen Arbeitgeber nach § 15 Abs. 4 BEEG. Diese bedarf ebenso wie eine selbstständige Erwerbstätigkeit der Zustimmung des Arbeitgebers. Dieser kann seine Zustimmung nur innerhalb von 4 Wochen nach der Beantragung aus dringenden betrieblichen Gründen in **Textform** verweigern.

Es bleibt aber dabei, dass die **Ablehnung der vorzeitigen Beendigung der Elternzeit** nach § 16 Abs. 3 Satz 2 BEEG, beispielsweise der Elternzeit des Vaters wegen der Geburt eines weiteren Kindes, weiterhin nur **schriftlich** (innerhalb von 4 Wochen) erfolgen kann.

Änderung des Pflegezeitgesetzes und des Familienpflegezeitgesetzes

Die **Inanspruchnahme** von Pflegezeit nach § 3 Abs. 3 PflegeZG oder Familienpflegezeit nach § 2a Abs. 1 FPfZG ist zukünftig auch in **Textform** möglich.

Die **Vereinbarung von Teilzeitarbeit** während einer Pflegezeit bzw. Familienpflegezeit ist nach § 3 Abs. 4 PflegeZG bzw. § 2a Abs. 2 Satz 1 FPfZG aber weiterhin an die **Schriftform** gebunden.

3.2.3 Nachweis nach dem Nachweisgesetz: Textform möglich

Eine wesentliche arbeitsrechtliche Änderung ist die Änderung der Anforderungen an die Erteilung des Nachweises nach dem Nachweisgesetz. Schon bei der Neufassung des Nachweisgesetzes zum 1.8.2022 war umstritten, ob der Nachweis zukünftig auch in elektronischer Form erteilt werden kann.

Nachdem der Gesetzgeber dies seinerzeit noch abgelehnt hatte, wird nunmehr eine deutliche Erleichterung für den Arbeitgeber im Nachweisgesetz vorgenommen. Zukünftig kann der Nachweis grundsätzlich in Textform erteilt werden, wenngleich auch hier gewisse Einschränkungen zu beachten sind. Das ermöglicht es dem Arbeitgeber, die nach § 2 Abs. 1 NachwG zu erteilende Niederschrift über den wesentlichen Inhalt der getroffenen Vereinbarungen und andere arbeitsrechtliche relevante Punkte dem Arbeitnehmer in Textform, also insbesondere per E-Mail oder als PDF-Dokument, zukommen zu lassen.

So lautet § 2 Abs. 1 NachwG zukünftig:

Der Arbeitgeber hat die wesentlichen Vertragsbedingungen des Arbeitsverhältnisses innerhalb der Fristen des Satzes 9 schriftlich niederzulegen, die Niederschrift zu unterzeichnen und dem Arbeitnehmer auszuhändigen.

Es bleibt dabei, dass der Arbeitsvertrag auch weiterhin formfrei (Ausnahme: Die Befristung nach § 14 Abs. 4 TzBfG) geschlossen werden kann und dass der Arbeitgeber dem Arbeitnehmer eine „Bestätigung“ der vereinbarten Regelungen – nämlich den Nachweis – zu erteilen hat. Auch hat dieser Nachweis grundsätzlich weiterhin schriftlich zu erfolgen. Am umfangreichen Inhalt des Nachweises hat sich nichts geändert – er richtet sich weiterhin nach § 2 Abs. 1 Nr. 1–15 NachwG.

Neu sind jetzt aber die folgenden Regelungen:

Die Niederschrift nach Satz 1 kann in Textform (§ 126b des Bürgerlichen Gesetzbuches) abgefasst und elektronisch übermittelt werden, sofern das Dokument für den Arbeitnehmer zugänglich ist, gespeichert und ausgedruckt werden kann und der Arbeitgeber den Arbeitnehmer mit der Übermittlung auffordert, einen Empfangsnachweis zu erteilen.

Anstelle eines **schriftlichen** Nachweises über die wesentlichen Vertragsbedingungen kann der Arbeitgeber den Nachweis jetzt also auch in Textform i.S.d. § 126b BGB erteilen. Wichtig ist, dass dabei auch die elektronische Übermittlung zulässig ist. Es kann aber auch weiterhin eine körperliche Übergabe des in Textform verfassten Dokuments erfolgen. Die elektronische Übermittlung muss individuell an die Arbeitnehmer erfolgen. Eine allgemeine Bekanntmachung reicht nicht aus. Es dürfte ausreichen, dass der Arbeitnehmer den Nachweis nach einem entsprechenden Hinweis aus einem Terminal für sich auf einen Datenträger herunterladen oder ausdrucken kann, denn das genügt der Textform und der individuellen Übermittlung. Die bloße Einstellung ins Internet oder Intranet genügt hingegen nicht.

Voraussetzung bei elektronischer Übermittlung ist aber weiter, dass der Arbeitgeber den Arbeitnehmer auffordert, ihm einen Empfangsnachweis zu erteilen. Dazu gehört beispielsweise eine Lesebestätigung für eine E-Mail, besser ist aber eine ausdrückliche Aufforderung in der entsprechenden E-Mail. Erteilt der Arbeitnehmer diesen Empfangsnachweis nicht, hat der Arbeitgeber seine Verpflichtungen nach dem Nachweisgesetz dennoch erfüllt, wenn er auf andere Weise nachweisen kann, dass der Arbeitnehmer den Nachweis in Textform erhalten hat. Dazu reicht es, dass der Nachweis in einem von den Arbeitnehmern bereit gehaltenen E-Mail-Postfach gespeichert wird. Inwieweit der Nachweis des Eingangs der Mail in dem E-Mail-Postfach nachweisbar ist, ist eine Frage des jeweiligen Programms. Allerdings kann der Arbeitgeber nicht verlangen, dass die Arbeitnehmer eine E-Mail-Adresse zur Verfügung stellen.

Der Gesetzgeber hat aber noch weitere Hürden aufgebaut:

Der Arbeitgeber hat im Fall der Erteilung des Nachweises in Textform auf Verlangen des Arbeitnehmers die Niederschrift unter Hinweis auf den Geltungsbeginn der wesentlichen Vertragsbedingungen unverzüglich in der gesetzlichen Schriftform zu erteilen. Das gilt entsprechend, wenn die wesentlichen Vertragsbedingungen nicht (ordnungsgemäß) nachgewiesen wurden. Die Verjährung des Anspruchs nach den

Sätzen 3 und 4 beginnt mit dem Schluss des Jahres, in dem das Arbeitsverhältnis endet.

Die Arbeitnehmer haben also weiterhin das Recht, einen schriftlichen Nachweis zu verlangen. Das gilt uneingeschränkt und nicht nur, wenn der Arbeitgeber seiner Verpflichtung zur Erteilung des Nachweises nicht nachgekommen ist. Dem Arbeitgeber ist daher dringend zu raten, die Verpflichtungen zur Erteilung des Nachweises fristgerecht zu erfüllen, um nicht zu provozieren, dass die Arbeitnehmer einen schriftlichen Nachweis verlangen.

Die Sätze 2 bis 5 finden keine Anwendung auf Arbeitnehmer die in einem Wirtschaftsbereich oder Wirtschaftszweig nach § 2a Abs. 1 des Schwarzarbeitsbekämpfungsgesetzes tätig sind.

Soweit der Arbeitgeber die wesentlichen Vertragsbedingungen schriftlich nachzuweisen hat, ist die elektronische Form weiterhin ausgeschlossen.

Im **Geltungsbereich des Schwarzarbeitsbekämpfungsgesetzes** besteht demnach die Möglichkeit der Erteilung des Nachweises in Textform nicht. Hier gilt **weiterhin ausschließlich die gesetzliche Schriftform.**

Auch § 2 Abs. 4 NachwG wird entsprechend angepasst:

Ist dem Arbeitnehmer ein Arbeitsvertrag in Textform nach Maßgabe des Absatzes 1 Satz 2 übermittelt worden, entfällt die Verpflichtung zur Erteilung eines schriftlichen Nachweises, soweit der Vertrag die in den Absätzen 1 bis 4 geforderten Angaben enthält.

Der Nachweis kann also auch durch einen „Arbeitsvertrag in Textform" ersetzt werden, der die notwendigen Angaben enthält und den Arbeitnehmern (auch elektronisch) übermittelt wurde. Darunter ist zu verstehen, dass der **Arbeitsvertrag in Textform vereinbart** wurde. Der Arbeitsvertrag kann in Textform z. B. durch den Austausch gleichlautender E-Mails oder aber auch durch einfachere Signaturformen im Zusammenhang mit der Verwendung von PDF-Dokumenten abgeschlossen werden. Der Vertrag ist dann in Textform abgeschlossen, wenn **sowohl das Vertragsangebot** des Arbeitgebers **als auch die Annahmeerklärung** des Arbeitnehmers der Textform genügen. Dazu dürfte ausreichen, dass der Arbeitgeber an den Arbeitnehmer eine E-Mail sendet, in deren Anhang sich der textlich fixierte Arbeitsvertrag befindet, und im Text der E-Mail erklärt, dass das die maßgeblichen arbeitsvertraglichen Vereinbarungen sind und dass dann der Arbeitnehmer wiederum durch E-Mail erklärt, dass er mit diesen vorgeschlagenen arbeitsvertraglichen Regelungen einverstanden ist. Der als PDF-Dokument beigefügte Anhang sollte vorsorglich mit dem Namenszug des Arbeitgebers und des Arbeitnehmers abschließen und von dem Arbeitnehmer nochmals „signiert" werden, indem er erneut seinen Namen unter den Arbeitsvertrag eingibt, was heute bei PDF-Dateien problemlos möglich ist.

Der Arbeitgeber hat auch weiterhin gegebenenfalls gegenüber der Aufsichtsbehörde bei einer Kontrolle nachzuweisen, dass der Arbeitnehmer diesen Vertrag in Textform angenommen hat und muss dazu die entsprechende Antwortmail des Arbeitnehmers speichern. Vermutlich werden sich in der Praxis Systeme, mit denen der Arbeitnehmer das Vertragsdokument einfach signiert (Etwa durch einen elektronischen Namenszug) durchsetzen.

Berufsausbildungsverträge können bereits seit dem 1.8.2024 nach § 11 Abs. 1 BBiG in Textform statt wie bisher in Schriftform geschlossen werden.

Nach § 11 Abs. 2 BBiG haben Ausbildende den Auszubildenden und deren gesetzlichen Vertretern die Vertragsabfassung unverzüglich nach deren Erstellung auszuhändigen oder elektronisch zu übermitteln. Dabei ist die Vertragsabfassung so zu übermitteln, dass die Empfänger diese speichern und ausdrucken können. Die Ausbildenden haben den Empfang durch die Empfänger nachzuweisen. Die Vertragsabfassung und den Empfangsnachweis haben Ausbildende nach Ablauf des Jahres, in dem das Ausbildungsverhältnis beendet wurde, drei Jahre lang aufzubewahren.

3.2.4 Textform für die Befristung des Arbeitsverhältnisses auf das Erreichen der Regelaltersgrenze – Änderung des § 41 SGB VI

In Zusammenhang mit den Formerleichterungen im NachwG steht eine Änderung des § 41 SGB VI, mit der abweichend von § 14 Abs. 4 TzBfG für die Befristung des Arbeitsverhältnisses auf das Erreichen der Regelaltersgrenze nicht mehr die Schriftform erforderlich ist, sondern auch die Textform genügt.

§ 41 SGB VI wird um einen Abs. 2 erweitert, der lautet:

Eine Vereinbarung, die die Beendigung des Arbeitsverhältnisses mit dem Erreichen der Regelaltersgrenze vorsieht, bedarf zu ihrer Wirksamkeit der Textform. § 14 Absatz 4 des Teilzeit- und Befristungsgesetzes gilt nicht.

Das gilt allerdings nur für die Befristung des Arbeitsverhältnisses auf das Erreichen der Regelaltersgrenze, **nicht für sonstige Befristungen**, insbesondere **nicht** für eine Beendigung durch eine **Erwerbsminderungsrente**.

Auch eine Vertragsklausel, wonach das Arbeitsverhältnis mit Erreichen der Regelaltersgrenze der gesetzlichen Rentenversicherung endet, stellt eine Befristung dar und ist daher nach bisheriger Rechtslage schriftlich zu vereinbaren gewesen. Da solche Regelungen jedoch sehr häufig sind, würde ein Festhalten an der Schriftform dazu führen, dass die Erleichterungen des Nachweisgesetzes an dieser Stelle ins Leere laufen, weil der Arbeitgeber dann mittelbar doch wiederum gezwungen wäre, einen schriftlichen Arbeitsvertrag im Hinblick auf die gewollte Befristung abzuschließen. Daher ist es als sehr positiv zu bewerten, dass der Gesetzgeber hier eine entsprechende Folgeänderung vorgenommen hat, die es zukünftig ermöglicht, Arbeitsverträge in Textform abzuschließen und gleichwohl eine Befristung auf das Erreichen der Regelaltersgrenze vorzunehmen.

Zu beachten ist, dass die Neuregelung nur für Befristungsvereinbarungen ab dem 1.1.2025 gilt. Bei Vereinbarungen vor diesem Datum ist die Schriftform weiterhin erforderlich und ein „Vergessen" wird durch die Neuregelung nicht geheilt.

Das Schriftformerfordernis des § 14 Abs. 4 TzBfG und jetzt neu das Textformerfordernis nach § 41 Abs. 2 SGB VI findet dann **keine Anwendung**, wenn das Arbeitsverhältnis insgesamt einem einschlägigen **Tarifvertrag** unterfällt, der eine **Befristung vorsieht**.

3.2.5 Änderung bei der Gefährdungsbeurteilung nach dem Mutterschutzgesetz

In § 10 Abs. 1 MuSchG wird klargestellt, dass der Arbeitgeber eine Beurteilung der Arbeitsbedingungen unter dem Gesichtspunkt der Gesundheitsgefahren für schwangere Arbeitnehmerinnen dann nicht vorzunehmen braucht, wenn gemäß einer zu diesem Zweck nach § 30 Abs. 4 MuSchG veröffentlichten Regel oder Erkenntnis des Ausschusses für Mutterschutz eine schwangere oder stillende Frau die Tätigkeit nicht ausüben oder einer Arbeitsbedingung nicht ausgesetzt sein darf.

Durch diese sinnvolle Änderung wird der Arbeitgeber von der Pflicht entbunden, eine völlig überflüssige Gefährdungsbeurteilung bezüglich der Gesundheitsgefahren für schwangere oder stillende Arbeitnehmerinnen für Arbeitsplätze vornehmen zu müssen, auf denen von vornherein die Beschäftigung von schwangeren oder stillenden Frauen ausgeschlossen ist.

3.2.6 Änderung des Arbeitnehmerüberlassungsgesetzes

Der Vertrag zwischen dem Verleiher und dem Entleiher über die Arbeitnehmerüberlassung bedarf zukünftig nur noch der Textform, nicht mehr der Schriftform

(§ 12 Abs. 1 Satz 1 AÜG). Dem Betriebsrat muss nach § 14 Abs. 3 Satz 2 AÜG die Erklärung des Verleihers über den Besitz der Arbeitnehmerüberlassung nicht mehr schriftlich (sondern in geeigneter Weise) vorgelegt werden.

4 Selbstbestimmungsgesetz (SBGG) und arbeitsrechtliche Folgen

Das Gesetz über die Selbstbestimmung in Bezug auf den Geschlechtseintrag (SBGG), das am 1.11.2024 in Kraft getreten ist, ermöglicht es in § 2 SBGG volljährigen Menschen durch eine Erklärung gegenüber dem Standesamt, die Änderung ihres Geschlechtseintrags und die Änderung ihrer Vornamen zu bewirken. Die gewünschte Änderung muss drei Monate vor der Erklärung gegenüber dem Standesamt angemeldet werden (§ 4 SBGG).

Durch dieses Gesetz entstehen auch an zwei Stellen arbeitsrechtliche Berührungspunkte.

4.1 Anpassung von Arbeitsverträgen, Zeugnissen und anderen Leistungsnachweisen

Nach § 10 Abs. 2 SBGG kann die Person u.a. verlangen, dass Zeugnisse und andere Leistungsnachweise und damit vergleichbare Dokumente sowie Ausbildungs- und Dienstverträge, soweit diese Angaben zum Geschlecht oder zu den Vornamen enthalten und zur Aushändigung an die Person bestimmt sind, mit dem geänderten Geschlechtseintrag und den geänderten Vornamen neu ausgestellt werden, soweit ein berechtigtes Interesse glaubhaft gemacht werden kann.

Die Regelung dürfte vor allem **Arbeitszeugnisse** betreffen, die der Arbeitgeber dann neu und entsprechend geändert ausstellen muss. Dabei sind Rückschlüsse auf eine Neuausstellung des Zeugnisses zu vermeiden, soweit das möglich ist. Da der Anspruch erst mit der Änderung des Geschlechtseintrags entsteht, kann er auch **für erheblich zurückliegende Zeiträume** und dort erstellte Dokumente geltend gemacht werden. Das kann aber dazu führen, dass ein Zeugnis nunmehr nicht mehr vom mittlerweile ausgeschiedenen Vorgesetzten oder Vertreter des Arbeitgebers unterschrieben werden kann. Dann müssen die entsprechenden Personen hinnehmen, dass nunmehr eine andere Person unterschreibt.

Ist der Betrieb zwischenzeitlich durch einen Betriebsübergang auf einen anderen Arbeitgeber übergegangen, richtet sich der Anspruch nach § 10 Abs. 3 Nr. 1 SBGG gegen den früheren Arbeitgeber als Aussteller des Zeugnisses.

Es muss vonseiten der Person an der Änderung ein **berechtigtes Interesse** bestehen. Das kann für Zeugnisse in der Regel nicht abgestritten werden. Für die Änderung des Arbeitsvertrags dürfte es aber insbesondere für weit zurückliegende Arbeitsverhältnisse fehlen. Der Arbeitgeber sollte den Wunsch nach einer Änderung nicht leichtfertig ablehnen: Das kann ihm als geschlechtsbezogene Diskriminierung ausgelegt werden.

4.2 Quotenregelungen

Eine weitere Folge ergibt sich aus § 7 SBGG im Hinblick auf Quotenregelungen.

Ist für die Besetzung von Gremien oder Organen durch Gesetz eine Mindestanzahl oder ein Mindestanteil an Mitgliedern weiblichen und männlichen Geschlechts vorgesehen, so ist das im Personenstandsregister eingetragene Geschlecht der Mitglieder zum Zeitpunkt der Besetzung maßgeblich.

Eine nach der Besetzung erfolgte Änderung des Geschlechtseintrags eines Mitglieds im Personenstandsregister ist bei der nächsten Besetzung eines Mitglieds zu berücksichtigen.

Die arbeitsrechtliche Relevanz besteht bei der **Besetzung des Betriebsrats** bzw. Personalrats im Hinblick auf die für das Minderheitsgeschlecht nach § 15 Abs. 2 BetrVG bzw. der entsprechenden Vorschriften in den Personalvertretungsgesetzen garantierten Sitze im Betriebsrat/Personalrat. Hier bleibt es zunächst bei der Besetzung des Betriebsrats/Personalrats nach dem Wahlergebnis.

Wenn allerdings nach § 25 Abs. 2 BetrVG **Ersatzmitglieder** nachrücken – und sei es nur vorübergehend –, ist das geänderte Geschlecht des Betriebsratsmitglieds zu berücksichtigen. Geschieht das nicht, können die Beschlüsse des Betriebsrats deswegen unwirksam sein, denn nach ständiger Rechtsprechung des Bundesarbeitsgerichts führt alleine die unterbliebene Einladung eines einzelnen stimmberechtigten (Ersatz-)Mitglieds zur Unwirksamkeit des Betriebsratsbeschlusses. Das gilt aber nur, wenn das entsprechende Betriebsratsmitglied die Änderung des Geschlechtseintrags dem Vorsitzenden mitgeteilt hat.

5 Änderung der Arbeitsstättenverordnung

Im Zuge des Inkrafttretens des Cannabiskonsumgesetzes (KCanG) am 1.4.2024 ist auch die Arbeitsstättenverordnung in § 5 Abs. 1 ArbStättV im Hinblick auf den Nichtraucherschutz geändert worden. Dieser lautet nunmehr:

Der Arbeitgeber hat die **erforderlichen Maßnahmen** zu treffen, damit **die nicht rauchenden Beschäftigten in Arbeitsstätten** wirksam vor den Gesundheitsgefahren **durch Rauch und Dämpfe von Tabak- und Cannabisprodukten sowie elektronischen Zigaretten** geschützt sind.

Hintergrund ist, dass das Cannabiskonsumgesetz in § 3 KCanG Personen, die das 18. Lebensjahr vollendet haben, nun den Besitz von bis zu 25 g Cannabis zum Eigenkonsum erlaubt. Da damit zumindest die Möglichkeit besteht, dass Arbeitnehmer auch im Betrieb Cannabis rauchen, hat sich der Gesetzgeber veranlasst gesehen, den Schutz der Nichtraucher auch vor gerauchten Cannabisprodukten ausdrücklich in die Arbeitsstättenverordnung aufzunehmen. Durch die Legalisierung des Besitzes von geringen Mengen an Cannabis zum Eigenkonsum treten eine Reihe von Fragen auch in Bezug auf das Arbeitsverhältnis auf.

Der Arbeitgeber ist über sein **Weisungsrecht** nach § 106 GewO befugt, den Konsum von Cannabisprodukten, gleich auf welche Art und Weise, im Betrieb vollständig zu verbieten. Anders als für das Rauchen von Zigaretten muss er den Beschäftigten auch keinen Raum hierfür zur Verfügung stellen. Während das Rauchen von Zigaretten zwar gegebenenfalls gesundheitsschädlich ist, aber nicht unmittelbar die Erbringung der Arbeitsleistung beeinträchtigt, lässt sich das für den Konsum von Cannabis, gleich in welcher Weise, aufgrund der berauschenden Wirkung nicht annehmen.

Verbietet der Arbeitgeber den Konsum von Cannabis im Betrieb, stellt sich die Frage, ob das nach § 87 Abs. 1 Nr. 1 BetrVG mitbestimmungspflichtig ist. Soweit eine gesetzliche Regelung besteht, die den Cannabiskonsum von vornherein ausschließt, beispielsweise in Einrichtungen der Kinder- und Jugendhilfe, hat der Betriebsrat von vornherein nach dem Einleitungssatz in § 87 Abs. 1 BetrVG kein Mitbestimmungsrecht. Ansonsten ist für ein Mitbestimmungsrecht nach Nr. 1 danach zu unterscheiden, ob das Verbot unmittelbar die Erbringung der Arbeitsleistung (Arbeitsverhalten) oder allgemein das Zusammenleben der Arbeitnehmer im Betrieb (Ordnungsverhalten) betrifft. Nur im letztgenannten Fall hat der Betriebsrat ein Mitbestimmungsrecht.

Da der Konsum von Cannabisprodukten eine im Einzelnen noch nicht erforschte berauschende Wirkung hat, ist dieser grundsätzlich geeignet, die Erbringung der Arbeitsleistung zu beeinträchtigen. Sofern es die Arbeitsleistung erfordert, dass der Arbeitnehmer nicht berauscht ist, betrifft das Verbot des Cannabiskonsums unmittelbar die Arbeitsleistung. Es ist daher mitbestimmungsfrei. Nur dann, wenn die Arbeitsleistung auch im Fall des Konsums von Cannabisprodukten immer noch ordnungsgemäß erbracht werden kann, kommt überhaupt ein Mitbestimmungsrecht des Betriebsrats in Betracht. Angesichts der bestehenden Abgrenzungsschwierigkeiten ist aber zu empfehlen, beim Verbot des Cannabiskonsums im Betrieb grundsätzlich den **Betriebsrat mit einzubeziehen** und das Verbot durch eine **Betriebsvereinbarung** zu regeln.

Der Arbeitgeber darf und braucht Arbeitnehmer, die unter dem Einfluss von Cannabisprodukten stehen, nicht zu beschäftigen. Nach § 15 DGUV-V 1 – allgemeine Unterstützungspflichten und Verhalten – dürfen sich Versicherte durch den Konsum von Alkohol, Drogen oder anderen berauschenden Mitteln **nicht in einen Zustand versetzen**, durch den sie **sich selbst oder andere gefährden** können.

Nach § 7 DGUV-V 1 – Befähigung für Tätigkeiten – darf der Unternehmer Versicherte, die erkennbar nicht in der Lage sind, eine Arbeit ohne **Gefahr für sich oder andere** auszuführen, **mit dieser Arbeit nicht beschäftigen**.

Ist der Arbeitnehmer aufgrund des Konsums von Cannabis nicht in der Lage, die Arbeitsleistung ohne Verstoß gegen diese Vorschriften zu erbringen, darf der Arbeitgeber ihn nicht beschäftigen. Er wird dann aber auch nach § 297 BGB von der Pflicht zur Vergütungszahlung frei. Die Anwendung der Vorschriften ist eine Frage des Einzelfalls. Insbesondere stellt sich die Frage, wann ein Arbeitnehmer erkennbar nicht in der Lage ist, eine Arbeit ohne Gefahr für sich oder andere auszuführen. Die Handhabung bei erkennbar alkoholisierten Arbeitnehmern kann hier entsprechend angewendet werden. Es genügt bereits der **begründete Verdacht**, dass der Arbeitnehmer nicht in der Lage ist, die Arbeit ohne Gefährdung seiner eigenen Person oder von anderen auszuführen. Allerdings hat der Arbeitgeber die Verdachtsmomente im eigenen Interesse sorgfältig zu kontrollieren, denn die Beweislast für die Leistungsunfähigkeit des Arbeitnehmers nach § 297 BGB trägt der Arbeitgeber. Bei Vorliegen eines konkreten Verdachts sollte er den Arbeitnehmer auffordern, seinen **Zustand durch den Werksarzt abklären** zu lassen. Kommt der Arbeitnehmer dem nicht nach, kann der Arbeitgeber das nicht erzwingen, aber zunächst die Beschäftigung verweigern und die Vergütung einbehalten.

6 Berufsvalidierungs- und Digitalisierungsgesetz

Zum 1.8.2024 sind durch dieses Gesetz (BGBl 2024 I, Nr. 246) zahlreiche Änderungen im BBiG vorgenommen worden.

§ 11 BBiG, der die Vertragsniederschrift regelt, wurde an die Änderungen des NachwG durch das BEG IV angepasst. Danach haben Ausbildende den Auszubildenden und deren gesetzlichen Vertretern die Vertragsabfassung unverzüglich nach deren Erstellung auszuhändigen oder nach Maßgabe des Satzes 2 zu übermitteln. Bei elektronischer Abfassung ist die Vertragsabfassung so zu übermitteln, dass die Empfänger nach Satz 1 diesen speichern und ausdrucken können. Ausbildende haben den Empfang durch die Empfänger nach Satz 1 nachzuweisen. Die **Vertragsabfassung und den Empfangsnachweis** haben Ausbildende nach Ablauf des Jahres, in dem das Ausbildungsverhältnis beendet wurde, **drei Jahre lang aufzubewahren**.

Am Inhalt der Vertragsniederschrift – jetzt Vertragsabfassung – nach § 11 Abs. 1 BBiG ändert sich nichts. Allerdings kann der Ausbildungsvertrag nunmehr auch in **Textform** nach § 126b BGB abgeschlossen und abgefasst werden und nach § 11 Abs. 2 BBiG elektronisch übermittelt werden. Im Unterschied zum NachwG muss hier der Ausbildende den Empfang nachweisen können, z.B. durch eine Lesebestätigung. Die Auszubildenden sind nach § 13 Satz 2 Nr. 8 BBiG zur **Abgabe einer Empfangsbestätigung** verpflichtet.

Nach § 15 Abs. 2 BBiG werden nun auch die **Wegezeiten** zum Berufsschulunterricht und zu Prüfungen auf die Ausbildungszeit angerechnet.

In § 22 Abs. 3 wird klargestellt, dass die **Kündigung nur schriftlich**, nicht aber in elektronischer Form erfolgen kann.

Nach § 28 Abs. 2 BBiG wird nun unter bestimmten Voraussetzungen die Möglichkeit eröffnet, die Ausbildung digital mobil durchzuführen. In dem Fall hat der Arbeitgeber die erforderliche Ausstattung für ein „**mobiles Ausbilden**“ zur Verfügung zu stellen.

In §§ 50b ff. BBiG wird nun die Feststellung und Bescheinigung der individuellen beruflichen Handlungsfähigkeit am Maßstab eines anerkannten Ausbildungsberufs geregelt. Entsprechendes findet sich nunmehr in § 41b HandwO. Aus der Gesetzesbegründung: Durch Schaffung eines Verfahrens zur Feststellung und Bescheinigung individuell erworbener beruflicher Handlungsfähigkeit sollen substanzielle berufliche Kompetenzen, die unabhängig von einem formalen Berufsausbildungsabschluss erworben wurden, sichtbar und verwertbar gemacht und damit Berufsbiografien honoriert sowie Anschlüsse im System der beruflichen Bildung für diese Personengruppe geschaffen werden. So sollen auch in Zeiten großer Fachkräfteengpässen alle vorhandenen Potenziale aktiviert werden.

7 Freiwilligen-Teilzeitgesetz

Das „Gesetz zur Erweiterung der Teilzeitmöglichkeit in den Jugendfreiwilligendiensten sowie im Bundesfreiwilligendienst für Personen vor Vollendung des 27. Lebensjahres und zur Umsetzung weiterer Änderungen“ (Freiwilligen-Teilzeitgesetz) (BGBl 2024 I Nr. 170 v. 28.5.2024), das seit dem 29.5.2024 gilt, sieht die Möglichkeit von **Freiwilligendiensten in Teilzeit** vor. Freiwillige können ihren Dienst mit dem Freiwilligen-Teilzeitgesetz einfacher in Teilzeit leisten. Das ergibt sich aus § 2 Abs. 1 Satz 1 Nr. 2 JFDG bzw. der entsprechenden Vorschrift des BFDG. Bisher mussten sie ein berechtigtes Interesse an einem Teilzeit-Dienst aufgrund von besonderen persönlichen Lebensumständen nachweisen. Nun dürfen **Freiwillige unter 27 Jahren** unabhängig von besonderen Lebensumständen einen **Teilzeit-Dienst** leisten. Für alle Freiwilligen gilt weiterhin, dass ein Teilzeit-Freiwilligendienst **mehr als 20 Stunden pro Woche** umfassen muss. Es bleibt zudem dabei, dass alle am Dienstverhältnis Beteiligten mit einem Teilzeitdienst einverstanden sein müssen.

Darüber hinaus sollen die Einsatzstellen den Freiwilligen je nach ihrem Ermessen ein **höheres Taschengeld** und zusätzliche Mobilitätszuschläge zahlen dürfen.

Konkret soll die Obergrenze – ausgehend von den im Jahr 2024 geltenden Werten – von 453 EUR monatlich um 151 EUR auf **604 EUR monatlich** angehoben werden. Im Ergebnis können die Freiwilligen damit ein deutlich höheres Taschengeld als bisher erhalten.

Darüber hinaus enthält das Gesetz in § 13a JFDG wie auch in § 13a BFDG Regelungen über den Urlaub für Freiwillige. Der **Mindesturlaub beträgt 20 Werktage** bei einer 5-Tage-Woche; je nach Teilzeitvereinbarung wird er angepasst.

8 Aktuelle Rechtsprechung

8.1 Mehrarbeitszuschläge für Teilzeitbeschäftigte

EuGH, Urteile v. 29.7.2024, C-184/22 und C-185/22

Ein Arbeitgeber zahlte allen Arbeitnehmern, egal ob teilzeit- oder vollzeitbeschäftigt, Mehrarbeitszuschläge erst dann, wenn eine Wochenarbeitszeit von 40 Stunden überschritten worden war. Das führte im Ergebnis dazu, dass der Vollzeitbeschäftigte ab seiner ersten Überstunde einen Mehrarbeitszuschlag erhielt, der Teilzeitbeschäftigte jedoch nicht. Die Frage, ob das eine sachlich nicht gerechtfertigte Benachteiligung von teilzeitbeschäftigten Arbeitnehmern und damit ein

Verstoß gegen § 4 Abs. 1 TzBfG ist, beschäftigt die Rechtsprechung schon seit einigen Jahren. Nun hat der Europäische Gerichtshof (EuGH) endgültig Klarheit geschaffen und Rechtfertigungsversuchen für diese Art der Ungleichbehandlung eine Absage erteilt: Zahlt der Arbeitgeber teilzeitbeschäftigten Arbeitnehmern Mehrarbeitszuschläge erst ab der Überschreitung der Vollzeitgrenze, stellt das eine sachlich nicht gerechtfertigte Benachteiligung von teilzeitbeschäftigten Arbeitnehmern dar. Im Rahmen seiner Entscheidung hat sich der EuGH auch mit der Frage auseinandergesetzt, ob sich sachliche Gründe für eine Ungleichbehandlung aus dem Ziel des Überstundenzuschlags ergeben können. Dieses besteht darin, den Arbeitgeber davon abzuhalten, für Arbeitnehmer Überstunden anzuordnen, die über ihre individuell vereinbarte Arbeitszeit hinausgehen. Dabei weist der EuGH darauf hin, dass ein Anreiz für den Arbeitgeber zur Anordnung von Mehrarbeit gegenüber Teilzeitbeschäftigten gerade dadurch geschaffen wird, dass Teilzeitbeschäftigten zunächst keine Überstundenzuschläge gezahlt werden müssen. Damit wird genau das Gegenteil des angestrebten Ziels erreicht.

Darüber hinaus hat der europäische Gerichtshof aber auch entschieden, dass unter bestimmten Voraussetzungen eine mittelbare Diskriminierung von Frauen vorliegen kann, wenn Teilzeitbeschäftigten Mehrarbeitszuschläge erst ab Überschreiten der Vollzeitgrenze gezahlt werden. Das ist jedenfalls dann der Fall, wenn von der für Teilzeitbeschäftigte nachteiligen Regelung signifikant mehr Personen weiblichen als männlichen Geschlechts betroffen sind. In diesem Fall hat eine teilzeitbeschäftigte Arbeitnehmerin auch noch einen Anspruch auf eine Entschädigung wegen der erlittenen Diskriminierung nach § 15 Abs. 2 AGG.

BAG, Urteil v. 5.12.2024, 8 AZR 370/20 (Pressemitteilung)

Das Bundesarbeitsgericht (BAG) hat diese Entscheidung zwischenzeitlich für das deutsche Recht umgesetzt. Im konkreten Fall ging es um eine tarifvertragliche Regelung, nach der zuschlagpflichtige Überstunden nur solche Mehrarbeitsstunden sind, die über die monatliche Arbeitszeit eines Vollzeitbeschäftigten hinaus geleistet werden und nicht durch Freizeit im jeweiligen Kalendermonat ausgeglichen werden können. Alternativ zu einer Auszahlung des Zuschlags ist eine entsprechende zusätzliche Zeitgutschrift auf dem Arbeitszeitkonto möglich. Die Arbeitnehmerin hat über ihre individuelle (Teilzeit-)Arbeitszeit hinaus Mehrarbeit geleistet und verlangte eine entsprechende Zeitgutschrift, die der Arbeitgeber jedoch mit Verweis auf die tarifvertragliche Regelung verweigerte. Die Arbeitnehmerin verlangte nun diese Zeitgutschrift und zudem eine Entschädigung aufgrund der erlittenen mittelbaren Diskriminierung wegen des Geschlechts i.H.v. 3 Monatsgehältern.

Wie zu erwarten war, hat das BAG der Arbeitnehmerin die begehrte Zeitgutschrift zugesprochen. Dabei hat es ausgeführt, dass nach den Vorgaben des EuGH die tarifliche Regelung gegen das Verbot der Benachteiligung von Teilzeitbeschäftigten verstößt. Die Regelung ist damit insoweit unwirksam, als sie bei Teilzeitbeschäftigung keine der Teilzeitquote entsprechende anteilige Absenkung der Grenze für die Gewährung eines Überstundenzuschlags vorsieht. Ein sachlicher Grund für diese Ungleichbehandlung liegt nicht vor. Die sich aus dem Verstoß gegen § 4 Abs. 1 TzBfG ergebende Unwirksamkeit der tarifvertraglichen Überstundenzuschlagsregelung führt zu einem Anspruch der Arbeitnehmerin auf die eingeklagte weitere Zeitgutschrift. Daneben sprach ihr das BAG eine Entschädigung nach § 15 Abs. 2 AGG zu, denn durch die Anwendung der tarifvertraglichen Regelung hat die Arbeitnehmerin auch eine mittelbare Benachteiligung wegen des Geschlechts erfahren. Beim Arbeitgeber arbeiten in der Gruppe der Teilzeitbeschäftigten mehr als 90 % Frauen in den tarifvertraglich erfassten Tätigkeiten. Als Entschädigung erhielt die Arbeitnehmerin aber nur 250 EUR, was ausreichend ist, um einerseits den durch die mittelbare Geschlechtsbenachteiligung entstandenen immateriellen Schaden auszugleichen und andererseits gegenüber dem Arbeitgeber die gebotene abschreckende Wirkung zu entfalten.

Arbeitgeber müssen folglich – in den Grenzen von Ausschlussfristen und Verjährungsfristen – auch den Teilzeitbeschäftigten entsprechende Mehrarbeitszuschläge ab deren erster individueller Mehrarbeitsstunde zahlen. Das gilt aber nur, wenn sie diese auch gegenüber Vollzeitbeschäftigten zahlen. Bei einer Ungleichbehandlung laufen sie Gefahr, dass sie von ihren teilzeitbeschäftigten Arbeitnehmern erfolgreich verklagt werden und zusätzlich noch eine Entschädigung zahlen müssen, die künftig bei einem Ignorieren der neuen Rechtslage höher ausfallen dürfte. Davon unabhängig besteht das weitere Risiko, dass im Rahmen einer sozialversicherungsrechtlichen Prüfung der Prüfer diesen Umstand aufgreift und für die nicht gezahlten Mehrarbeitszuschläge vom Arbeitgeber nach dem Entstehungsprinzip den Gesamtsozialversicherungsbeitrag verlangt (sogenannter Phantomlohn). Auch teilzeitbeschäftigten Minijobbern sind Mehrarbeitszuschläge zu zahlen – was ggf. zu einem Überschreiten der Grenzen für die geringfügige Beschäftigung führen kann.

Für Arbeitgeber, die keine Mehrarbeitszuschläge zahlen, stellt sich das Problem nicht. Auch Erschwerniszulagen für Samstagsschichten werden von dieser Rechtsprechung nicht erfasst. Arbeitgeber sollten deshalb eine Umgestaltung der Zulagenpraxis dahingehend prüfen, dass Zuschläge für eine zeitlich ungünstige Lage der Arbeitszeit gezahlt werden anstatt für reine Mehrarbeit.

8.2 Zahlung eines Bonus trotz Ausscheiden aus dem Arbeitsverhältnis

BAG, Urteil v. 15.11.2023, 10 AZR 288/22

Im Arbeitsvertrag des Arbeitnehmers war vereinbart:

Du erhältst eine variable Vergütung (PSP) in Form eines deinem Band (U) entsprechenden leistungsabhängigen Zielbonus von 15 % des brutto Basisjahresgehalts, der im freien Ermessen von N steht und jederzeit geändert oder ergänzt werden kann.

.... Die genauen Bestimmungen dieser PSP-Bonusregelung sind als Betriebsvereinbarung abgeschlossen.

Die maßgebliche Betriebsvereinbarung lautete:

Mitarbeiter, die aufgrund einer Eigenkündigung aus dem Angestelltenverhältnis ausscheiden, haben ebenfalls keinen – auch nicht zeitanteiligen – Anspruch auf einen PSP-Bonus.

Der Arbeitnehmer hatte sein Arbeitsverhältnis zum 30.4.2020 durch eine Eigenkündigung beendet. Unter Berufung auf die Betriebsvereinbarung zahlte ihm die Arbeitgeberin keinen Bonus, im Übrigen berief sie sich darauf, dass sie den Bonus nach freiem Ermessen festlegen könne.

Das BAG hat den Fall zum Anlass genommen, klarzustellen, dass Zahlung und Höhe eines Bonus allenfalls nach billigem Ermessen vonseiten des Arbeitgebers festgelegt werden dürfen. Die Vereinbarung, dass der Arbeitgeber den Bonus nach freiem Ermessen bestimmen kann, ist hingegen unwirksam, weil sie vom gesetzlichen Leitbild des § 315 Abs. 1 BGB abweicht. Es fehlt in diesem Fall an der Kontrollmöglichkeit gemäß § 315 BGB, wonach die Einhaltung der Grenzen des billigen Ermessens durch das Gericht überprüft werden kann.

Das Bundesarbeitsgericht (BAG) hat die Gelegenheit genutzt, noch einen weiteren Gesichtspunkt klarzustellen: Die Arbeitgeberin konnte sich der Bonuszahlung auch nicht mit Hinweis auf die Betriebsvereinbarung entziehen, weil der Kläger das Arbeitsverhältnis unterjährig selbst gekündigt hatte.

Der Anspruch auf eine Sonderzahlung, die auch Gegenleistung für bereits erbrachte Arbeitsleistung ist, darf nach Ansicht des BAG regelmäßig nicht von einer Stichtagsregelung in einer Betriebsvereinbarung abhängig gemacht werden, die den Bestand des Arbeitsverhältnisses bis zum Ende des Bezugszeitraums voraussetzt. Eine solche Norm ist unwirksam, weil sie Arbeitnehmern bereits verdiente Vergütung entzieht und ihnen ihr Kündigungsrecht erschwert. Während das BAG das in dieser Deutlichkeit bisher nur für vertragliche Vereinbarungen angenommen hat, weitet es diese Rechtsprechung nun auch auf Betriebsvereinbarungen aus. Auch Betriebsrat und Arbeitgeber haben in Vereinbarungen also zu beachten, dass der Arbeitgeber gemäß § 611a Abs. 2 BGB zur Erbringung der vereinbarten Gegenleistung (Vergütungszahlung) verpflichtet ist, soweit der vorleistungspflichtige Arbeitnehmer die ihm obliegende Arbeitsleistung bereits erbracht hat. Die Auszahlung verdienten Entgelts kann somit nicht davon abhängig gemacht werden, dass weitere Zwecke erfüllt werden.

8.3 Schadensersatzanspruch des Arbeitnehmers bei fehlender Zielvereinbarung

BAG, Urteil v. 3.7.2024, 10 AZR 171/23

Im Arbeitsvertrag des Arbeitnehmers war vereinbart:

„Der Mitarbeiter kann darüber hinaus eine erfolgsabhängige variable Vergütung („Tantieme“) erzielen. Die jährliche Tantieme beträgt maximal 180.000 EUR brutto … Die Festlegung einer Tantieme und deren Höhe hängen von dem Erreichen von Zielen ab, deren drei wesentliche Kriterien jedes Jahr, erstmals zum Ende der Probezeit, zwischen dem Mitarbeiter und der Gesellschaft vereinbart werden. Sollten die drei Kriterien nicht zwischen dem Mitarbeiter und der Gesellschaft vereinbart werden, werden diese seitens der Gesellschaft nach billigem Ermessen vorgegeben. Ein Rechtsanspruch auf eine Tantieme besteht nicht. Wird dem Mitarbeiter eine Tantieme gewährt, erfolgt dies freiwillig mit der Maßgabe, dass auch durch eine wiederholte Zahlung kein Rechtsanspruch, weder dem Grunde noch der Höhe nach, weder für die Vergangenheit noch die Zukunft, begründet wird.“

Ab Juni 2020 kam es zu Unstimmigkeiten zwischen den Parteien. Die Geschäftsführerin der Arbeitgeberin bat zunächst den Arbeitnehmer unter Fristsetzung, einen Vorschlag zu einer Zielvereinbarung zu unterbreiten. Es kam dann zwar zur Übermittlung eines Vorschlags durch den Arbeitnehmer, diesen lehnte die Arbeitgeberin jedoch ab. Im Ergebnis kam es zu keiner Zielvereinbarung. Daraufhin hat die Arbeitgeberin die Ziele einseitig festgesetzt. Nach Ablauf der Zielvereinbarungsperiode kam es nicht zur Auszahlung einer Tantieme, da die von der Arbeitgeberin festgelegten Ziele vom Arbeitnehmer nicht erreicht worden waren.

Der Arbeitnehmer machte Schadensersatz gegen den Arbeitgeber geltend mit der Begründung, er habe es unterlassen, Zielvereinbarungsverhandlungen anzustoßen. Bei einem rechtzeitigen Abschluss einer Zielvereinbarung hätte er eine Tantieme i.H.v. 97.000 EUR brutto erzielen können. Insbesondere sei die Arbeitgeberin nicht berechtigt gewesen, die Ziele einseitig vorzugeben.

Das BAG hat entschieden, dass der Arbeitgeber die vertraglich gegenüber dem Arbeitnehmer übernommene Pflicht, mit ihm Ziele zu vereinbaren, nur dann erfüllt, wenn er tatsächlich mit ihm Verhandlungen über den Abschluss einer Zielvereinbarung führt und es dem Arbeitnehmer ermöglicht, auf die Festlegung der Ziele Einfluss zu nehmen. Dabei muss der Arbeitgeber bereit sein, mit dem Arbeitnehmer gemeinsam die Ziele auszuhandeln und dazu muss er wiederum die von ihm vorgeschlagenen Ziele ernsthaft zur Disposition stellen. Ist das nicht der Fall und kommt dadurch eine Zielvereinbarung nicht zustande, muss der Arbeitgeber nachweisen, dass seine Verhandlungsweise gleichwohl diesen Anforderungen genügt hat.

Gelingt ihm das nicht, liegt ein schuldhafter Verstoß des Arbeitgebers gegen diese arbeitsvertragliche Verpflichtung vor. Das führt dazu, dass sich der Arbeitgeber gegenüber dem Arbeitnehmer schadensersatzpflichtig macht, weil er es zu vertreten hat, dass eine Zielvereinbarung nicht zustande gekommen ist. In diesem Fall hat der Arbeitgeber auch nicht das Recht, ersatzweise die Ziele nach billigem Ermessen festzusetzen. Ein solches Recht kann er sich grundsätzlich zwar vorbehalten, aber nicht dann, wenn gerade durch sein Verschulden eine Zielvereinbarung nicht zustande gekommen ist.

Arbeitgebern ist daher zu raten, von vornherein mit dem Arbeitnehmer zu vereinbaren, dass die Ziele vom Arbeitgeber nach billigem Ermessen festgesetzt werden. Das ist auch weiterhin zulässig. Von einer Vereinbarung mit dem Inhalt, dass die Ziele zwischen Arbeitgeber und Arbeitnehmer vereinbart werden müssen ist abzuraten, weil der Arbeitgeber sich im Fall des Scheiterns einer entsprechenden Vereinbarung schadensersatzpflichtig machen kann.

8.4 Pfändbarkeit der Inflationsausgleichsprämie

BGH, Beschluss v. 25.4.2024, IX ZB 55/23

Der Bundesgerichtshof (BGH) hat entschieden, dass die Inflationsausgleichsprämie (IAP) als Teil des Arbeitseinkommens gemäß § 850c ZPO pfändbar ist. Die Prämie ist zwar eine freiwillige Leistung des Arbeitgebers, jedoch ohne spezifische Zweckbindung, die eine Unpfändbarkeit gemäß § 851 ZPO rechtfertigen würde.

Anders als bei der Energiepreispauschale, bei der der Gesetzgeber eine Unpfändbarkeit ausdrücklich vorgesehen hatte, liegt bei der IAP keine solche gesetzliche Regelung vor. Der BGH stellte fest, dass die Prämie Teil des regelmäßigen Arbeitseinkommens des Schuldners ist und daher den allgemeinen Pfändungsfreigrenzen des § 850c ZPO unterliegt. § 850i ZPO ist ebenfalls unanwendbar, da diese Vorschrift nicht wiederkehrende Zahlungen betrifft. Die IAP steht im Zusammenhang mit der laufenden Arbeitsleistung des Schuldners und erhöht das regelmäßige Einkommen. Sie ist weder eine Erschwerniszulage noch eine Aufwandsentschädigung, die besonderen Pfändungsschutz genießen würde. Der Zweck der Prämie, die Belastungen durch gestiegene Verbraucherpreise abzumildern, begründet keine Zweckbindung, die sie vor der Pfändung schützt.

8.5 Duschen oder Waschen als Arbeitszeit?

BAG, Urteil v. 23.4.2024, 5 AZR 212/23

Das BAG hat entschieden, dass unter bestimmten Voraussetzungen auch die Zeiten, die ein Arbeitnehmer für die Körperreinigung (Duschen oder Waschen) benötigt und die dafür zurückzulegenden Wegezeiten, ebenso wie Umkleidezeiten zum Wechseln verschmutzter Kleidung, als Arbeitszeit vergütungspflichtig sein können.

Im entschiedenen Fall musste der Arbeitnehmer zunächst vom Arbeitgeber gestellte Arbeitskleidung anziehen und dann zum Zeiterfassungsterminal gehen und sich einloggen. Anschließend führte er seine Tätigkeit aus, die unter anderem das Abschleifen von Rost sowie Lackierungsarbeiten umfasste. Dazu trug er eine vom Arbeitgeber gestellte Schutzausrüstung. Nach Ende der Arbeit begab er sich zurück zum Umkleideraum, ließ auf Anweisung der Arbeitgeberin die verschmutzte Kleidung zur Reinigung im Betrieb, wusch oder duschte sich und stempelte dann aus. Er verlangte vom Arbeitgeber die Zahlung von Vergütung für die Umkleide-, Körperreinigungs- und Wegezeiten.

Das BAG hat entschieden, dass die Körperreinigungszeiten unter bestimmten Umständen zur vergütungspflichtigen Arbeitszeit gehören. Das ist dann der Fall, wenn sich der Arbeitnehmer bei der Arbeitsleistung so sehr verschmutzt, dass ihm ein Anlegen der Privatkleidung, das Verlassen des Betriebs und der Weg nach Hause ohne eine vorherige Reinigung des Körpers im Betrieb nicht zugemutet werden können. Ein Anhaltspunkt dafür, dass es sich um eine derartige Tätigkeit handelt, können öffentlich-rechtliche Arbeitsschutzvorschriften sein.

In jedem Fall liegt aber dann vergütungspflichtige Arbeitszeit vor, wenn der Arbeitgeber die Körperreinigung ausdrücklich angeordnet hat oder wenn zwingende arbeitsschutzrechtliche Hygienevorschriften dies erfordern. Duschen gehört ansonsten nur dann zur vergütungspflichtigen Arbeitszeit, wenn die Verschmutzung so stark ist, dass das Duschen erforderlich ist; ansonsten ist nur die Zeit für einfaches Waschen vergütungspflichtig.

Der Arbeitnehmer muss dabei im Einzelnen darlegen, wie lange er für das Anlegen der Arbeitskleidung braucht. Dazu hat er genau darzulegen, welche Kleidung er – je nach Jahreszeit – abzulegen und wieder anzulegen hat.

8.6 Kündigungsfrist und Zugang eines Einwurfeinschreibens

BAG, Urteil v. 20.6.2024, 2 AZR 213/23

Das BAG hat sich zu der Frage geäußert, wann ein Einwurfeinschreiben dem Arbeitnehmer zugeht. Im vorliegenden Fall kam es auf den genauen Zeitpunkt des Zugangs des Einwurfeinschreibens an, um die Einhaltung der Kündigungsfrist zu wahren. Auch in anderem Zusammenhang kann der Zeitpunkt des Zugangs wichtig sein, z.B. bei der Frage, ob den Arbeitnehmer die Kündigung noch innerhalb der Wartezeit des § 1 KSchG erreicht hat.

Im vorliegenden Fall war unstreitig, dass der Arbeitnehmer das Einwurfeinschreiben an einem bestimmten Tag erhalten hatte. Er machte allerdings geltend, dass das Einwurfeinschreiben nicht zu den üblichen Postzustellungszeiten in seinen Briefkasten eingeworfen worden sei, sodass der Zugang erst am nächsten Tag erfolgt sei. BAG und BGH gehen in ständiger Rechtsprechung davon aus, dass bei Hausbriefkästen im Allgemeinen mit einer Leerung unmittelbar nach Abschluss der üblichen Postzustellzeiten zu rechnen ist, die allerdings stark variieren können. Der Zugang eines in den Briefkasten des Arbeitnehmers eingeworfenen Schreibens noch am selben Tag wird jedoch nur dann angenommen, wenn das Schreiben bis zum Abschluss der üblichen Postzustellungszeiten in den Briefkasten geworfen wurde. Das gilt auch für Einwurfeinschreiben, die durch Postdienstleister zugestellt werden.

Im vorliegenden Fall hat das BAG entschieden, dass der Auslieferungsbeleg der Post über das Einwurfeinschreiben einen Anscheinsbeweis dafür erbringt, dass das Schreiben während der Arbeitszeit des Postboten eingeworfen wurde und der Arbeitnehmer mithin noch am selben Tag Kenntnis erlangen konnte. Damit war die Einhaltung der Kündigungsfrist gewahrt.

8.7 Urlaub und Beschäftigungsverbote nach dem Mutterschutzgesetz

BAG, Urteil v. 20.8.2024, 9 AZR 226/23

Das Bundesarbeitsgericht (BAG) hat durch eine Entscheidung klargestellt, dass während fortlaufender Beschäftigungsverbote nach dem Mutterschutzgesetz entstehender Urlaub nicht verfällt, sondern gemäß § 24 Satz 2 MuSchG nach Ende des Mutterschutzes im laufenden oder im folgenden Jahr genommen werden kann. Im Fall der Beendigung des Arbeitsverhältnisses ist er abzugelten.

Die Arbeitnehmerin, eine angestellte Zahnärztin, war schwanger und unterlag zunächst einem betrieblichen Beschäftigungsverbot nach § 13 Abs. 1 Nr. 3 MuSchG. Daran schloss sich die Schutzfrist vor bzw. nach der Entbindung des ersten Kindes nach § 3 MuSchG an. Es folgte ein weiteres Beschäftigungsverbot, weil sie dieses Kind stillte. Dann wurde die Arbeitnehmerin wieder schwanger, sodass erneut ein Beschäftigungsverbot, die Schutzfristen und anschließend ein erneutes Beschäftigungsverbot wegen des Stillens des zweiten Kindes folgte. Dann schied sie aus dem Arbeitsverhältnis aus und verlangte Urlaubsabgeltung.

Der Arbeitgeber machte geltend, dass während der Beschäftigungsverbote kein Urlaub entstehen würden. Durch einen Blick in § 24 Satz 1 MuSchG ergibt sich aber ohne Weiteres, dass dieses Argument falsch ist, denn für die Dauer von mutterschutzrechtlichen Beschäftigungsverboten – gleich aus welchem Grund – gilt das Arbeitsverhältnis als fortbestehend und es entsteht daher auch in diesen Zeiten Urlaub.

Dieser Urlaub verfällt auch nicht nach § 7 Abs. 3 BUrlG. Der Urlaub aus der Zeit des ersten Beschäftigungsverbots ist gleichzeitig Urlaub vor dem zweiten Beschäftigungsverbot (hier: Der Schutzfrist vor der Geburt des zweiten Kindes). Nach § 24 Satz 2 MuSchG überträgt sich der Urlaub, der wegen eines Beschäftigungsverbots nicht genommen werden konnte, an das Ende des Beschäftigungsverbots. Schließen sich daraufhin weitere Beschäftigungsverbote an, findet dieser Übertragungsvorgang mehrfach statt, bis die Beschäftigungsverbote beendet sind. Dann kann die Arbeitnehmerin den Urlaub aus der Zeit vor den Beschäftigungsverboten im laufenden Jahr und darüber hinaus nach § 24 Satz 2 MuSchG auch noch im darauffolgenden gesamten Kalenderjahr nehmen. Der Arbeitgeber muss die Belehrung über die Inanspruchnahme des Urlaubs entsprechend anpassen.

8.8 Mutterschutz, Elternzeit und Kürzung des Urlaubs

BAG, Urteil v. 16.4.2024, 9 AZR 165/23

Das BAG hat noch einmal klargestellt, dass der Arbeitgeber, der während der Elternzeit den der Arbeitnehmerin zustehenden Urlaub nicht kürzt, diesen nach Ende des Arbeitsverhältnisses abzugelten hat. Die Arbeitnehmerin war vom 24.8.2015 bis zur Beendigung des Arbeitsverhältnisses wegen der Geburt zweier Kinder sowohl in den Mutterschutzfristen als auch in Elternzeit, sie hat also letztlich durchgehend vom 24.8.2015 bis zum 25.11.2020 nicht gearbeitet. Sie hat dann ihr Arbeitsverhältnis zum Ablauf der Elternzeit gekündigt und die Beklagte hatte bis zur Beendigung des Arbeitsverhältnisses keine Erklärung zu einer Kürzung des Urlaubs (§ 17 Abs. 1 Satz 1 BEEG) abgegeben. Die Arbeitnehmerin verlangte Abgeltung des Urlaubs für 146 Arbeitstage in Höhe von rund 25.000 EUR. Der Arbeitgeber berief sich auf Verjährung oder Verfall des Urlaubs.

Das BAG hat an seiner Rechtsprechung festgehalten, wonach § 7 Abs. 3 BUrlG auf den Urlaub, der während der Elternzeit entsteht, keine Anwendung findet. Der Urlaub, der in dieser Zeit entsteht, kann auch nicht verjähren, weil er nach § 17 Abs. 2 BEEG überhaupt erst nach Ende der Elternzeit fällig wird. Da die Arbeitgeberin den Urlaub nicht gekürzt hat und das Arbeitsverhältnis beendet war, konnte sie die Kürzungserklärung nun nicht mehr nachholen und ist zur vollständigen Abgeltung des Urlaubs verurteilt worden.

Der Fall zeigt noch einmal, wie wichtig es ist, dass Arbeitgeber insbesondere bei mehreren aneinander anschließenden Elternzeiten daran denken, den Urlaub entsprechend zu kürzen.

8.9 Anforderung an die gesetzlichen Pausenzeiten

BAG, Urteil v. 21.8.2024, 5 AZR 266/23

Das BAG hat klargestellt, dass den Anforderungen des § 4 Satz 1 ArbZG auch durch flexible Pausen, deren Lage der Arbeitnehmer innerhalb von betrieblichen Vorgaben selbst bestimmt, genügt wird.

Im Betrieb gab es aufgrund von betrieblichen Regelungen die Anweisung an die Arbeitnehmer, dass sie innerhalb eines bestimmten Zeitkorridors ihre gesetzlich nach § 4 Satz 1 ArbZG vorgeschriebene Pause eigenständig zu nehmen hatten. In dieser Zeit waren sie von jeder anderen Tätigkeit befreit.

Der Arbeitnehmer verlangte die Vergütung von Pausen mit der Begründung, die Pausen würden den Anforderungen des § 4 Satz 1 ArbZG nicht genügen, denn danach sei die Arbeit durch im Voraus feststehende Ruhepausen zu unterbrechen. Die Pausen hätten aber nicht im Vorhinein festgestanden.

Das BAG hat dazu entschieden: Verlangen betriebliche Erfordernisse eine flexible Festlegung der Pausen, ist der in § 4 Satz 1 ArbZG vorgesehenen Anforderung des „im Voraus feststehend“ auch dann genügt, wenn der Arbeitnehmer jedenfalls zu Beginn der Pause weiß, dass und wie lange er nunmehr zum Zwecke der Erholung Pause hat, und er frei über die Nutzung dieses Zeitraums verfügen kann.

8.10 Schadensersatzansprüche wegen datenschutzrechtlichen Verstößen – Überwachung des Arbeitnehmers durch eine Detektei

BAG, Urteil v. 25.7.2024, 8 AZR 225/23

Der Arbeitgeber ließ den Arbeitnehmer wegen des Verdachts einer vorgetäuschten Arbeitsunfähigkeit über 6 Wochen hinweg durch einen Detektiv zumindest stichprobenartig überwachen. Der Detektiv machte auch Aufzeichnungen zum Gesundheitszustand des Arbeitnehmers, suchte die Hausarztpraxis des Arbeitnehmers und das Wohnhaus seiner ehemaligen Lebensgefährtin auf.

Der Arbeitnehmer verlangte daraufhin ein Schmerzensgeld nach Art. 82 Abs. 1 DSGVO wegen einer unerlaubten Verarbeitung von Gesundheitsdaten i. H. v. 25.000 EUR.

Das BAG hat zunächst klargestellt, dass die Überwachung eines Arbeitnehmers durch eine Detektei mit Dokumentation des sichtbaren Gesundheitszustands die Verarbeitung von Gesundheitsdaten im Sinne von Art. 9 DSGVO darstellt und einer besonderen Rechtfertigung bedarf. Eine solche heimliche Überwachung ist allerdings datenschutzrechtlich nur als „letztes Mittel“ möglich und überhaupt nur dann zulässig, wenn zum einen der Beweiswert der Arbeitsunfähigkeitsbescheinigung erschüttert ist und zum anderen eine Untersuchung durch den medizinischen Dienst der Krankenkasse entweder nicht möglich ist oder objektiv keine Klärung erwarten lässt. Liegen diese Voraussetzungen nicht vor, ist die Ermittlung des Detektivs als Datenverarbeitung nicht erforderlich i. S. v. Art. 9 Abs. 2 Buchst. b DSGVO i. V. m. § 26 Abs. 3 Satz 1 BDSG und stellt insoweit eine verbotene Datenverarbeitung dar. Diese führt grundsätzlich zu einem Anspruch des Arbeitnehmers auf Zahlung einer Entschädigung nach Art. 82 Abs. 1 DSGVO, den das BAG allerdings mit 1.500 EUR für ausreichend bemessen gehalten hat.

8.11 Verspätete Auskunft nach Art. 15 DSGVO

BAG, Urteil v. 20.6.2024, 8 AZR 124/23

Der Arbeitgeber verweigerte zunächst die Auskunft über die von ihm verarbeiteten Arbeitnehmerdaten nach Art. 15 DSGVO, erteilte sie dann aber doch noch im Laufe des Rechtsstreits. Wegen der zunächst verweigerten und dann verspätet erteilten Auskunft verlangte der Arbeitnehmer Schadensersatz nach Art. 82 Abs. 1 DSGVO, den er damit begründete, dass er keinerlei Möglichkeit zur Überprüfung der Datenverarbeitung aufgrund der zunächst unterlassenen Auskunft habe. Es sei ein spürbarer und erheblicher Kontrollverlust eingetreten, vor allem weil der Arbeitgeber die Auskunft wegen des schwelenden Konflikts vorsätzlich und böswillig verweigert habe.

Das BAG hat den Schadensersatzanspruch abgewiesen. Die bloße Sorge vor einem Datenmissbrauch könne zwar einen immateriellen Schaden nach Art. 82 Abs. 1 DSGVO darstellen. Allerdings reicht die bloße Äußerung entsprechender Befürchtungen für die Darlegung eines Schadens nicht aus, sondern das Gericht habe zu prüfen, ob diese Befürchtungen unter Berücksichtigung der konkreten Umstände als begründet angesehen werden können, insbesondere ob ein objektives Missbrauchsrisiko für die Daten bestehe. Das hatte der Arbeitnehmer allerdings nicht dargelegt, sodass seine Klage abgewiesen wurde.

8.12 Mitbestimmung des Betriebsrats – Handyverbot bei der Arbeit

BAG, Beschluss v. 17.10.2023, 1 ABR 24/22

Der Arbeitgeber verhängte ein allgemeines Verbot, während der Arbeit ein Mobiltelefon zu privaten Zwecken im Betrieb zu nutzen. Der Betriebsrat war hingegen der Auffassung, dass er ein Mitbestimmungsrecht nach § 87 Abs. 1 Nr. 1 BetrVG habe, weil das Verbot das Verhalten der Arbeitnehmer im Betrieb betreffen würde. Das BAG hat entschieden, dass dieses Handyverbot nicht mitbestimmungspflichtig ist, denn das Mitbestimmungsrecht des § 87 Abs. 1 Nr. 1 BetrVG betrifft nur die Ordnung des Betriebs sowie das Verhalten der Arbeitnehmer im Betrieb, das sogenannte Ordnungs- und Sozialverhalten, nicht hingegen das Verhalten bei der Erbringung der Arbeitsleistung selbst. Da das Handyverbot allerdings den Zweck hatte, eine ungestörte und konzentrierte Arbeitsleistung der Arbeitnehmer zu sichern, betraf das Handyverbot in diesem Fall nicht das Ordnungs- und Sozialverhalten, sondern das eigentliche Arbeitsverhalten der Arbeitnehmer – und das ist nach ständiger Rechtsprechung des BAG mitbestimmungsfrei. Davon zu unterscheiden ist die Frage der Mitbestimmungspflichtigkeit, wenn der Arbeitgeber anordnet, dass Handys im Betrieb nicht mitgeführt werden dürfen. Hier dürfte ein Mitbestimmungsrecht des Betriebsrats bestehen.

8.13 Mitbestimmungsrecht bei der Verwendung eines Headsets

BAG, Beschluss v. 16.7.2024, 1 ABR 16/23

Der Arbeitgeber ordnete an, dass die Arbeitnehmer bei Erbringung der Arbeitsleistung aus betrieblichen Gründen Headsets tragen müssen. Diese Headsets waren technisch untereinander verbunden. Bei Nutzung der Headsets bewirkte die Software, dass die Sprache der jeweiligen Arbeitnehmer automatisch digitalisiert und über die Basisstation an die übrigen aktiven Headsets übertragen wird. Registrierungsdaten der Headsets und Zeitpunkt der Verbindung mit der Basisstation wurden eigenständig vom Gerät erfasst und sind abrufbar. Dadurch war es auch den Vorgesetzten möglich, die Kommunikation unter den Arbeitnehmern mitzuhören.

In der genannten Entscheidung hat das BAG aufgrund dieser Besonderheiten entschieden, dass es sich bei den Headsets um eine technische Überwachungseinrichtung im Sinne von § 87 Abs. 1 Nr. 6 BetrVG handelt, weil diese dazu geeignet sind, dass die Vorgesetzten Verhalten und Leistung ihrer Beschäftigten – und dazu gehört auch die Kommunikation untereinander – damit überwachen können. Die bloße Eignung zur Überwachung genügt schon, um das Mitbestimmungsrecht auszulösen. Das BAG hat darüber hinaus klargestellt, dass es nicht darauf ankommt, ob die Gespräche auch aufgezeichnet oder gespeichert werden. Alleine das Mithören genügt, um ein Mitbestimmungsrecht des Betriebsrats auszulösen.

8.14 Online- statt Präsenzschulung für den Betriebsrat?

BAG, Beschluss v. 7.2.2024, 7 ABR 8/23

Eine Personalvertretung (Gleiches gilt für den Betriebsrat) hatte beschlossen, neun ihrer Mitglieder zu einer bestimmten Schulung zu entsenden, deren Thema für die Personalratsarbeit erforderliche Kenntnisse vermittelt. Entgegen der Bitte des Arbeitgebers, aus Kostengründen ein Online-Webinar oder ein ortsnahes Seminar aufzusuchen, entsandte die Personalvertretung die Mitglieder auf eine weiter entfernte Präsenzschulung. Der Arbeitgeber verweigerte daraufhin die Kostenübernahme für Übernachtung und Verpflegung mit der Begründung, diese seien nicht erforderlich gewesen. Das BAG hat entschieden, dass die Kosten nach §§ 40 Abs. 1, 37 Abs. 6 Satz 1 BetrVG von der Arbeitgeberin zu tragen sind. Dem Personalrat bzw. Betriebsrat steht ein Beurteilungsspielraum über die Erforderlichkeit der Schulungsteilnahme zu. Das betrifft auch die Auswahl des Schulungsformats. Die Personalvertretung durfte die subjektiven Erfahrungen und lernformatbezogenen Präferenzen ihrer Mitglieder bei ihrer Beurteilung berücksichtigen. Die Grenze des Beurteilungsspielraums, die sich aus dem Gebot der vertrauensvollen Zusammenarbeit ergibt, ist wegen der überschaubaren Mehrkosten noch nicht überschritten. Ob es den Personalräten möglich gewesen wäre, beim selben Veranstalter zeitnah ein ortsnahes Seminar in Präsenz aufzusuchen, wurde offengelassen.

Lohnsteuer

Daniel Faltermann

Zu den relevanten Änderungen für den Jahreswechsel 2024/2025 gehören insbesondere bereits verabschiedete Maßnahmen aus dem Wachstumschancengesetz. Außerdem wurden das Jahressteuergesetz 2024, das Gesetz zur steuerlichen Freistellung des Existenzminimums 2024 und das Steuerfortentwicklungsgesetz verabschiedet. Diese enthalten diverse lohnsteuerliche Änderungen. Unter anderem wurde der Grundfreibetrag für das Jahr 2024 und 2025 angehoben sowie weitere steuerlichen Freibeträge erhöht.

1 Änderung bei Tarif und Kindern

Im Rahmen des Gesetzes zur steuerlichen Freistellung des Existenzminimums 2024 wurden rückwirkend für das Jahr 2024 der Grund- und Kinderfreibetrag angehoben. Dies führt für die Arbeitnehmer zum Ende des Jahres 2024 zu Entlastungen bei der Lohn- und Einkommensteuer. Zudem werden durch das Gesetz zur Fortentwicklung des Steuerrechts und zur Anpassung des Einkommensteuertarifs (Steuerfortentwicklungsgesetz – SteFeG) die steuerlichen Freibeträge und das Kindergeld ab dem Jahr 2025 angehoben (der Bundestag hat das Steuerfortentwicklungsgesetz am 19.12.2024 verabschiedet (Bundesrat-Drucksache 637/24). Der Bundesrat hat dem Gesetz am 20.12.2024 zugestimmt (Bundesrats-Drucksache 637/24 (Beschluss)).

1.1 Steuererstattung im Dezember 2024

Der Grundfreibetrag wurde rückwirkend für das Jahr **2024** von bisher 11.604 EUR auf **11.784 EUR** (§ 32a Abs. 1 EStG) angehoben. Zudem erhöhte sich der Kinderfreibetrag für jeden Elternteil von 3.192 EUR auf 3.306 EUR (§ 32 Abs. 6 Satz 1 EStG).

	2024 – bisher	**2024 – neu**
Grundfreibetrag	11.604 EUR	11.784 EUR (+ 180 EUR)
Kinderfreibetrag je Elternteil	3.192 EUR	3.306 EUR) (+114 EUR)

Hinweis: Keine Auswirkung auf monatliche Lohnsteuer

Der Kinderfreibetrag hat keine Auswirkung auf die Höhe der monatlichen Lohnsteuer. Er wirkt sich im Lohnsteuerabzugsverfahren nur bei den Zuschlagsteuern (Solidaritätszuschlag und Kirchensteuer) aus.

Arbeitgeber mussten die erhöhten Freibeträge erstmals auf laufenden Arbeitslohn, der für einen nach dem 30.11.2024 endenden Lohnzahlungszeitraum gezahlt wird, und auf sonstige Bezüge, die nach dem 30.11.2024 zufließen, anwenden (§ 52 Abs. 32a EStG). Dies bedeutet, dass sich die steuerliche Entlastung mit der Lohnzahlung für Dezember ausgewirkt und der Arbeitnehmer die für die Vormonate zu viel gezahlte Steuer insgesamt zum Ende des Jahres vom Arbeitgeber erstattet bekommen hat (sog. Nachholung). Dies galt auch für die sog. Annexsteuern (Solidaritätszuschlag und Kirchensteuer).

Beim permanenten Lohnsteuer-Jahresausgleich (§ 39b Abs. 2 Satz 12 EStG) für den Monat Dezember 2024 und beim Lohnsteuer-Jahresausgleich durch den Arbeitgeber (§ 42b EStG) für das Jahr 2024 war ebenfalls der Einkommensteuertarif 2024 unter Ansatz der erhöhten Freibeträge maßgebend.

Wichtig: Geänderter Programmablaufplan für Dezember 2024

Damit die Lohnabrechnungsprogramme die erhöhten Beträge im Dezember 2024 berücksichtigen können, hat das Bundesministerium der Finanzen am 18.10.2024 einen geänderten Programmablaufplan für die maschinelle Berechnung der vom Arbeitslohn einzubehaltenden Steuerabzugsbeträge veröffentlicht (BMF, Schreiben v. 18.10.2024, IV C 5 – S 2361/19/10008 :012, BStBl 2024 I S. 1335). Dieser berücksichtigt die lohnsteuerliche Entlastung durch die Anhebung des Grundfreibetrags für 2024 sowie die Entlastung bei der Kirchenlohnsteuer und beim Solidaritätszuschlag durch den erhöhten Kinderfreibetrag beim **Lohnsteuerabzug ab 1.12.2024** (§ 52 Abs. 32a Satz 3 EStG).

Achtung: Keine Korrektur der Monate Januar bis November

Aufgrund der besonderen Anwendungsvorschrift haben die geänderten Pauschbeträge **keine Auswirkungen auf die Lohnsteuerberechnungen für die Monate Januar 2024 bis November 2024.** Dementsprechend erhalten Arbeitnehmer, die im Dezember 2024 in keinem Arbeitsverhältnis mehr stehen und daher für Dezember auch keinen Arbeitslohn beziehen, die steuerliche Entlastung erst im Rahmen der **Einkommensteuerveranlagung** für das Jahr 2024.

1.2 Lohnsteuertarif 2025

1.2.1 Programmablaufplan vom 22.11.2024

Änderungen beim Steuertarif sind für die Arbeitnehmer regelmäßig bereits bei der Lohnzahlung ab Januar spürbar. Damit die Lohnabrechnungsprogramme der Arbeitgeber die Neuerungen zum Jahreswechsel 2024/2025 berücksichtigen können, hat die Finanzverwaltung mit Schreiben vom 22.11.2024 einen geänderten Programmablaufplan für die maschinelle Berechnung der vom Arbeitslohn einzubehaltenden Lohnsteuer, Kirchenlohnsteuer und des Solidaritätszuschlags bekannt geben (§ 39b Abs. 6 Satz 1 EStG) (BMF, Schreiben v. 22.11.2024, IV C 5 – S 2361/19/10008 :013, BStBl 2024 I S. 1434).

Der Programmablaufplan berücksichtigt insbesondere folgende Werte bzw. Änderungen für das Jahr 2025:

- Den Einkommensteuertarif ab 2024 sowie den Grund- und Kinderfreibetrag in der Fassung des Gesetzes zur steuerlichen Freistellung des Existenzminimums 2024 (s. Abschn. 1.1).
- Eine geringere jährliche Reduzierung des Versorgungsfreibetrags und des Altersentlastungsbetrags im Lohnsteuerabzugsverfahren ab dem Jahr 2025 (s. Abschn. 2.2 und 2.3).
- Den Wegfall der sog. Fünftelregelung im Lohnsteuerabzugsverfahren ab dem Jahr 2025 (s. Abschn. 2.1).

1.2.2 Geänderter Programmablaufplan für 2025

Am 19.12.2024 hat der Bundestag den Entwurf eines Gesetzes zur Fortentwicklung des Steuerrechts und zur Anpassung des Einkommensteuertarifs (Steuerfortentwicklungsgesetz – SteFeG) beschlossen (Bundesrat-Drucksache 637/24), welchem der Bundesrat am 20.12.2024 zugestimmt hat (Bundesrats-Drucksache 637/24 (Beschluss)).

Durch dieses Gesetz erhöhen sich zum 1.1.2025 der Grundfreibetrag und der Kinderfreibetrag. Zudem wird die sog. kalte Progression über eine Anpassung des Steuertarifs ausgeglichen und das Kindergeld erhöht.

Wichtig: Neuer Programmablaufplan durch Steuerfortentwicklungsgesetz

Durch eine Anpassung des Lohnsteuertarifs für das Jahr 2025 werden die Arbeitnehmer im Rahmen des Steuerfortentwicklungsgesetzes steuerlich entlastet (s. Abschn. 1.2.2). Der Programmablaufplan vom 22.11.2024 berücksichtigt diese gesetzlichen Änderungen jedoch nicht. Daher ist davon auszugehen, dass die Finanzverwaltung Anfang des Jahres 2025 einen geänderten Programmablaufplan für die maschinelle Berechnung, der vom Arbeitslohn einzubehaltenden Lohnsteuer, des Solidaritätszuschlags und der Maßstabsteuer für die Kirchenlohnsteuer veröffentlicht, der rückwirkend ab dem 1.1.2025 gelten sollte. Hierdurch erhalten die Arbeitnehmer, die zu Beginn des Jahres zu viel gezahlte Lohnsteuer von ihrem Arbeitgeber wieder erstattet. Die weiteren Entwicklungen zu Beginn des Jahres sind zu beachten (BMF, Schreiben v. 22.11.2024, IV C 5 – S 2361/19/10008 :013, BStBl 2024 I S. 1434, Rz. 3).

Entlastungen für Arbeitnehmer ab 2025

Beim Lohnsteuertarif wurde der **Grundfreibetrag** für das Jahr 2025 auf **12.096 EUR** angehoben und die Tarifeckwerte verschoben. Der Spitzensteuersatz beginnt 2025 erst ab 68.430 EUR statt bisher bei 66.761 EUR (§ 32a EStG).

	2024	2025
Grundfreibetrag	11.784 EUR	12.096 EUR (+ 312 EUR)

Änderungen bei Kindern

Die einkommensteuerliche Berücksichtigung eines Kindes erfolgt bei den Eltern durch die Gewährung der Freibeträge für Kinder oder des Kindergelds (§ 31 Satz 1 EStG).

- Zur steuerlichen Entlastung und Förderung der Familien wurde ab Januar 2025 das monatliche **Kindergeld** um 5 EUR auf **255 EUR** je Kind angehoben (§ 66 Abs. 1 EStG).
- Der alternativ zu gewährende **Kinderfreibetrag** erhöht sich ab dem Jahr 2025 für jeden Elternteil um 30 EUR auf **3.336 EUR**. Hinzu kommt jeweils ein unveränderter Freibetrag von 1.464 EUR für den Betreuungs-, Erziehungs- oder Ausbildungsbedarf des Kindes. Bei Ehegatten verdoppeln sich die Beträge. Der gesamte Freibetrag je Kind bei zusammen veranlagten Ehegatten beträgt damit im Jahr 2025 9.600 EUR (§ 32 Abs. 6 EStG).

	2024	2025
Kindergeld je Kind	250 EUR	255 EUR (+ 5 EUR)
Kinderfreibetrag je Elternteil	3.306 EUR	3.336 EUR (+30 EUR)

Solidaritätszuschlag

Arbeitgeber müssen den Solidaritätszuschlag nur erheben, wenn die Lohnsteuer des Arbeitnehmers eine bestimmte Freigrenze übersteigt (§ 3 Abs. 4 SolzG 1995). Ab dem Jahr 2025 wurde die Jahresgrenze angehoben – auf **19.950 EUR** (2024: 18.130 EUR). Übersteigt die Jahreslohnsteuer des Arbeitnehmers diese Grenze nicht, fällt insgesamt kein Solidaritätszuschlag an. In Steuerklasse III gilt der doppelte Betrag i.H.v. 39.900 EUR (2024: 36.260 EUR).

	2024	2025
Jahresfreigrenze Solidaritätszuschlag	18.130 EUR	19.950 EUR (+ 1.820 EUR)

2 Wachstumschancengesetz

Im Frühjahr 2024 haben Bundestag und Bundesrat das Wachstumschancengesetz (Gesetz zur Stärkung von Wachstumschancen, Investitionen und Innovation sowie Steuervereinfachung und Steuerfairness (Wachstumschancengesetz) v. 27.3.2024,

BGBl. I 2024 Nr. 108) beschlossen, das Änderungen beim Lohnsteuerabzug ab dem Jahr 2025 zur Folge hat.

2.1 Wegfall Fünftelregelung ab 2025

Abfindungen und Vergütungen für eine mehrjährige Tätigkeit, wie z. B. Jubiläumszuwendungen, werden unter bestimmten Voraussetzungen nach der sog. Fünftelregelung besteuert. Dadurch ergeben sich regelmäßig steuerliche (Progressions-)Vorteile für den Arbeitnehmer.

Sind die Voraussetzungen für die ermäßigte Versteuerung erfüllt, hat der Arbeitgeber bis Ende des Jahres 2024 die Fünftelregelung bereits im Lohnsteuerabzugsverfahren anzuwenden (§ 39b Abs. 3 Satz 9 EStG) und den ermäßigt versteuerten Arbeitslohn auf der Lohnsteuerbescheinigung gesondert auszuweisen (BMF, Schreiben v. 9.9.2019, IV C 5 – S 2378/19/10002 :001, BStBl 2019 I S. 911).

Ab 1.1.2025 entfällt die Anwendung der Fünftelregelung im Lohnsteuerabzugsverfahren. Die Leistungen unterliegen somit ab dem Jahr 2025 dem regulären Lohnsteuerabzug. Die Tarifermäßigung kann der Arbeitnehmer aber weiterhin im Rahmen der Veranlagung zur Einkommensteuer geltend machen, sodass für die Beschäftigten letztlich nur Liquiditätsnachteile entstehen.

Hinweis: Fünftelregelung: Arbeitgeber wird entlastet

Durch den Wegfall der Fünftelregelung im Rahmen des Lohnsteuerabzugsverfahrens sollen insbesondere Arbeitgeber entlastet werden, da für diese der für die Anwendung der Tarifermäßigung bisher notwendige Berechnungs- und Prüfungsumfang entfällt.

Wichtig: Ausweis auf der Lohnsteuerbescheinigung ab dem Jahr 2025

Arbeitgeber sind auch im Jahr 2025 verpflichtet, Entschädigungen oder Arbeitslohn für mehrere Kalenderjahre im Lohnkonto aufzuzeichnen und in der Lohnsteuerbescheinigung gesondert auszuweisen (BMF, Schreiben v. 5.9.2024, IV C 5 – S 2378/19/10002 :002, BStBl 2024 I S. 1255). Die Entscheidung über die Gewährung der ermäßigten Versteuerung obliegt ab dem Jahr 2025 aber ausschließlich dem Finanzamt im Rahmen der Einkommensteuerveranlagung. Dementsprechend sind die auf Entschädigungen bzw. auf den Arbeitslohn für mehrere Kalenderjahre entfallende Lohnsteuer, Solidaritätszuschlag und Kirchensteuer nicht mehr einzeln auszuweisen.

Hinweis: Antragswahlrecht gilt auch für beschränkt Steuerpflichtige

Bei beschränkt Steuerpflichtigen gilt die Einkommensteuer für den Arbeitslohn mit dem Lohnsteuerabzug des Arbeitgebers als abgegolten (§ 50 Abs. 2 Satz 2 EStG). Abweichend davon können jedoch beschränkt steuerpflichtige Arbeitnehmer, die Staatsangehörige eines EU-/EWR-Staates sind und in einem dieser Staaten ihren Wohnsitz oder gewöhnlichen Aufenthalt haben, eine sog. Antragsveranlagung wählen, um z.B. den Ansatz Fünftelregelung für einen Teil des Arbeitslohns (erstmals) zu beantragen (§ 50 Abs. 2 Satz 2 Nr. 4 Buchst. b EStG i.V.m. § 50 Abs. 2 Satz 7 EStG). Damit beschränkt steuerpflichtige Arbeitnehmer, die nicht Staatsangehörige eines EU-/EWR-Staates sind, und somit grds. von einer Einkommensteuerveranlagung ausgeschlossen wären, im Vergleich zum bisher geltenden Recht nicht benachteiligt werden, wird für diesen Personenkreis ab dem Jahr 2025 die Antragsveranlagung für die Anwendung der Fünftelregelung eröffnet (§ 50 Abs. 2 Satz 2 Nr. 4 Buchst. d EStG).

2.2 Entlastung bei Betriebsrenten ab 2025

Von Versorgungsbezügen bei Pensionären und Betriebsrentnern bleibt ein nach einem Prozentsatz ermittelter und auf einen Höchstbetrag begrenzter Versorgungsfreibetrag sowie ein Zuschlag zum Versorgungsfreibetrag (Freibeträge für Versorgungsbezüge) steuerfrei. Die jährlichen Grenzbeträge reduzieren sich für jeden neuen Jahrgang.

Beginnend ab dem Jahr 2023 hat der Gesetzgeber die jährliche Reduzierung der Freibeträge für Versorgungsbezüge dezimiert (§ 19 Abs. 2 Satz 3 EStG):

- Der anzuwendende Prozentwert zur Bemessung des Versorgungsfreibetrags verringert sich nicht mehr in jährlichen Schritten von 0,8 Prozentpunkten, sondern nur noch i.H.v. 0,4 Prozentpunkten.

- Der Höchstbetrag sinkt um jährlich 30 EUR (bis 31.12.2022: 60 EUR) und der Zuschlag zum Versorgungsfreibetrag um jährlich 9 EUR (bis 31.12.2022: 18 EUR).

Hinweis: Vollständige Besteuerung ab 2058

Infolge des geringeren Abbaus sind die Freibeträge im Jahr 2058 vollständig abgeschmolzen, sodass Versorgungsbezüge erst bei einem Versorgungsbeginn ab dem Jahr 2058 vollständig der Besteuerung unterliegen.

Da das Wachstumschancengesetz erst im Laufe des Jahres 2024 beschlossen worden ist, müssen Arbeitgeber den geänderten Versorgungsfreibetrag erstmals im Rahmen des Lohnsteuerabzugsverfahrens ab dem 1.1.2025 anwenden (§ 52 Abs. 26a EStG). Hierdurch wurde in den Jahren 2023 und 2024 ein zusätzlicher Aufwand für die Arbeitgeber vermieden, der durch eine Anpassung der Lohnabrechnungsprogramme und notwendiger Korrekturen bereits abgerechneter Versorgungsbezüge entstanden wäre.

Hinweis: Erhöhter Versorgungsfreibetrag für 2023 und 2024

Arbeitnehmer erhalten den erhöhten Versorgungsfreibetrag und Zuschlag zum Versorgungsfreibetrag für die Jahre 2023 und 2024 im Rahmen der Veranlagung zur Einkommensteuer.

2.3 Erhöhung Altersentlastungsbetrag ab 2025

Eine weitere, im Rahmen des Lohnsteuerabzugs ab 2025 wirksame Änderung betrifft die Erhöhung des Altersentlastungsbetrags (§ 24b EStG). Der Altersentlastungsbetrag ist ein Steuerfreibetrag, der bei Bezug bestimmter Einkünfte gewährt wird, wenn der Steuerpflichtige vor dem Beginn des Kalenderjahres das 64. Lebensjahr vollendet hat. Begünstigte Einkünfte sind u.a. **aktive Einkünfte aus nichtselbstständiger Arbeit**. Betroffen ist also der Arbeitslohn und damit auch der Lohnsteuerabzug durch den Arbeitgeber für ältere, aber noch aktive Arbeitnehmer (§ 39b Abs. 2 Satz 3 EStG).

Auch der Altersentlastungsbetrag wird jährlich abgeschmolzen. Entsprechend den Änderungen beim Versorgungsfreibetrag wurde auch die Reduzierung des Altersentlastungsbetrags ab dem Jahr 2023 gestreckt:

- der anzuwendende Prozentsatz verringert sich nicht mehr in jährlichen Schritten von 0,8 Prozentpunkten, sondern von nur noch 0,4 Prozentpunkten,
- der Höchstbetrag reduziert sich um jährlich 19 EUR anstatt bisher 38 EUR.

Im Rahmen des Lohnsteuerabzugsverfahrens hat der Arbeitgeber die Erhöhung des Altersentlastungsbetrags erstmals ab dem 1.1.2025 anzuwenden. Für die Jahre 2023 und 2024 erhalten die Arbeitnehmer den erhöhten Betrag im Rahmen der Einkommensteuerveranlagung.

2.4 Listenpreis bei Elektro- und Hybridelektrofahrzeugen

Überlässt der Arbeitgeber dem Arbeitnehmer ein Kraftfahrzeug unentgeltlich oder verbilligt zur privaten Nutzung, ist der Nutzungsvorteil als Sachbezug zu versteuern (§ 8 Abs. 2 i.V.m. § 6 Abs. 1 Nr. 4 EStG). Die Überlassung eines Elektrofahrzeugs wird dabei ermäßigt versteuert. Die Ermäßigung ist auf bis zum 31.12.2030 angeschaffte Fahrzeuge begrenzt.

Hinweis: Anwendungsschreiben für E-/Hybridfahrzeuge

Die Verwaltung hat ein ausführliches Anwendungsschreiben mit zahlreichen Einzelheiten zur Behandlung von Elektro- und Hybridelektrofahrzeugen herausgegeben (BMF, Schreiben v. 5.11.2021, IV C 6 – S 2177/19/10004:008/IV C 5 – S 2334/19/10009 :003, BStBl 2021 I S. 2205).

Bei der 1-%-Regelung ist für ein betriebliches Kraftfahrzeug, das keine CO_2-Emissionen hat (reine Elektrofahrzeuge inkl. Brennstoffzellenfahrzeuge), der Bruttolistenpreis zu 25 % anzusetzen. Voraussetzung ist, dass der Bruttolistenpreis seit dem 1.1.2024 70.000 EUR nicht übersteigt (§ 6 Abs. 1 Nr. 4 EStG i.V.m. § 52 Abs. 12 Satz 5 EStG). Für vor dem 1.1.2024 angeschaffte Fahrzeuge beträgt der Grenzbetrag 60.000 EUR.

Wichtig: Werkseitige Sonderausstattung einbeziehen

Maßgebend für die Prüfung der Betragsgrenze ist der inländische Listenpreis inklusive Sonderausstattung im Zeitpunkt der Erstzulassung, einschließlich Umsatzsteuer (Bruttolistenpreis). Übersteigt dieser Bruttolistenpreis die jeweils maßgebende Betragsgrenze, ist dieser mit 50 % anzusetzen.

Hinweis: Anschaffungskosten bei Fahrtenbuch

Bei der Fahrtenbuch-Regelung werden die Anschaffungskosten für das Elektrofahrzeug oder die vergleichbaren Aufwendungen (z.B. Leasingrate) nur zu $^1/_4$ berücksichtigt (§ 6 Abs. 1 Nr. 4 Satz 3 EStG).

Achtung: Anstieg der Mindestreichweite für Hybridelektrofahrzeuge ab 2025

Bei Hybridelektrofahrzeugen verschärfen sich die Voraussetzungen für die hälftige Versteuerung ab dem Jahr 2025. Für extern aufladbare Hybridelektrofahrzeuge ist der Bruttolistenpreis zu 50 % anzusetzen, wenn das Fahrzeug eine Kohlendioxidemission von höchstens 50 g oder die Reichweite des Kraftfahrzeugs unter ausschließlicher Nutzung des elektrischen Antriebs eine gesetzlich normierte Mindestgrenze erfüllt (§ 6 Abs. 1 Nr. 4 Satz 2 EStG).

- Für **vor dem 1.1.2025** angeschaffte Fahrzeuge gilt eine elektrische Reichweite von 60 km (§ 6 Abs. 1 Nr. 4 Satz 2 Nr. 4 EStG).
- Für Hybridelektrofahrzeuge, die der Arbeitgeber **nach dem 31.12.2024** erwirbt, erhöht sich die Mindestreichweite für den halben Listenpreis auf **80 km** (§ 6 Abs. 1 Nr. 4 Satz 2 Nr. 5 EStG).

Für die Prüfung der erforderlichen Mindestreichweite ist der Anschaffungszeitpunkt des Hybridelektrofahrzeugs (i.d.R. Tag der Auslieferung) maßgebend. Der Zeitpunkt der Bestellung des Fahrzeugs ist unbedeutend.

	Anteil Listenpreis	Anschaffung	Bruttolistenpreis	Emission oder	Reichweite
reine Elektrofahrzeuge	0,25 %	ab 2019	max. 60.000 EUR	keine Vorgaben	
		ab 2024	max. 70.000 EUR	keine Vorgaben	
extern aufladbare Hybridelektrofahrzeuge und Elektrofahrzeuge, die die Preisgrenze überschreiten	0,50 %	ab 2019	keine Vorgaben	max. 50 g CO_2/km	min. 40 km
		ab 2024			min. 60 km
		ab 2025			min. 80 km

3 Jahressteuergesetz 2024

Im Jahr 2024 haben Bundestag und Bundesrat das Jahressteuergesetzes 2024 beschlossen (Jahressteuergesetz 2024 v. 2.12.2024, BGBl I Nr. 387). Das Gesetz enthält eine Vielzahl steuerlicher Änderungen, die für den Lohnsteuerabzug von Bedeutung sind.

Hinweis: Gesetzgebungsverfahren zum Jahressteuergesetz 2024

Im Juni 2024 hat die Bundesregierung den Entwurf eines Jahressteuergesetzes 2024 veröffentlicht (Bundestags-Drucksache 20/12780). Der Bundesrat hat am 27.9.2024 zu den Änderungsvorschlägen Stellung genommen und weitere Ergänzungen angeregt (Bundesrats-Drucksache 369/24 (Beschluss)). Die Anregungen hat die Bundesregierung allerdings nur zum Teil aufgegriffen (Bundestags-Drucksache 20/13419), sodass eine Vielzahl von Vorschlägen des Bundesrats in der am 18.10.2024 vom Bundestag verabschiedeten Fassung nicht enthalten sind (s. Abschn. 3.13).

Aus lohnsteuerlicher Sicht ist vor allem auf folgende Änderungen hinzuweisen:

3.1 Aufgeschobene Besteuerung für Beteiligungen

Erhält ein Arbeitnehmer von seinem Arbeitgeber Vermögensbeteiligungen, wird der geldwerte Vorteil unter bestimmten Voraussetzungen im Zeitpunkt der Übertragung nicht besteuert (Steuerstundung) (§ 19a EStG). Die Besteuerung erfolgt erst zu einem späteren Zeitpunkt, nämlich bei einer Verfügung über die Anteile (insbesondere beim Verkauf), der Beendigung des Dienstverhältnisses oder spätestens nach 15 Jahren (aufgeschobene Besteuerung).

Die Vorschrift zur aufgeschobenen Besteuerung wurde zum 1.1.2024 im Rahmen des Zukunftsfinanzierungsgesetzes (Gesetz zur Finanzierung von zukunftssichernden Investitionen (Zukunftsfinanzierungsgesetz — ZuFinG) v. 11.12.2023, BGBl. 2023 Nr. 354) ausgeweitet, um die Gewährung von Unternehmensanteilen als Vergütungsbestandteil für Startup-Unternehmen und deren Beschäftigte attraktiver zu gestalten. Ergänzend hierzu wird der Anwendungsbereich der Steuervergünstigung **rückwirkend ab dem 1.1.2024** auch auf die Übertragung von Anteilen an Konzernunternehmen i. S. d. § 18 AktG ausgeweitet (§ 19a Abs. 1 Satz 3 EStG). Die Steuerstundung gilt bei der Übertragung von Anteilen an einem Konzernunternehmen jedoch nur, wenn die gesetzlichen Schwellenwerte (§ 19a Abs. 3 EStG) in Bezug auf die Gesamtheit aller Konzernunternehmen nicht überschritten werden und die Gründung keines Konzernunternehmens mehr als 20 Jahre zurückliegt. Damit muss der Konzern im Ganzen die Grenzwerte einhalten.

3.2 Lohnsteuer-Jahresausgleich

In § 42b EStG wird **rückwirkend zum 1.1.2024** die Ansicht der Finanzverwaltung gesetzlich konkretisiert, dass ein Lohnsteuer-Jahresausgleich ausgeschlossen ist, wenn

- für den Arbeitnehmer im Ausgleichsjahr im Rahmen der Vorsorgepauschale im Zusammenhang mit der Pflegeversicherung unterschiedliche Abschläge wegen der Anzahl der Kinder berücksichtigt wurden (§ 42b Abs. 2 Satz 3 Nr. 5a EStG),
- der Arbeitnehmer im Ausgleichsjahr ausländische Einkünfte aus nichtselbstständiger Arbeit bezogen hat, von denen keine inländische Lohnsteuer einbehalten wurde (§ 42b Abs. 2 Satz 3 Nr. 6 EStG).

Hierdurch soll in den entsprechenden Fällen eine unzutreffende Jahreslohnsteuer vermieden werden.

Hinweis: Keine Berücksichtigung anderer Arbeitgeber

Für die Prüfung der Ausschlussgründe für den Lohnsteuer-Jahresausgleich bleiben die Verhältnisse aus einem Dienstverhältnis zu einem anderen Arbeitgeber unberücksichtigt (§ 42b Abs. 1 Satz 4 EStG).

3.3 Qualifizierungsgeld

Durch das Gesetz zur Stärkung der Aus- und Weiterbildungsförderung (Gesetz zur Stärkung der Aus- und Weiterbildungsförderung v. 17.7.2023, BGBl. 2023 Nr. 191) wurde für die berufliche Weiterbildung ab dem 1.4.2024 das sog. Qualifizierungsgeld eingeführt (§ 82a SGB III). Dieses ist als Lohnersatzleistung steuerfrei (§ 3 Nr. 2 Buchst. a EStG) und unterliegt dem Progressionsvorbehalt (§ 32b Abs. 1 Satz 1 Nr. 1 Buchst. a EStG). Ergänzend hierzu wird gesetzlich klargestellt, dass der Arbeitgeber das Qualifizierungsgeld **ab dem 1.1.2024** im Lohnkonto gesondert aufzeichnen (§ 41 Abs. 1 Satz 4 EStG) und auf der elektronischen Lohnsteuerbescheinigung ausweisen muss (§ 41b Abs. 1 Satz 2 Nr. 5 EStG). Zudem ist der Lohnsteuer-Jahresausgleich bzw. der permanente Lohnsteuer-Jahresausgleich ausgeschlossen (§ 42b Abs. 1 Satz 3 Nr. 4 EStG).

3.4 Sonderausgaben für Kinderbetreuungskosten

Arbeitnehmer können jährlich $^2/_3$ der Aufwendungen, höchstens 4.000 EUR je Kind, zur Betreuung eines Kindes, welches das 14. Lebensjahr noch nicht vollendet hat, oder wegen einer vor Vollendung des 25. Lebensjahres eingetretenen Behinderung außerstande ist, sich selbst zu unterhalten, im Rahmen ihrer Einkommensteuererklärung als Sonderausgaben geltend machen. Nicht begünstigt sind Aufwendungen für Unterricht, die Vermittlung besonderer Fähigkeiten sowie für sportliche und andere Freizeitbetätigungen (§ 11 Abs. 1 Nr. 5 EStG).

Ab dem **Veranlagungszeitraum 2025** wird die Begrenzung auf **80 % der Aufwendungen** und der Höchstbetrag der als Sonderausgaben abzugsfähigen **Kinderbetreuungskosten auf 4.800 EUR je Kind** erhöht (§ 10 Abs. 1 Nr. 5 S. 1 EStG).

Wichtig: Steuerfreie Arbeitgebererstattung mindert Sonderausgaben

Zusätzlich zum ohnehin geschuldeten Arbeitslohn erbrachte Leistungen des Arbeitgebers zur Unterbringung und Betreuung von nicht schulpflichtigen Kindern der Arbeitnehmer in Kindergärten oder vergleichbaren Einrichtungen sind lohnsteuerfrei (§ 3 Nr. 33 EStG). Die steuerfreien Arbeitgeberleistungen mindern jedoch im Rahmen der Einkommensteuerveranlagung die als Sonderausgaben abziehbaren Kinderbetreuungskosten des Arbeitnehmers.

3.5 Unterhaltsleistungen an Angehörige

Aufwendungen für den Unterhalt einer dem Steuerpflichtigen oder seinem Ehegatten gegenüber gesetzlich unterhaltsberechtigten Person sind im Rahmen der Einkommensteuerveranlagung für das Jahr 2025 i. H. v. 12.096 EUR als außergewöhnliche Belastungen abziehbar (§ 33a Abs. 1 Satz 1 EStG).

Der Abzug der Unterhaltsaufwendungen wird bisher unabhängig von der Zahlungsart zugelassen. Ab dem **1.1.2025** können Unterhaltsleistungen nur noch bei Zahlung durch **Banküberweisung** steuerlich berücksichtigt werden (§ 33a Abs. 1 S. 12 EStG).

3.6 Nationales Besteuerungsrecht bei freigestellten Arbeitnehmern

Hat ein Arbeitnehmer, der trotz **Freistellung von der Arbeit** weiterhin Arbeitslohn bezieht, während der Arbeitsfreistellung weder seinen Wohnsitz noch seinen gewöhnlichen Aufenthalt in Deutschland, unterliegen die Einnahmen regelmäßig nicht der inländischen Besteuerung. Um eine Nichtbesteuerung des Arbeitslohns zu vermeiden, wird **rückwirkend ab dem 1.1.2024** die **beschränkte Steuerpflicht** ergänzt. Demnach unterliegt der Arbeitslohn, den ein von seiner Tätigkeit freigestellter und im Ausland wohnender Arbeitnehmer in der Zeit bis zur Beendigung seines Arbeitsverhältnisses erhält, der beschränkten Steuerpflicht, soweit die Tätigkeit ohne die Freistellung in Deutschland ausgeübt worden wäre (§ 49 Abs. 1 Nr. 4 Buchst. f EStG).

3.7 Öffentliche Kasse bei ausländischer Tätigkeit

Arbeitslohn, den ein im Ausland tätiger Arbeitnehmer aus einer inländischen öffentlichen Kasse erhält, unterliegt der **beschränkten Steuerpflicht** in Deutschland (§ 49 Abs. 1 Nr. 4 Buchst. b EStG). Entsprechend der Rechtsprechung des BFH (BFH, Urteil v. 28.3.2018, I R 42/16, BStBl II 2019 S. 671) wird gesetzlich klargestellt, dass Deutschland das Besteuerungsrecht für sämtliche Einkünfte zusteht, die aus inländischen Kassen von juristischen Personen des öffentlichen Rechts unmittelbar oder mittelbar gewährt werden (§ 50d Abs. 7 EStG).

3.8 Antragsveranlagung für Schweizer Arbeitnehmer

Bei beschränkt Steuerpflichtigen gilt die Einkommensteuer für den Arbeitslohn mit dem Lohnsteuerabzug des Arbeitgebers als abgegolten (§ 50 Abs. 2 Satz 1 EStG). Abweichend davon können jedoch beschränkt steuerpflichtige Arbeitnehmer, die Staatsangehörige eines EU-/EWR-Staates sind und in einem dieser Staaten ihren Wohnsitz oder gewöhnlichen Aufenthalt haben, eine sog. Antragsveranlagung wählen. Nach Ansicht des EuGH (EuGH, Urteil v. 30.5.2024, C-627/22) gilt das Antragswahlrecht auch für Staatsangehörige eines EU-/EWR-Staates, die in der Schweiz wohnen. Die Finanzverwaltung hat sich der Ansicht des EuGH angeschlossen und wendet diese allgemein an (BMF, Schreiben v. 5.8.2024, IV B 8 – S 2301/22/10001: 001, BStBl 2024 I S. 1128). Dem folgend wird die Antragsveranlagung rückwirkend auch für Schweizer Staatsangehörige, die ihren Wohnsitz oder gewöhnlichen Aufenthalt im Hoheitsgebiet eines Mitgliedstaates der Europäischen Union oder in der Schweiz haben, gesetzlich zugelassen (§ 50 Abs. 2 Satz 8 EStG-E i. V. m. § 52 Abs. 46 Satz 3 EStG).

3.9 ELStAM-Freibetrag

Durch einen ELStAM-Freibetrag kann der Arbeitnehmer bereits im laufenden Kalenderjahr seine Lohnsteuerschuld reduzieren (§ 39a EStG). Das Finanzamt ermittelt den Freibetrag auf Antrag des Arbeitnehmers und teilt diesen dem Arbeitgeber als ELStAM-Merkmal (§ 39 Abs. 4 Nr. 3 EStG) elektronisch mit.

Der Arbeitnehmer muss seinen Freibetrag spätestens alle 2 Jahre neu beantragen. Die Frist für die Antragstellung beginnt bisher ab dem 1.10. des Vorjahres, für das der Freibetrag gelten soll. Der Starttermin wird um einen Monat auf den **1.11.** verschoben (§ 39a Abs. 2 Satz 2 EStG).

Hinweis: Entlastungsbetrag für Alleinerziehende im Trennungsjahr

Arbeitnehmer, die alleinstehend sind und zu deren Haushalt mindestens ein Kind gehört, für das ihnen Kindergeld zusteht, erhalten im Rahmen der Einkommensteuerveranlagung den sog. Entlastungsbetrag für Alleinerziehende (§ 24b ESG). Insoweit gilt für Alleinstehende im Rahmen des Lohnsteuerabzugsverfahrens die Steuerklasse II. Im Trennungsjahr erhält der Steuerpflichtige den Entlastungsbetrag jedoch lediglich **zeitanteilig**. Da durch die Steuerklasse II der Entlastungsbetrag für Alleinerziehende nicht anteilig abgebildet werden kann, wird in diesen Fällen für das Trennungsjahr der Ansatz eines entsprechenden Freibetrags gesetzlich fixiert (§ 39a Abs. 1 Satz 1 Nr. 9 EStG). Dies entspricht der bisherigen Verfahrensweise der Verwaltung (BMF, Schreiben v. 23.11.2022, IV C 8 – S 2265-a/22/10001: 001, BStBl 2022 I S. 1634).

3.10 Betriebliche Altersversorgung

Versorgungsleistungen aus Pensionsfonds, Pensionskassen und Direktversicherungen werden im Rahmen der Einkommensteuerveranlagung des Arbeitnehmers als sonstige Einkünfte versteuert (§ 22 Nr. 5 EStG). Ab dem Veranlagungszeitraum 2025 unterliegen auch die Versorgungsleistungen aus einer **ausländischen betrieblichen Altersversorgungseinrichtung** vollumfänglich der nachgelagerten Besteuerung, wenn diese auf Beiträgen beruhen, die im Ausland steuerlich begünstigt oder steuerfrei gestellt wurden (§ 22 Nr. 5 Satz 2 EStG).

Zudem wird die bisherige Verwaltungsauffassung, dass Rentenzahlungen aus einer vor dem 1.1.2005 abgeschlossenen Rentenversicherung mit Kapitalwahlrecht mit dem sog. Ertragsanteil (§ 22 Nr. 1 Satz 3 Buchst. a Doppelbuchst. bb EStG) versteuert werden, rückwirkend gesetzlich klargestellt (§ 52 Abs. 28 Satz 5 EStG). Durch die Konkretisierung soll der Ansicht des BFH (BFH, Urteil v. 1.7.2021, VIII R 4/18, BFH/NV 2021 S. 1558), dass entsprechende Leistungen den Einkünften aus Kapitalvermögen (§ 20 Abs. 1 Nr. 6 EStG i.d.F. v. 31.12.2004) zuzuordnen sind, widersprochen werden.

3.11 Ausübung des Pauschalierungswahlrechts durch den Arbeitgeber

In bestimmten Fällen kann der Arbeitgeber die **Lohnsteuer pauschal** mit einem festen Steuersatz erheben, z.B. für steuerpflichtige Leistungen bei einer Betriebsveranstaltung (§ 40 Abs. 2 Satz 1 Nr. 2 EStG), Erholungsbeihilfen (§ 40 Abs. 2 Satz 1 Nr. 3 EStG) oder Geschenken (§ 37b EStG).

Der Arbeitgeber kann sein Pauschalierungswahlrecht durch Angabe der pauschalen Lohnsteuer in der Lohnsteuer-Anmeldung ausüben (BFH, Urteil v. 1.9.2021, VI R 38/19, BFH/NV 2022 S. 321). Ergänzend hierzu wird gesetzlich klargestellt, dass der Arbeitgeber sein Pauschalierungswahlrecht im Rahmen einer Lohnsteuer-Außenprüfung auch durch eine **schriftliche oder elektronische Erklärung** gegenüber dem Betriebsstättenfinanzamt ausüben kann (§ 40 Abs. 4 EStG). Die Ergänzung gilt in allen offenen Fällen (§ 52 Abs. 37c EStG).

3.12 Haftungsbefreiende Anzeige des Arbeitgebers

Im laufenden Jahr ist der Arbeitgeber i.d.R. verpflichtet, einen fehlerhaften Lohnsteuerabzug bis zur Übermittlung der elektronischen Lohnsteuerbescheinigung zu korrigieren. Dies bedeutet, dass der Arbeitgeber bei der jeweils nächstfolgenden Lohnzahlung noch nicht erhobene Lohnsteuer nachträglich einzubehalten hat, wenn er erkennt, dass er die Lohnsteuer bisher nicht vorschriftsmäßig einbehalten hat (§ 41c Abs. 1 EStG).

Kann der Arbeitgeber die Lohnsteuer nicht mehr nachträglich einbehalten, z.B. weil der Arbeitnehmer vom Arbeitgeber keinen Arbeitslohn mehr bezieht oder der Arbeitgeber die Lohnsteuerbescheinigung bereits übermittelt hat, hat er dies dem Betriebsstättenfinanzamt unverzüglich anzuzeigen. Diese haftungsbefreiende Anzeige muss ab dem 1.1.2026 elektronisch erfolgen (§ 41c Abs. 4 Satz 1 EStG i.V.m. § 52 Abs. 1 EStG).

3.13 Nicht umgesetzte Maßnahmen

Im Rahmen des Gesetzgebungsverfahrens zum Jahressteuergesetz 2024 hatten die Bundesregierung und der Bundesrat weitere lohnsteuerliche Ergänzungen erörtert. Insbesondere die folgenden Änderungen, die im Rahmen des parlamentarischen Verfahrens diskutiert wurden, sind in der verabschiedeten Gesetzesfassung nicht enthalten:

- **Mobilitätsbudget:** Die Bundesregierung hatte vorgeschlagen, eine neue Pauschalierungsmöglichkeit i. H. v. 25 % für das sog. Mobilitätsbudget einzuführen. U.a. auf Drängen des Bundesrats wurde die beabsichtigte Regelung gestrichen. Statt der Einführung eines Mobilitätsbudgets soll die Bundesregierung weitere steuer- und sozialversicherungsrechtliche Vereinfachungen bei Sachbezügen sowie ergänzende Pauschalierungen bei Arbeitnehmereinkünften prüfen (Bundestags-Drucksache 20/13419).
- **Pauschale Versteuerung von Betriebsveranstaltungen:** Für Betriebsveranstaltungen gilt je Arbeitnehmer eine steuerfreie Obergrenze von 110 EUR pro Veranstaltung, wenn die Teilnahme allen Angehörigen des Betriebs oder eines Betriebsteils offensteht (§ 19 Abs. 1 Nr. 1a Satz 3 EStG). Der Freibetrag steht pro Kalenderjahr jedem Arbeitnehmer max. 2-mal zu. Soweit die Zuwendungen je Arbeitnehmer den Freibetrag übersteigen, kann der Arbeitgeber die Lohnsteuer mit 25 % pauschalieren (§ 40 Abs. 2 Satz 1 Nr. 2 EStG). Nach der bisherigen Ansicht der Finanzverwaltung setzte auch die Pauschalierung voraus, dass die Teilnahme an der Veranstaltung allen Arbeitnehmern offensteht (BMF, Schreiben v. 14.10.2015, IV C 5 – S 2332/15/10001, BStBl 2015 I S. 832, Tz. 5). Abweichend davon hat jedoch der BFH (BFH, Urteil v. 27.3.2024, VI R 5/22, BStBl 2024 II S. 748) entschieden, dass für die Pauschalierung nur Voraussetzung ist, dass es sich um eine Veranstaltung auf betrieblicher Ebene mit gesellschaftlichem Charakter handelt; unabhängig davon, ob alle Arbeitnehmer oder nur ein Teil der Arbeitnehmer an der Betriebsveranstaltung teilnehmen dürfen. Um mögliche Streitigkeiten hinsichtlich der Abgrenzung einer begünstigten Betriebsveranstaltung zu vermeiden, hatte der Bundesrat empfohlen, die bisherige Verwaltungsauffassung, dass auch die Pauschalierung das Offenstehen der Veranstaltung für alle Arbeitnehmer voraussetzt, gesetzlich zu normieren. Die Bundesregierung hat den Vorschlag des Bundesrats jedoch nicht aufgegriffen, sodass zukünftig die Grundsätze des BFH für die pauschale Besteuerung einer Betriebsveranstaltung zu beachten sind.

Wichtig: Finanzverwaltung wendet BFH-Urteil allgemein an

Das BFH-Urteil ist im BStBl veröffentlicht und daher allgemein anzuwenden (BFH, Urteil v. 27.3.2024, VI R 5/22, BStBl 2024 II S. 748).

Das Urteil betraf eine Weihnachtsfeier, zu der nur die Vorstandmitglieder eingeladen waren, sowie eine Weihnachtsfeier für (ausgewählte) Mitarbeiter, die zum sog. oberen Führungskreis gehörten. Nach Ansicht des BFH kann der Arbeitslohn, den der Arbeitgeber seinen Vorstandsmitgliedern bzw. den Führungskräften mit der Teilnahme an den Weihnachtsfeiern zugewandt hat, mit dem Pauschsteuersatz von 25 % versteuert werden.

Eine mit 25 % pauschalierbare Betriebsveranstaltung setzt dementsprechend nur noch eine Veranstaltung auf betrieblicher Ebene mit gesellschaftlichem Charakter voraus (§ 19 Abs. 1 Satz 1 Nr. 1a Satz 1 i.V.m. § 40 Abs. 2 Satz 1 Nr. 2 EStG).

Eine Veranstaltung (z.B. Weihnachtfeier), an der z.B. ausschließlich ausgewählte Beschäftigte des Betriebs und deren Begleitpersonen teilnehmen können, sieht der BFH als eine solche Betriebsveranstaltung, auch wenn diese Veranstaltung nicht allen Angehörigen eines Betriebs offensteht.

- **Unterkunftskosten bei doppelter Haushaltsführung im Ausland:** Notwendige Mehraufwendungen, die einem Arbeitnehmer wegen einer aus beruflichem Anlass begründeten doppelten Haushaltsführung entstehen, sind Werbungskosten (§ 9 Abs. 1 Satz 3 Nr. 5 EStG), soweit der Arbeitgeber diese nicht steuerfrei erstattet. Als Unterkunftskosten für eine doppelte Haushaltsführung im Inland können die tatsächlichen Kosten für eine Unterkunft oder Wohnung angesetzt werden; höchstens jedoch 1.000 EUR im Monat. Bei einer doppelten Haushaltsführung im Ausland gilt die 1.000-EUR-Grenze nicht. In diesen Fällen ist nach Ansicht des BFH im Einzelfall zu prüfen ist, in welcher Höhe Unterkunftskosten notwendig und abziehbar sind (BFH, Urteil v. 9.8.2023, VI R 20/21, BFH/NV 2024 S. 86). Da die vom BFH geforderte Einzelfallprüfung im steuerlichen Massenverfahren nur bedingt umsetzbar ist, hatte der Bundesrat vorgeschlagen, für Auslandssachverhalte einen Höchstbetrag von jährlich 2.000 EUR einzuführen. Das Votum des Bundesrats hat die Bundesregierung im Rahmen des Gesetzgebungsverfahrens jedoch nicht aufgegriffen.

Hinweis: BFH-Urteil steht im Widerspruch zur Vewaltungsauffassung

Nach Ansicht der Finanzverwaltung können bei einer doppelten Haushaltsführung im Ausland die tatsächlichen Aufwendungen steuerlich berücksichtigt werden, soweit sie die ortsübliche Miete für eine nach Lage und Ausstattung durchschnittliche Wohnung am Ort der ersten Tätigkeitsstätte mit einer Wohnfläche bis zu 60 qm nicht überschreiten (BMF-Schreibens vom 25.11.2020, IV C 5 – S 2353/19/10011 :006, BStBl I S. 1228, Rz. 112).

Abweichend hierzu hat der BFH entschieden, dass

- bei einer doppelten Haushaltsführung im Ausland im Einzelfall zu prüfen ist, welche Unterkunftskosten notwendig sind und
- die Typisierung der Finanzverwaltung im Sinne eines Durchschnittsmietzinses einer 60-qm-Wohnung am Beschäftigungsort unzulässig ist.

- **Grundlohn für steuerfreie Zuschläge:** Zuschläge des Arbeitgebers sind ganz oder teilweise steuerfrei, wenn sie für tatsächlich geleistete Sonntags-, Feiertags- oder Nachtarbeit neben dem Grundlohn gezahlt und besonders aufgezeichnet werden (§ 3b EStG). Der Bundesrat wollte die bisherige Verwaltungsauffassung (R 3b Abs. 2 LStR), dass lediglich der steuerpflichtige Arbeitslohn und die steuerfreien Beiträge des Arbeitgebers zur betrieblichen Altersversorgung für die Ermittlung des Grundlohns zu berücksichtigen sind, gesetzlich festschreiben. Die Bundesregierung hat den Änderungsvorschlag aber nicht berücksichtigt.

Hinweis: Grundlohn im Sinne des § 3b EStG

Nach Ansicht des BFH ist der für die Bemessung der Steuerfreiheit maßgebende Grundlohn im Sinne des § 3b EStG der laufende Arbeitslohn, der dem Arbeitnehmer bei der für ihn maßgebenden regelmäßigen Arbeitszeit für den jeweiligen Lohnzahlungszeitraum arbeitsvertraglich zusteht. Ob und in welchem Umfang der Grundlohn dem Arbeitnehmer tatsächlich zufließt, sei für die Bemessung der Steuerfreiheit der Zuschläge ohne Belang. Dementsprechend gehören auch die mittels Gehaltsumwandlung finanzierten (regelmäßigen) Beiträge des Arbeitsgebers an eine Unterstützungskasse zum Grundlohn (BFH, Urteil v. 10.8.2023, VI R 11/21, BStBl II 2024 S. 202).

Achtung: Weitere steuerliche Gesetzgebungsverfahren beobachten

Es bleibt abzuwarten, ob die Änderungsvorschläge im Rahmen eines späteren Gesetzgebungsverfahrens nochmals aufgegriffen werden. Arbeitgeber und Arbeitnehmer sollten daher die weiteren Entwicklungen beachten.

4 Weitere geplante gesetzliche Änderungen

Die Bundesregierung hatte im Jahr 2024 weitere gesetzliche Änderungen geplant, die für den Lohnsteuerabzug von Bedeutung gewesen wären:

- Im Rahmen des Gesetzgebungsverfahrens zum Steuerfortentwicklungsgesetz wurde eine Vielzahl von steuerlicher Änderungen diskutiert (s. Abschn. 1.2.2).
- Entwurf eines Zweiten Gesetzes zur Stärkung der betrieblichen Altersversorgung und zur Änderung anderer Gesetze (2. Betriebsrentenstärkungsgesetz) (Bundesrats-Drucksache 488/24).

Die beabsichtigten Regelungen wurden bisher nicht umgesetzt. Es bleibt daher abzuwarten, ob und wie die beabsichtigten Maßnahmen zu einem späteren Zeitpunkt gesetzlich aufgegriffen werden. Arbeitgeber und Arbeitnehmer sollten daher die weiteren Entwicklungen beachten.

Wichtig: Arbeitgeber dürfen Gesetzentwürfe noch nicht anwenden!

Arbeitgeber und Arbeitgeber dürfen die beabsichtigen Änderungen erst anwenden, wenn der Bundestag und der Bundesrat die gesetzlichen Regelungen verabschiedet haben. Dies bedeutet, dass sich die Änderungen erst nach Abschluss Gesetzgebungsverfahren auf den Lohnsteuerabzug auswirken können.

4.1 Steuerfortentwicklungsgesetz – Nicht umgesetzte Änderungen

Im Rahmen des Steuerfortentwicklungsgesetzes wurde die steuerliche Freistellung des Existenzminimums der Arbeitnehmer für das Jahre 2025 sichergestellt sowie die sog. kalte Progression über die Anpassung des Steuertarifs ausgeglichen (s. Abschn. 1.2.2).

Daneben wurden im Rahmen des Gesetzgebungsverfahrens weitere steuerliche Änderungen, die für Arbeitgeber und Arbeitnehmer von Bedeutung gewesen wären, diskutiert. Diese sind in dem vom Bundestag und Bundesrat verabschiedeten Gesetz jedoch nicht enthalten.

4.1.1 Listenpreis E-Auto

Überlässt der Arbeitgeber dem Arbeitnehmer ein Kraftfahrzeug unentgeltlich oder verbilligt zur privaten Nutzung, ist der Nutzungsvorteil als Sachbezug zu versteuern (§ 8 Abs. 2 i.V.m. § 6 Abs. 1 Nr. 4 EStG). Die Überlassung eines Elektrofahrzeugs wird dabei ermäßigt versteuert.

Hinweis: Anwendungsschreiben für E-/Hybridfahrzeuge

Die Verwaltung hat ein ausführliches Anwendungsschreiben mit zahlreichen Einzelheiten zur Behandlung von Elektro- und Hybridelektrofahrzeugen herausgegeben (BMF, Schreiben v. 5.11.2021, IV C 6 – S 2177/19/10004: 008/IV C 5 – S 2334/19/10009 :003, BStBl 2021 I S. 2205).

Bei der 1-%-Regelung ist für ein betriebliches Kraftfahrzeug, das keine CO-Emissionen hat (reine Elektrofahrzeuge inkl. Brennstoffzellenfahrzeuge), der Bruttolistenpreis zu 25 % anzusetzen. Voraussetzung ist, dass der Bruttolistenpreis 70.000 EUR nicht übersteigt (§ 6 Abs. 1 Nr. 4 EStG i.V.m. § 52 Abs. 12 Satz 5 EStG). Für vor dem 1.1.2024 angeschaffte Fahrzeuge beträgt der Grenzbetrag 60.000 EUR.

Die Bundesregierung beabsichtigte, im Rahmen des Steuerfortentwicklungsgesetzes den Höchstbetrag für nach dem 30.6.2024 angeschaffte Kraftfahrzeuge von 70.000 EUR auf 95.000 EUR anzuheben.

Achtung: Anstieg der Mindestreichweite für Hybridfahrzeuge ab 2025

Bei Hybridelektrofahrzeugen verschärfen sich die Voraussetzungen für die hälftige Versteuerung ab dem Jahr 2025. Für extern aufladbare Hybridelektrofahrzeuge ist der Bruttolistenpreis zu 50 % anzusetzen, wenn das Fahrzeug eine Kohlendioxidemission von höchstens 50 g oder die Reichweite des Kraftfahrzeugs unter ausschließlicher Nutzung des elektrischen Antriebs eine gesetzlich normierte Mindestgrenze erfüllt (§ 6 Abs. 1 Nr. 4 Satz 2 EStG).

- Für **vor dem 1.1.2025** angeschaffte Fahrzeuge gilt eine elektrische Reichweite von 60 km (§ 6 Abs. 1 Nr. 4 Satz 2 Nr. 4 EStG).
- Für Hybridelektrofahrzeuge, die der Arbeitgeber **nach dem 31.12.2024** erwirbt, erhöht sich die Mindestreichweite für den halben Listenpreis auf **80 km** (§ 6 Abs. 1 Nr. 4 Satz 2 Nr. 5 EStG).

Für die Prüfung der erforderlichen Mindestreichweite ist der Anschaffungszeitpunkt des Hybridelektrofahrzeugs (i.d.R. Tag der Auslieferung) maßgebend. Der Zeitpunkt der Bestellung des Fahrzeugs ist unbedeutend.

	Anteil Listenpreis	**Anschaffung**	**Bruttolistenpreis**	**Emission oder**	**Reichweite**
Reine Elektrofahrzeuge	0,25 %	ab 2019	max. 60.000 EUR	keine Vorgaben	
		ab 2024	max. 70.000 EUR	keine Vorgaben	
		ab 1.7.2024 **(geplant)**	max. 95.000 EUR[12]	keine Vorgaben	
Extern aufladbare Hybridelektrofahrzeuge und Elektrofahrzeuge, die die Preisgrenze überschreiten	0,50 %	ab 2019	keine Vorgaben	max. 50 g CO/km	min. 40 km
		ab 2024			min. 60 km
		ab 2025			min. 80 km

4.1.2 Wegfall Steuerklasse 3/5

Ehegatten können zwischen folgenden Steuerklassenkombinationen wählen (§ 38b EStG i.V.m. § 39f EStG):

- Steuerklassenkombination III/V
- Steuerklassenkombination IV/IV
- Steuerklassenkombination IV/IV mit Faktor

Ab dem 1.1.2030 sollte im Rahmen des Steuerfortentwicklungsgesetzes die Steuerklassenkombination III/V in das sog. Faktorverfahren überführt werden. Die Steuerklassenkombination III/V soll ab diesem Zeitpunkt entfallen (§ 38b Abs. 1 Satz 2 EStG-E i.V.m. § 52 Abs. 35e EStG-E). Bei Ehegatten, die nicht dauernd getrennt leben, sollte die Steuerklasse IV – wie bisher – der gesetzliche Grundfall für den Lohnsteuerabzug bei unbeschränkt einkommensteuerpflichtigen Ehegatten darstellen. Neben diesem Grundfall sollte das Faktorverfahren als einzige Wahlmöglichkeit für den Lohnsteuerabzug bestehen. Hierzu sollte das Faktorverfahren vereinfacht sowie weitestgehend digitalisiert und automatisiert werden (§ 39f EStG-E). Unter anderem sollte der Faktor jährlich anhand der elektronischen Lohnsteuerbescheinigungen des Vorjahres automatisiert festgesetzt und vom Arbeitgeber berücksichtigt werden (§ 39e Abs. 1a EStG-E). Arbeitnehmer, die zum 30.9.2029 in die Steuerklassen III oder V eingereiht sind, sollten zum 1.1.2030 antragslos in das Faktorverfahren überführt werden (§ 39g EStG-E).

Wichtig: Ehegattensplitting soll bestehen bleiben

Eine Änderung des Ehegattensplittings im Rahmen der Einkommensteuerveranlagung ist infolge der gesetzlichen Reform der Lohnsteuerklassen nicht vorgesehen.

4.1.3 Änderungsvorschläge des Bundesrats

Ende September 2024 hatte der Bundesrat zu dem Entwurf des Steuerfortentwicklungsgesetzes Stellung genommen und weitere Ergänzungen vorgeschlagen (Bundesrats-Drucksache 373/24 (Beschluss)). Diese Anregungen sind nicht weiter verfolgt worden.

Achtung: Nicht verfolgte Änderungen

Die folgenden Änderungsvorschläge sind nicht weiter verfolgt worden. In kommenden Gesetzgebungsverfahren können Sie jedoch wieder aufgegriffen werden.

- **Erhöhung Übungsleiterfreibetrag und Ehrenamtspauschale:** Um das Ehrenamt zu stärken, hatte der Bundesrat vorgeschlagen, zum 1.1.2025 den Übungsleiterfreibetrag (§ 3 Nr. 26 EStG) von bisher 3.000 EUR auf 3.300 EUR sowie die Ehrenamtspauschale (§ 3 Nr. 26a EStG) von 840 EUR auf 900 EUR anzuheben.

	Bisher		**Ab 2025 – Vorschlag Bundesrat**	
	Jahr	**Monat**	**Jahr**	**Monat**
Übungsleiterfreibetrag	3.000 EUR	250 EUR	3.300 EUR	275 EUR
Ehrenamtspauschale	840 EUR	70 EUR	900 EUR	75 EUR

- **Erhöhung GwG-Grenze**: Arbeitnehmer können die Anschaffungskosten für Arbeitsmittel, die einer selbstständigen Nutzung fähig sind, im Rahmen ihrer Einkommensteuererklärung im Jahr der Anschaffung in voller Höhe als Werbungskosten geltend machen, wenn deren Netto-Anschaffungskosten (R 9b Abs. 2 EStR) 800 EUR nicht übersteigen (§ 9 Abs. 1 Satz 3 Nr. 7 Satz 2 EStG i.V. mit § 6 Abs. 2 Satz 1 bis 3 EStG). Der Bundesrat hatte angeregt, die Wertgrenze ab dem Veranlagungszeitraum 2025 auf 1.000 EUR zu erhöhen.

	Bisher	**Ab 2025 – Vorschlag Bundesrat**
(Netto-)Anschaffungskosten	800 EUR	1.000 EUR

Hinweis: Erhöhung der Wertgrenze hätte keine große Bedeutung

Die vorgeschlagene Erhöhung der Wertgrenze wäre für den beruflich veranlassten Erwerb von Computern, Notebooks einschließlich Zubehör sowie deren Peripheriegeräte (z.B. Drucker oder Scanner) und für

Betriebs- und Anwendersoftware grds. unbedeutend gewesen. Für diese elektronischen Produkte gilt seit dem 1.1.2021 eine betriebsgewöhnliche Nutzungsdauer von einem Jahr (BMF, Schreiben v. 22.2.2022, IV C 3 – S 2190/21/10002 :025, BStBl 2022 I S. 187). Dementsprechend können Arbeitnehmer entsprechende Geräte bisher bereits im Jahr der Anschaffung – unabhängig von der Höhe der Anschaffungskosten – in voller Höhe als Werbungskosten geltend machen.

- **Bagatellgrenze für haftungsbefreiende Arbeitgeberanzeige:** Um Arbeitgeber von Bürokratie zu entlasten, hat der Bundesrat vorgeschlagen, für die haftungsbefreiende Anzeigepflicht (§ 41c Abs. 4 Satz 1 EStG) eine Bagatellgrenze bei zu hoher Steuerfreistellung für das Kurzarbeitergeld im Rahmen des Lohnsteuerabzugsverfahrens einzuführen.

4.2 Zweites Betriebsrentenstärkungsgesetz

Am 18.9.2024 hat die Bundesregierung den Entwurf des zweiten Betriebsrentenstärkungsgesetzes (Zweites Gesetz zur Stärkung der betrieblichen Altersversorgung und zur Änderung anderer Gesetze (2. Betriebsrentenstärkungsgesetz)) veröffentlicht (Bundesrats-Drucksache 488/24). Aus lohnsteuerlicher Sicht sind 2 Änderungen von Bedeutung (das Gesetzgebungsverfahren, das die Änderungen vorsieht, ist noch nicht abgeschlossen):

Achtung: Verlauf des Gesetzgebungsverfahren aktuell ungewiss

Am 22.11.2024 hat der Bundesrat zu dem Gesetzentwurf der Bundesregierung Stellung genommen (Bundesrats-Drucksache 488/24 (Beschluss)).

Aktuell ist unklar, ob das Zweite Betriebsrentenstärkungsgesetz noch umgesetzt wird. Arbeitgeber sollten daher die weiteren Entwicklungen beachten.

4.2.1 BAV-Förderbetrag

Leistet der Arbeitgeber für einen Arbeitnehmer mit geringem Einkommen Beiträge zur betrieblichen Altersversorgung, erhält er unter bestimmten Voraussetzungen 30 % seines zusätzlich zum ohnehin geschuldeten Arbeitslohn (§ 8 Abs. 4 EStG) geleisteten Beitrags auf seine Lohnsteuerschuld angerechnet (sog. BAV-Förderbetrag) (§ 100 EStG).

Die Betragsgrenzen für den BAV-Förderbetrag (§ 100 EStG) sollen ab dem 1.1.2025 angehoben und dynamisiert werden:

- Voraussetzung für die Inanspruchnahme des sog. BAV-Förderbetrags ist u.a., dass im Zeitpunkt der Beitragsleistung der laufende Arbeitslohn des Arbeitnehmers (bisher) monatlich 2.575 EUR nicht übersteigt. Diese feste Arbeitslohngrenze soll ab dem 1.1.2025 dynamisiert werden. Danach darf der monatliche Arbeitslohn des Arbeitnehmers 3 % der Beitragsbemessungsgrenze in der allgemeinen Rentenversicherung (BBG-West) nicht übersteigen (§ 100 Abs. 3 Nr. 3 EStG-E).
- Der max. BAV-Förderbetrag soll ab dem 1.1.2025 von 288 EUR auf 360 EUR angehoben werden (§ 100 Abs. 2 Satz 1 EStG-E). Dementsprechend würde sich der begünstigte zusätzliche Arbeitgeberbeitrag auf 1.200 EUR erhöhen (1.200 EUR × 30 % = 360 EUR).
- Der zusätzliche Arbeitgeberbeitrag ist (begrenzt) steuerfrei. Entsprechend der Erhöhung des BAV-Förderbetrags soll der jährliche steuerfreie Höchstbetrag von 960 EUR auf 1.200 EUR ausgeweitet werden (§ 100 Abs. 6 Satz 1 EStG-E).

Hinweis: Bundesrat fordert weitere steuerliche Entlastung

Dem Grunde nach unterstützt der Bundesrat in seiner Stellungnahme zum Zweiten Betriebsrentenstärkungsgesetz die Anhebung des BAV-Förderbetrages sowie die Erhöhung und Dynamisierung der Einkommensgrenze. Jedoch ist nach Ansicht des Bundesrats die im Gesetzentwurf vorgesehene Anhebung des jährlichen BAV-Förderbetrages auf maximal 360 EUR (weiterhin) zu gering, um Geringverdienern den Aufbau einer ausreichenden betrieblichen Altersvorsorge zu ermöglichen. Er bittet daher die Bundesregierung im Rahmen des Gesetzgebungsverfahrens zu prüfen, ob der BAV-Förderbetrages deutlicher angehoben werden kann.

4.2.2 Einzahlung Kleinanwartschaft in Rentenversicherung

Der Arbeitgeber soll zukünftig eine Anwartschaft auf betriebliche Altersversorgung mit Zustimmung des Arbeitnehmers bei Erreichen der vorgesehenen Altersgrenze zur Zahlung von Beiträgen an die gesetzliche Rentenversicherung lohnsteuerfrei übertragen können, wenn die monatliche Betriebsrente 2 % bzw. bei Einmalzahlung $^{24}/_{10}$ der monatlichen Bezugsgröße nach § 18 SGB IV nicht übersteigen würde (§ 3 Abs. 2a BetrAVG-E i.V.m. § 3 Nr. 55c Satz 2 Buchst. b EStG-E). Die späteren Leistungen aus der gesetzlichen Rentenversicherung führen zu steuerpflichtigen sonstigen Einkünften (sog. Kohortenbesteuerung) (§ 22 Nr. 1 Satz 3 Buchst. a Doppelbuchst. aa EStG).

Hinweis: Bundesrat lehnt geplante Steuerbefreiung ab

In seiner Stellungnahme zum 2. Betriebsrentenstärkungsgesetzes bittet der Bundesrat die Bundesregierung zu prüfen, ob auf die geplante Steuerfreistellung (§ 3 Nr. 55c Satz 2 Buchst. b EStG-E) des Abfindungsbetrags verzichtet werden kann, da die im Gesetzentwurf geplante Steuerfreistellung zu Rechtsstreitigkeiten und zu Doppelbegünstigungen führen könnte. Stattdessen soll nach Ansicht des Bundesrats für Arbeitnehmer der Sonderausgabenabzug (§ 10 Abs. 1 Nr. 2 Buchst. a EStG) für die gesamte Abfindungsleistung gelten. In diesem Fall sollte der Arbeitgeber zur Übermittlung dieser Beiträge auf der elektronischen Lohnsteuerbescheinigung verpflichtet werden, um im Rahmen der Einkommensteuerveranlagung die Berücksichtigung des Sonderausgabenabzugs sicherzustellen.

Sozialversicherung

Timo Geiger

Der Beitrag gibt einen Überblick zu den wichtigsten Änderungen im Sozialversicherungsrecht zum Jahreswechsel 2024/2025. Neben neuen Grenzen und Beitragssätzen werden auch neue Regelungen wie z.B. die Verpflichtung zur elektronischen Übermittlung von Finanzbuchhaltungsdaten und die Erweiterung eAU-Abrufverfahrens erläutert.

1 Bedeutung und Funktion der Sozialversicherungswerte

Die Sozialversicherungswerte sind maßgeblich für Fragen der Versicherungspflicht und Versicherungsfreiheit sowie für die Höhe der Sozialversicherungsbeiträge. Sie ändern sich i.d.R. von Jahr zu Jahr und werden deshalb zu Beginn des neuen Jahres festgelegt. Die Fortschreibung der Rechengrößen für das Jahr 2025 orientiert sich an der Veränderung der Bruttolöhne und -gehälter in den westdeutschen Ländern oder in Deutschland insgesamt im Jahr 2023. Bundesweit betrachtet betrug 2023 die Veränderung (Lohnzuwachsrate) 6,44 % und in den westdeutschen Ländern 6,37 %. Dementsprechend erhöhen sich die Rechengrößen für 2025 gegenüber dem Vorjahr.

1.1 Beitragsbemessungsgrenzen

Für die Berechnung der Beiträge wird das beitragspflichtige Einkommen (z.B. Arbeitsentgelt) max. bis zur Höhe der maßgebenden Beitragsbemessungsgrenze herangezogen. Die Beitragsbemessungsgrenzen in der **allgemeinen Renten- und Arbeitslosenversicherung** betragen im Jahr 2025 **monatlich 8.050 EUR** (+ 500 EUR). 2025 gilt erstmalig eine bundeseinheitliche Beitragsbemessungsgrenze in Ost- und Westdeutschland.

In der **Kranken- und Pflegeversicherung** beträgt die Beitragsbemessungsgrenze bundeseinheitlich **5.512,50 EUR** (+ 337,50 EUR).

1.2 Jahresarbeitsentgeltgrenzen der Krankenversicherung

Die Jahresarbeitsentgeltgrenzen sind ausschließlich in der Krankenversicherung bei der Feststellung der Krankenversicherungspflicht des Arbeitnehmers zu berücksichtigen. Sie werden deshalb auch als Versicherungspflichtgrenzen bezeichnet.

Krankenversicherungspflichtige Arbeitnehmer sind grundsätzlich gesetzlich krankenversichert. Überschreitet das regelmäßige Jahresarbeitsentgelt die Jahresarbeitsentgeltgrenze, tritt mit Ablauf des Kalenderjahres Krankenversicherungsfreiheit ein (§ 6 Abs. 4 SGB V). Krankenversicherungsfreie Arbeitnehmer können wählen, ob sie die gesetzliche Krankenversicherung freiwillig fortsetzen oder zu einem privaten Krankenversicherungsunternehmen wechseln. Es sind 2 unterschiedliche Jahresarbeitsentgeltgrenzen zu berücksichtigen: Eine allgemeine sowie eine besondere Jahresarbeitsentgeltgrenze. Grundsätzlich gilt die **allgemeine Jahresarbeitsentgeltgrenze.** Im Jahr 2025 beträgt sie **73.800 EUR** (+ 4.500 EUR). Die **besondere Jahresarbeitsentgeltgrenze** gilt nur für Arbeitnehmer, die am 31.12.2002 wegen Überschreitens der Jahresarbeitsentgeltgrenze krankenversicherungsfrei und zum damaligen Zeitpunkt bei einer privaten Krankenversicherung in einer substitutiven Krankenversicherung versichert waren. Im Jahr 2025 beträgt sie **66.150 EUR** (+ 4.050 EUR).

1.3 Bezugsgröße

Die Bezugsgröße ist z. B. von Bedeutung für die Höhe der Entgeltgrenze in der Familienversicherung und für die Bemessung der Mindestbeiträge von freiwillig Versicherten (z. B. Selbstständigen). Im Jahr 2025 beträgt die **Bezugsgröße 44.940 EUR** – monatlich 3.745 EUR (+ 210 EUR). 2025 gilt in der Renten- und Arbeitslosenversicherung erstmalig eine bundeseinheitliche Bezugsgröße in Ost- und Westdeutschland. In der Kranken- und Pflegeversicherung war bislang schon eine bundeseinheitliche Bezugsgröße maßgebend.

1.4 Sachbezüge

Der Sachbezug für freie Verpflegung wird zum 1.1.2025 auf **333 EUR** (+ 20 EUR) und der Sachbezug für freie Unterkunft auf **282 EUR** (+ 4 EUR) angehoben. Der monatliche Gesamtsachbezugswert beträgt demnach **615 EUR** (§ 2 Abs. 1 Satz 1 und Abs. 3 Satz 1 SvEV).

2 Beitragssätze und Umlagesätze in 2025

2.1 Krankenversicherung

Allgemeiner und ermäßigter Beitragssatz

Für alle Krankenkassen gelten einheitliche Beitragssätze:

- Der **allgemeine Beitragssatz** beträgt unverändert **14,6 %.** Er gilt für Beschäftigte, die bei Arbeitsunfähigkeit Anspruch auf Fortzahlung des Arbeitsentgelts für mindestens 6 Wochen haben.
- Der **ermäßigte Beitragssatz** beträgt unverändert **14,0 %.** Er gilt für Beschäftigte, die keinen Anspruch auf Krankengeld haben. Dies sind z. B. unständig Beschäftigte sowie Arbeitnehmer, deren Beschäftigungsverhältnis im Voraus auf weniger als 10 Wochen befristet ist, beschäftigte Erwerbsunfähigkeits- oder Altersrentner sowie Vorruhestandsgeldbezieher und Beschäftigte, die sich im Rahmen einer flexiblen Arbeitszeitregelung in einer Freistellungsphase befinden.

Kassenindividueller und durchschnittlicher Zusatzbeitragssatz

Die Höhe des kassenindividuellen Zusatzbeitragssatzes legt jede Krankenkasse in ihrer Satzung fest. Der daraus anfallende Beitrag ist durch das Mitglied und durch den Arbeitgeber je zur Hälfte zu tragen.

Für bestimmte Arbeitnehmer – z. B. Geringverdiener und Teilnehmer an Bundesfreiwilligendiensten – ist statt des kassenindividuellen Zusatzbeitragssatzes der durchschnittliche Zusatzbeitragssatz zugrunde zu legen (§ 242 Abs. 3 Satz 1 Nr. 6 SGB V). Er wird vom Bundesgesundheitsministerium jährlich festgelegt. Der durchschnittliche Zusatzbeitragssatz für das Jahr 2025 beträgt 2,5 % (§ 242a Abs. 2 SGB V; BAnz AT v. 7.11.2024). Gegenüber dem Vorjahr wurde er damit um 0,8 Prozentpunkte angehoben.

Der aus dem durchschnittlichen Zusatzbeitragssatz anfallende Beitrag wird – wie der übrige Krankenversicherungsbeitrag – vom Arbeitgeber aufgebracht.

2.2 Pflegeversicherung

Der Beitragssatz zur Pflegeversicherung beträgt ab 1.1.2025 **3,6 %** (2024: 3,4 %) (Pflege-Beitragssatz-Anpassungsverordnung 2025). Die Beiträge werden von Arbeitgeber und Arbeitnehmer jeweils zur Hälfte aufgebracht, mit Ausnahme von Sachsen. Hier beträgt der Beitragsanteil des Arbeitgebers 1,3 % und der des Arbeitnehmers 2,3 %. Der allein vom Arbeitnehmer aufzubringende Beitragszuschlag für Kinderlose beträgt **0,6 %**. Für Eltern reduzieren sich die von ihnen zu tragenden Beiträge ab dem 2. bis zum 5. Kind um **jeweils 0,25 Beitragssatzpunkte** (Beitragsabschlag seit 1.7.2023).

2.3 Arbeitslosenversicherung

Der Beitragssatz zur Arbeitslosenversicherung beträgt unverändert **2,6 %**. Die Beiträge werden von Arbeitgeber und Arbeitnehmer jeweils zur Hälfte aufgebracht.

2.4 Rentenversicherung

Der Beitragssatz zur allgemeinen Rentenversicherung beträgt unverändert **18,6 %** (Bekanntmachung v. 14.11.2023, BGBl 2023 I Nr. 312). Die Beiträge werden von Arbeitgeber und Arbeitnehmer jeweils zur Hälfte aufgebracht.

2.5 Insolvenzgeldumlage

Die Insolvenzgeldumlage wird nach einem Prozentsatz des rentenversicherungspflichtigen Arbeitsentgelts (Umlagesatz) erhoben. Die U3-Umlage wird allein von den Arbeitgebern aufgebracht. Hiervon ausgenommen sind die Arbeitgeber der öffentlichen Hand und private Haushalte. Zuständig für den Einzug ist die Krankenkasse des jeweiligen Arbeitnehmers sowie die Minijob-Zentrale für die geringfügig Beschäftigten. Für privat krankenversicherte Arbeitnehmer zieht die zuständige Einzugsstelle für die Beiträge zur Renten- und/oder zur Arbeitslosenversicherung die Umlage ein. Fehlt es auch an einer solchen Einzugsstelle, ist die Umlage an die Krankenkasse zu entrichten, die der Arbeitgeber gewählt hat.

Ab dem 1.1.2025 beträgt der Insolvenzgeldumlagesatz **0,15 %** (§ 360 SGB III).

2.6 Umlagen für Ausgleichsverfahren U1 und U2

Arbeitgeber, die in der Regel nicht mehr als 30 Arbeitnehmer beschäftigen, nehmen am Ausgleichsverfahren der Arbeitgeberaufwendungen bei Arbeitsunfähigkeit (U1-Verfahren) teil. Die Teilnahme an dem Ausgleichsverfahren der Arbeitgeberaufwendungen für Mutterschaftsleistungen (U2-Verfahren) erfolgt hingegen unabhängig von der Betriebsgröße.

Die zur Finanzierung der Aufwendungen erhobenen U1- und U2-Umlagesätze und die jeweiligen Erstattungssätze werden von jeder Krankenkasse und der Minijob-Zentrale selbst festgelegt. Insofern gibt es keine einheitlichen Umlagesätze. Die Arbeitnehmer werden an den Umlagen nicht beteiligt, da sie ausschließlich von den Arbeitgebern getragen werden. Bemessungsgrundlage für die Umlage ist das rentenversicherungspflichtige Arbeitsentgelt; einmalig gezahltes Arbeitsentgelt bleibt unberücksichtigt.

Umlagesätze der Minijob-Zentrale

Im Jahr 2025 beträgt der Umlagesatz zur U1 **1,1 %**. Ein Änderung zum Vorjahr liegt somit nicht vor. Der Umlagesatz zur U2 wird zum 1.1.2025 um 0,02 % im Vergleich zu 2024 (0,24 %) herabgesenkt. Er liegt dann bei **0,22 %**.

2.7 Fälligkeit der Beiträge und Umlagen

Drittletzter Bankarbeitstag

Der Gesamtsozialversicherungsbeitrag, die U1- und U2-Umlagen sowie die Insolvenzgeldumlage U3 sind spätestens am **drittletzten Bankarbeitstag des Monats der Arbeitsleistung fällig** (§ 23 Abs. 1 Satz 2 SGB IV). Erfüllungsort ist der Sitz der Einzugsstelle (Krankenkasse und Minijob-Zentrale), weshalb für die tatsächliche Bestimmung des drittletzten Bankarbeitstags die Verhältnisse am Sitz der jeweiligen Einzugsstelle (Hauptverwaltung) maßgeblich sind. Dies gilt auch, wenn einer der 3 letzten Bankarbeitstage auf einen nicht bundeseinheitlichen Feiertag fällt. Ferner ist zu berücksichtigen, dass sowohl der 24. als auch der 31.12. eines Jahres nicht als banktübliche Arbeitstage gelten (das gilt auch nach der Einführung des EUR-Zahlungsverkehrsraums SEPA).

Einreichungsfrist für den Beitragsnachweis

Der Beitragsnachweis muss der Einzugsstelle spätestens zu Beginn des 2. Arbeitstags vor Fälligkeit der Beiträge (00:00 Uhr) vorliegen. Ansonsten kann die Einzugsstelle die abzuführenden Beiträge schätzen (§ 28f Abs. 3 SGB IV).

Termine 2025

Monat	Jan.	Feb.	März	April	Mai	Juni	Juli	Aug.	Sep.	Okt.	Nov.	Dez.
Einreichung Beitragsnachweis (bis 0:00 Uhr)	27.	24.	24.	24.	23.	24.	25.	25.	24.	24.[1] /27.	24.	19.
Fälligkeit	29.	26.	26.	28.	27.	26.	29.	27.	26.	28.[1] /29.	26.	23.

[1]In Bundesländern, in denen der 31.10.2025 (Reformationstag) ein Feiertag ist.

Beiträge aus Versorgungsbezügen

Die von der Zahlstelle abzuführenden Beiträge zur Kranken- und Pflegeversicherung werden am 15. des Folgemonats der Auszahlung der Versorgungsbezüge fällig (§ 256 Abs. 1 Satz 2 SGB V; § 60 Abs. 1 Satz 2 SGB XI). Der Beitragsnachweis muss ebenfalls spätestens 2 Arbeitstage vor dem jeweiligen Fälligkeitstermin der Krankenkasse vorliegen.

3 Arbeitgeberzuschuss zum Kranken- und Pflegeversicherungsbeitrag

3.1 Gesetzlich krankenversicherte Arbeitnehmer

Arbeitnehmer, die wegen Überschreitens der Jahresarbeitsentgeltgrenze krankenversicherungsfrei und in der gesetzlichen Krankenversicherung (GKV) freiwillig versichert sind, erhalten von ihrem Arbeitgeber einen Zuschuss zu ihrem Krankenversicherungsbeitrag. Dieser ist in der Höhe zu zahlen, den der Arbeitgeber bei Versicherungspflicht des Beschäftigten zu tragen hätte. Für die Berechnung des Beitragszuschusses ist ein Beitragssatz i. H. v. **7,3 %** (mit Krankengeldanspruch) bzw. **7,0 %** (ohne Krankengeldanspruch) sowie der halbe Zusatzbeitragssatz der jeweiligen Krankenkasse zugrunde zu legen. Dabei ist der Zuschuss zum Zusatzbeitrag getrennt zu berechnen.

In der Pflegeversicherung erhalten die wegen Überschreitens der Jahresarbeitsentgeltgrenze krankenversicherungsfreien Arbeitnehmer einen Beitragszuschuss i. H. d. Betrags, den der Arbeitgeber bei versicherungspflichtigen Mitgliedern zu tragen hat (§ 61 Abs. 1 SGB XI). Der **Beitragszuschuss** beträgt in 2025 höchstens **99,23 EUR** (1,8 % aus 5.512,50 EUR) bzw. in **Sachsen 71,66 EUR** (1,3 % aus 5.512,50 EUR). Der Beitragszuschlag für Kinderlose wird nicht bezuschusst.

3.2 Privat krankenversicherte Arbeitnehmer

Privat krankenversicherte Arbeitnehmer, die wegen Überschreitens der Jahresarbeitsentgeltgrenze oder aufgrund des Ausschlusses von der Krankenversicherungspflicht für über 55-Jährige krankenversicherungsfrei oder von der Versicherungspflicht befreit sind, erhalten von ihrem Arbeitgeber einen Zuschuss zu ihrem Beitrag für die private Krankenversicherung (PKV). Allerdings muss die PKV dafür bestimmte Voraussetzungen erfüllen (§ 257 Abs. 2 bis 2a SGB V). Der Arbeitgeberzuschuss zum Krankenversicherungsbeitrag erstreckt sich auf die Hälfte des allgemeinen Beitragssatzes (7,3 %) zzgl. des halben durchschnittlichen

Zusatzbeitragssatzes (1,25 %). Der Zuschuss ist jedoch begrenzt auf die Hälfte des tatsächlich zu zahlenden Beitrags. Unter Berücksichtigung der Beitragsbemessungsgrenze für 2025 ergibt sich ein **monatlicher Höchstzuschuss** i.H.v. **471,32 EUR** (7,3 % + 1,25 % aus 5.512,50 EUR).

Zum Pflegeversicherungsbeitrag erhalten die privat krankenversicherten Arbeitnehmer ebenfalls einen Zuschuss des Arbeitgebers (§ 61 Abs. 2 SGB XI). Der Zuschuss ist begrenzt auf den Betrag, der bei Versicherungspflicht in der sozialen Pflegeversicherung als Arbeitgeber-Beitragsanteil zu zahlen wäre (1,8 % aus 5.512,50 EUR = **99,23 EUR** bzw. in Sachsen 1,3 % aus 5.512,50 EUR = **71,66 EUR**), höchstens jedoch die Hälfte des tatsächlich zu zahlenden Betrags.

4 Besondere Personengruppen

4.1 Künstler und Publizisten

Die nach dem Künstlersozialversicherungsgesetz abgabepflichtigen Unternehmen (z.B. Verlage, Galerien, Theater und Orchester) haben aus den Entgelten, die sie an selbstständige Künstler und Publizisten zahlen, eine Künstlersozialabgabe an die Künstlersozialkasse zu entrichten (§ 25 KSVG). Der **Abgabesatz zur Künstlersozialversicherung** beträgt unverändert **5,0 %** (Künstlersozialabgabe-Verordnung 2025, BGBl 2024 I Nr. 274). Die Erfüllung der Melde- und Abgabepflichten der Unternehmen wird im Rahmen der turnusmäßig stattfindenden Betriebsprüfungen durch die Rentenversicherungsträger überwacht (§ 28p Abs. 1a SGB IV).

Erhöhung der Bagatellgrenze

Die Pflicht zur Zahlung der Künstlersozialabgabe setzt voraus, dass die Summe der Entgelte für einen in einem Kalenderjahr erteilten Auftrag oder mehrere in einem Kalenderjahr erteilte Aufträge eine Bagatellgrenze übersteigt (§ 24 Abs. 2 KSVG).

Diese Bagatellgrenze wird ab 1.1.2025 mit dem 4. Bürokratieentlastungsgesetz von 450 EUR pro Kalenderjahr auf 700 EUR pro Kalenderjahr angehoben. Zum 1.1.2026 ist eine weitere Anhebung auf 1.000 EUR pro Kalenderjahr vorgesehen. Die Bagatellgrenze gilt nicht für typische Verwerter i.S.d. KSVG (§ 24 Abs. 1 KSVG).

4.2 Auszubildende und Praktikanten ohne Arbeitsentgelt

Auszubildende und Praktikanten ohne Arbeitsentgelt, die nicht familienversichert sind, haben Beiträge zur Kranken- und Pflegeversicherung an die Krankenkasse zu zahlen. Als beitragspflichtige Einnahme gelten monatlich 855 EUR (§ 236 Abs. 1 SGB V; § 57 Abs. 1 Satz 1 SGB XI; 29. BAföGÄndG v. 25.7.2024). Bei einem Beitragssatz von 10,22 % (allgemeiner Beitragssatz 14,6 %, davon $^{7}/_{10}$) ergibt sich ein monatlicher Beitrag zur Krankenversicherung von **87,38 EUR zzgl. des Zusatzbeitrags der Krankenkasse**. Der Beitrag zur Pflegeversicherung beträgt **30,78 EUR** (855 EUR × 3,6 %) bzw. **35,91 EUR** (855 EUR × 4,2 %) für kinderlose Versicherte nach Vollendung des 23. Lebensjahres; für Versicherte mit mehreren Kindern reduzieren sich die Beiträge ab dem 2. bis 5. Kind für jedes Kind um 0,25 Beitragssatzpunkte.

Die Kranken- und Pflegeversicherungsbeiträge sind von den Auszubildenden und Praktikanten ohne Arbeitsentgelt alleine zu tragen (§ 250 Abs. 1 Nr. 3 SGB V; § 59 Abs. 1 Satz 1 SGB XI). Die Ausbildungsstätten werden an der Aufbringung und Abführung dieser Beiträge nicht beteiligt.

In der Renten- und Arbeitslosenversicherung ist als beitragspflichtige Einnahme für die Bemessung der Beiträge aus der Beschäftigung mindestens 1 % der Bezugsgröße zugrunde zu legen. Für 2025 sind dies 37,45 EUR. Die Renten- und Arbeitslosenversicherungsbeiträge trägt der Arbeitgeber allein (§ 20 Abs. 3 Satz 1 SGB IV) und führt sie an die zuständige Krankenkasse ab.

4.3 Geringfügig entlohnt Beschäftigte

Bei Arbeitnehmern, die eine geringfügig entlohnte Beschäftigung ausüben, erhöht sich zum 1.1.2025 die Geringfügigkeitsgrenze. Ab diesem Zeitpunkt beträgt sie 556 EUR (§ 8 Abs. 1a SGB IV). Das liegt an der Anpassung des gesetzlichen Mindestlohns von 12,41 EUR auf 12,82 EUR zum 1.1.2025 (MiLoV4 v. 24.11.2023, BGBl. I Nr. 321 v. 29.11.2023) und der gesetzlich festgelegten Koppelung der Geringfügigkeitsgrenze an den Mindestlohn (Berechnung: 12,82 EUR × 130 : 3 = 555,53 EUR, aufgerundet 556 EUR). Die Jahresverdienstgrenze erhöht sich entsprechend auf 6.672 EUR.

4.4 Beschäftigte im Übergangsbereich

Durch die höhere Geringfügigkeitsgrenze ergeben sich auch Auswirkungen auf die Beschäftigungen im Übergangsbereich (Midijobs), da sich deren untere Entgeltgrenze ändert. Vom 1.1.2025 an liegt ein Midijob vor, wenn das daraus erzielte

Arbeitsentgelt regelmäßig **556,01 EUR bis 2.000,00 EUR** im Monat beträgt (§ 20 Abs. 2 SGB IV).

Die beitragspflichtige Einnahme (BE) für die Berechnung des **Gesamtsozialversicherungsbeitrags** ermittelt sich nach folgender Formel:

BE = F × G + ([2.000 / (2.000–G)] – [G / (2.000–G)] × F) × (AE – G)

„AE“ steht für Arbeitsentgelt, „G“ für die Geringfügigkeitsgrenze (556 EUR) und „F“ für den Faktor F (0,6683).

Für die Zeit ab 1.1.2025 kann folgende Kurzformel verwendet werden:

BE = 1,127718283 × AE – 255,4365651

Für den **vom Arbeitnehmer zu tragenden Anteil am Gesamtsozialversicherungsbeitrag** wird als beitragspflichtige Einnahme ein separat zu ermittelnder Betrag zugrunde gelegt, der sich nach folgender Formel berechnet:

BE = [2.000 / (2.000–G)] × (AE – G)

Für die Zeit ab 1.1.2025 kann folgende Kurzformel verwendet werden:

BE = 1,385041551 × AE – 770,0831025

Der Arbeitgeberbeitragsanteil ergibt sich durch Abzug des Arbeitnehmerbeitragsanteils vom Gesamtbeitrag.

4.5 Familienversicherte

Ehegatten, Lebenspartner und Kinder von Mitgliedern sowie die Kinder von familienversicherten Kindern sind in der Kranken- und Pflegeversicherung beitragsfrei mitversichert (§ 10 SGB V, § 25 SGB X), wenn diese u. a. kein eigenes Gesamteinkommen haben, das regelmäßig im Monat $^1/_7$ der monatlichen Bezugsgröße überschreitet. Im Jahr 2025 beträgt diese Einkommensgrenze monatlich **535 EUR** (2024: 505 EUR). Für Angehörige, die eine geringfügige Beschäftigung ausüben, gilt die höhere Einkommensgrenze i. H. v. monatlich **556 EUR** (bis 31.12.2024: 538 EUR) (MiLoV4 v. 24.11.2023, BGBl. I Nr. 321 v. 29.11.2023).

5 Weitere Änderungen in 2025

5.1 Wegfall der Rechtskreistrennung in Meldeverfahren

Zum 1.1.2025 wird die Rechtsangleichung in den alten und neuen Bundesländern nach über 30 Jahren vollzogen und die Bezugsgröße und die Beitragsbemessungsgrenze in der Renten- und Arbeitslosenversicherung erstmals bundesweit einheitlich für die alten und die neuen Bundesländer bestimmt.

Das hat zur Folge, dass die Rechtskreiskennzeichnung

- im DEÜV-Meldeverfahren,
- im Datenaustausch Arbeitgeberkonto und
- im Datenaustausch Entgeltersatzleistungen für Meldezeiträume ab 1.1.2025

wegfällt.

Im Beitragsnachweisverfahren ergibt sich zum 1.1.2025 keine Änderung. Beitragsnachweise sind von den Arbeitgebern über den 31.12.2024 hinaus getrennt nach den Rechtskreisen West und Ost abzugeben. Das gilt unabhängig davon, ob die Beiträge für Zeiten vor oder für Zeiten ab dem 1.1.2025 nachzuweisen sind. Die Rechtskreistrennung ist mindestens bis zum 31.12.2025 erforderlich. Hintergrund ist, dass die Rechtskreistrennung für die Deutsche Rentenversicherung bei der Ermittlung des Bundeszuschusses erforderlich ist und weiterhin verschiedene Schnellmeldungen und Finanzstatistiken getrennt zu erstellen sind (§§ 213, 287e SGB VI; §§ 8, 15 RSVwV; §§ 5 f. BVV).

5.2 Erweiterung des eAU-Abrufverfahren

Seit dem 1.1.2023 ist das eAU-Abrufverfahren von Arbeitgebern in der Praxis zu nutzen (§ 109 SGB IV). Ab 1.1.2025 werden Optimierungen in diesem Datenaustauschverfahren umgesetzt.

Integration von Rehabilitations- und Vorsorgeleistungen

Neu ist, dass **stationäre Rehabilitations- und Vorsorgeleistungen** in das Datenaustauschverfahren integriert werden (§ 109 Abs. 3a SGB IV). Auf elektronische Anfragen erhalten Arbeitgeber auch dann eine elektronische Rückmeldung von der Krankenkasse, wenn Arbeitnehmer stationäre Rehabilitations- und Vorsorgeleistungen wahrnehmen, bei denen die Krankenkasse oder die Deutsche Rentenversicherung der Kostenträger ist. Die Rückmeldung im Abrufverfahren erfolgt mit dem neuen Kennzeichen „5 – Reha/Vorsorge“.

Neuer Meldegrund für teilstationäre Behandlungen

Weitere Optimierungen werden bei Anfragen zu Krankenhausbehandlungen umgesetzt. Bei Arbeitnehmern, die zum Zeitpunkt der elektronischen Anfrage des Arbeitgebers noch nicht aus der **stationären Krankenhausbehandlung** entlassen sind, wird im Abrufverfahren ein Datum „Voraussichtlich_Nachweis_bis" übermittelt. Ab dem 1.1.2025 wird zusätzlich proaktiv durch die Krankenkasse das tatsächliche Entlassdatum an den Arbeitgeber übermittelt. Die Übermittlung erfolgt, sobald der Krankenkasse die Entlassmitteilung vom Krankenhaus zugegangen ist. **Teilstationäre Behandlungen** in Krankenhäusern werden ab 1.1.2025 explizit mit einem neuen Meldegrund ohne von- und bis-Datum an die Arbeitgeber elektronisch zurückgemeldet. Damit werden bislang aufgetretene Probleme in der Praxis bei der Übermittlung von teilstationären Behandlungen künftig vermieden.

Neue Meldegründe für objektiv falsche Angaben und Daten in Papierform

Neue Rückmeldegründe, die an die Arbeitgeber übermittelt werden, sollen das Abrufverfahren zusätzlich optimieren. Der neue Meldegrund „7 – In Prüfung" wird ab 1.1.2025 von den Krankenkassen übermittelt, wenn Krankenkassen von den Leistungserbringern **objektiv falsche Angaben** erhalten oder wenn den Krankenkassen **Daten im Ersatzverfahren in Papierform** von den Leistungserbringern übermittelt werden, die nicht den Vorgaben des Datensatzes entsprechen und daher nicht vollständig digitalisiert werden können. Wird der Meldegrund „7 – In Prüfung" an Arbeitgeber übermittelt, stellt dieser Meldegrund ähnlich wie der schon im Abrufverfahren vorhandene Meldegrund „4 – Nachweis liegt nicht vor" eine Zwischennachricht und damit keine abschließende Rückantwort der Krankenkasse dar. Kann die Prüfung durch die Krankenkasse innerhalb eines Zeitraums von 28 Tagen abgeschlossen werden, werden die richtigen Daten aktiv an den Arbeitgeber übermittelt.

Bereitstellung privatärztlicher und ausländischer Arbeitsunfähigkeitsnachweise

Sofern der Krankenkasse für einen vom Arbeitgeber angefragten Zeitraum ein **privatärztlicher oder ein ausländischer Arbeitsunfähigkeitsnachweis** vorliegt, können diese Daten den Arbeitgebern ab 1.1.2025 über das Abrufverfahren bereitgestellt werden. Die Krankenkassen übermitteln den neuen Meldegrund „8 – anderer Nachweis liegt vor" ohne von- und bis-Datum der Arbeitsunfähigkeit. Es besteht für Arbeitgeber bei der Abfrage von privatärztlichen oder ausländischen Arbeitsunfähigkeitsnachweisen kein Anspruch auf Vollständigkeit gegenüber den Krankenkassen.

Auch bei **Kassenwechseln** wird das Verfahren optimiert und der neue Rückmeldegrund „9 – Weiterleitungsverfahren“ übermittelt.

5.3 Abgabe von Initialmeldungen mit Kopplungsinformation

2024 mussten Arbeitgeber Initialmeldungen mit der Kopplungsinformation von Betriebsnummer und Unternehmensnummer über den Datensatz Betriebsdatenpflege abgeben. Nach Abschluss dieser Aktion wurde festgestellt, dass mehr als 25 % der erwarteten Koppelungsinformationen fehlen.

Deswegen haben die Spitzenorganisationen der Sozialversicherung beschlossen (BE v. 26.6.2024, TOP 4), dass die Initialmeldungen im Zeitraum vom 1.1.2025 bis 31.5.2025 erneut durch alle Arbeitgeber zu übermitteln sind. Sie sollen möglichst bis 31.3.2025 abgegeben werden.

5.4 Änderungen im Datenaustauschverfahren zu Angaben im Arbeitgeberkonto (DSAK)

Bereits seit dem 1.1.2023 haben Arbeitgeber auf elektronische Anforderung der Einzugsstelle mit der nächsten Entgeltabrechnung die notwendigen Angaben zur Einrichtung eines Arbeitgeberkontos elektronisch zu übermitteln. Zudem sind über das Datenaustauschverfahren proaktive Änderungsmeldungen der Arbeitgeber ohne vorherige elektronische Anforderung der Einzugsstellen möglich.

Das Datenaustauschverfahren ermöglicht auch die Erteilung eines SEPA-Lastschriftmandates. Der **elektronische Widerruf eines SEPA-Lastschriftmandates** wurde hingegen bislang noch nicht berücksichtigt. Widerrufe sind aktuell noch in Schriftform an die Einzugsstellen zu übermitteln. Ab 1.1.2025 wird das Verfahren um den elektronischen Widerruf erweitert.

Darüber hinaus wird klargestellt, dass bezogen auf die Wirksamkeit von Angaben nur Zeitpunkte, die in der Zukunft liegen (ab dem Erstelldatum der Meldung) akzeptiert werden. Das geht auf die Feststellung zurück, dass Arbeitgeber in der Praxis Daten in den Datenfeldern „Datum gültig ab“ zur Einrichtung eines Arbeitgeberkontos mitteilen, die weit in der Vergangenheit liegen. Ausgenommen hiervon sind Angaben zum U1-Verfahren. Hier kann ein „Datum gültig ab“ angegeben werden, das in Bezug auf das Erstelldatum in der Vergangenheit liegt.

5.5 Pflicht zur elektronischen Übermittlung von Finanzbuchhaltungsdaten

Arbeitgeber sind seit 1.1.2023 verpflichtet, der Rentenversicherung die für Betriebsprüfungen notwendigen Daten elektronisch aus einem systemgeprüften Entgeltabrechnungsprogramm zu übermitteln. Die Übermittlungspflicht bezieht sich bislang auf die relevanten Entgeltdaten aus der Entgeltbuchhaltung (z.B. Stammdaten der Arbeitnehmer, Inhalte der Beitragsnachweise, Meldungen, Lohndaten der Arbeitnehmer).

Die elektronische Übermittlung von **Daten aus der Finanzbuchhaltung** erfolgte bislang auf freiwilliger Basis und nur im Einvernehmen mit dem Arbeitgeber. Ab **1.1.2025** sind auch die Daten aus der Finanzbuchhaltung von Arbeitgebern **verpflichtend elektronisch** über ein systemgeprüftes Entgeltabrechnungsprogramm zu übermitteln. Werden die prüfrelevanten Daten der Finanzbuchhaltung nicht aus einem systemgeprüften Entgeltabrechnungsprogramm übermittelt, können diese Daten von Arbeitgebern auch über eine systemgeprüfte Schnittstelle oder ein systemgeprüftes Programm der Finanzbuchhaltung zur Verfügung gestellt werden.

Für Zeiträume bis zum 31.12.2026 können Arbeitgeber auf Antrag auf eine elektronische Übermittlung der gespeicherten Entgeltabrechnungsdaten über die euBP verzichten. Der Antrag wird formlos und unter Angabe der Betriebsnummer beim Rentenversicherungsträger gestellt, der für die Betriebsprüfung zuständig ist.

5.6 Elektronisches Antragsverfahren für A1-Bescheinigungen bei Grenzgängern

Mit dem 8. SGB IV Änderungsgesetz wurde beschlossen, dass die Beantragung von A1-Bescheinigungen für Grenzgänger in das elektronische Antragsverfahren A1 integriert wird (§§ 106 und 106a SGB IV). Die Umsetzung erfolgt ab 1.1.2025.

Grundsätzlich ist die Ausstellung einer A1-Bescheinigung für Grenzgänger nicht verpflichtend. In bestimmten Fällen kann der Nachweis, welches Sozialversicherungsrecht für sie gilt, jedoch notwendig sein. Bisher war nur eine schriftliche Antragsstellung möglich.

5.7 Anspruch auf Kinderpflegekrankengeld

Der Anspruch auf Kinderpflegekrankengeld wurde mit dem Pflegestudiumsstärkungsgesetz ausgedehnt. Seit 1.1.2024 haben Arbeitnehmer befristet in den

Jahren 2024 und 2025 für gesetzliche krankenversicherte Kinder unter 12 Jahren jeweils Anspruch auf bis zu 15 Tage pro Kalenderjahr, alleinerziehende Versicherte bis zu 30 Tage pro Kalenderjahr. Bei mehreren Kindern beträgt die Zahl der Anspruchstage maximal 35 Arbeitstage im Jahr, für Alleinerziehende 70 Arbeitstage (§ 45 Abs. 2a SGB V).

5.8 Erhöhung der Hinzuverdienstgrenzen bei Erwerbsminderungsrenten

Während es seit dem 1.1.2023 bereits keine Hinzuverdienstgrenze mehr für Frührentner gibt, sind bei Erwerbsminderungsrentnern weiterhin Hinzuverdienstgrenzen zu beachten. Diese werden für das Jahr 2025 erneut erhöht. Bei Bezug einer Rente wegen teilweise Erwerbsminderung beträgt die jährliche Hinzuverdienstgrenze ab dem 1.1.2025 39.322,50 EUR. Bei Renten wegen voller Erwerbsminderung beträgt sie 19.661,25 EUR (§ 96a Abs. 1c Nr. 1, 2 SGB VI).

5.9 Ausblick zum digitalen Nachweisverfahren für die Pflegeversicherung

In der sozialen Pflegeversicherung sind seit dem 1.7.2023 Beitragsabschläge für Kinder, die das 25. Lebensjahr noch nicht vollendet haben, beim Pflegeversicherungsbeitrag zu berücksichtigen (§ 55 Abs. 3 SGB XI). Um die Berücksichtigung der Kinder beim Pflegeversicherungsbeitrag möglichst effizient zu gestalten, wird ein neues digitales **„Datenaustauschverfahren zur Beitragsdifferenzierung für die soziale Pflegeversicherung“** umgesetzt (§ 55a SGB XI), das voraussichtlich ab April 2025 zur Verfügung stehen wird.

Das neue Datenaustauschverfahren wird in das Verfahren der elektronischen Lohnsteuerabzugsmerkmale (Verfahren ELStAM), das beim Bundeszentralamt für Steuern (BZSt) angesiedelt ist, integriert.

Arbeitgeber und Zahlstellen melden ihre Arbeitnehmer/Versorgungsbezieher zu gesetzlich definierten Zeitpunkten am Verfahren elektronisch an und ab (§ 55a Abs. 3 SGB XI). Die Meldungen sind aus einem Entgeltabrechnungssystem oder dem SV-Meldeportal heraus zu erstellen.

Die **Anmeldung**, die bei Beginn einer pflegeversicherungspflichtigen Beschäftigung oder bei Beginn der Zahlung eines Versorgungsbezugs abzugeben ist, löst eine unmittelbare Rückmeldung durch das BZSt zur Elterneigenschaft und der Anzahl der berücksichtigungsfähigen Kinder aus. Zusätzlich führt die Anmeldung zu einem Abonnement, sodass Änderungen in Bezug auf die Elterneigenschaft und die Anzahl der berücksichtigungsfähigen Kinder proaktiv elektronisch an die Arbeitgeber und Zahlstellen gemeldet werden.

Für Bestandsfälle haben Arbeitgeber mit dem Stichtag 1.7.2025 einen **Initialabruf** vorzunehmen. Diese Pflicht geht mit einer Übergangszeit von 6 Monaten einher (§ 124 SGB IV, § 202a SGB V). Beim Ende einer pflegeversicherungspflichtigen Beschäftigung oder des Versorgungsbezugs ist eine **Abmeldung** zum neuen Datenaustausch innerhalb von 6 Wochen zu erstellen, die auch das Abonnement beendet (§ 55a Abs. 6 SGB XI).

Daten, Checklisten und Übersichten zur Personalarbeit

Absageschreiben und diskriminierungsfreie Ablehnungsgründe

Dr. Madelaine Isabelle Baade

Diese Arbeitshilfe gibt wichtige Informationen zur Absage einer Bewerbung, Empfehlungen für ein „neutrales" Absageschreiben sowie zu diskriminierungsfreien Ablehnungsgründen. Zusätzlich werden Hinweise zum Einsatz von Künstlicher Intelligenz (KI) und interner Dokumentation bei der Bewerberauswahl gegeben.

Absageschreiben

Kommt ein Bewerber **nicht für die Stelle in Betracht**, ist ihm dies **zur Klarstellung** mitzuteilen. Dabei sollte sich der Arbeitgeber möglichst vorsichtig ausdrücken und kurzfassen. Das Absageschreiben darf insbesondere keine unmittelbaren oder mittelbaren Hinweise auf eines der 8 durch das AGG besonders geschützten Kriterien (Rasse, ethnische Herkunft, Geschlecht, Religion oder Weltanschauung, Behinderung, Alter oder sexuelle Identität)[1] enthalten.

Wichtig: Im Hinblick auf die Haftungsrisiken nach dem AGG sollte das Absageschreiben in der Regel **keine materielle Begründung** für die Nichtberücksichtigung des Bewerbers enthalten, d.h. auch **keinen** Hinweis auf die Gründe, die zur Auswahl des Eingestellten geführt haben.

Hat sich der Arbeitgeber in seiner Absage gegenüber dem betroffenen Arbeitnehmer aber bereits auf bestimmte Ablehnungsgründe festgelegt, muss er damit rechnen, dass das Arbeitsgericht die Prüfung der Frage, ob eine Diskriminierung im Sinne des AGG vorliegt, auf diese im Ablehnungsschreiben ausdrücklich genannten Ablehnungsgründe beschränkt. Er kann sich dann nicht nachträglich auf weitere Gründe beziehen.

Achtung: Das keine besondere Begründung enthaltende Absageschreiben sollte nicht dadurch „entwertet" werden, dass **telefonisch** Auskünfte gegeben werden. Auch öffentliche Äußerungen durch einen Arbeitgeber reichen aus, um eine

[1] Vgl. § 1 AGG.

Vermutung für das Vorliegen einer unmittelbar diskriminierenden Einstellungspolitik zu begründen.[2]

Folgen bei fehlerhafter, diskriminierender Absage

Bei einem Verstoß gegen das Benachteiligungsverbot ist der Arbeitgeber verpflichtet, den hierdurch entstandenen **Schaden** zu ersetzen. Somit hat beispielsweise der abgelehnte Bewerber einen Anspruch auf Ersatz der Bewerbungskosten oder des entgangenen Gewinns, wenn er ohne die verbotene Benachteiligung eingestellt worden wäre.

Wegen eines immateriellen Schadens können Bewerber eine „angemessene Entschädigung in Geld“ verlangen.[3] Eine allgemeine Obergrenze hinsichtlich der Höhe ist nicht geregelt. Bei einer Nichteinstellung darf die Entschädigung dann 3 Monatsgehälter nicht übersteigen, wenn der Beschäftigte auch bei benachteiligungsfreier Auswahl nicht eingestellt worden wäre. Die Begrenzung der Höhe der Entschädigung gilt nicht für denjenigen, der bei benachteiligungsfreier Auswahl den ausgeschriebenen Arbeitsplatz hätte erhalten müssen („Bestbewerber“).

1. Empfehlungen für das Absageschreiben

1.1 Erforderlicher Inhalt

Das Absageschreiben sollte enthalten:

- einen **Dank** für die Bewerbung und das gezeigte Interesse,
- **Bedauern**, dass man sich nicht für diesen Bewerber entschieden hat,
- **gute Wünsche** für die weiteren Bewerbungen und den beruflichen Werdegang,
- bei schriftlicher Bewerbung einen Hinweis zur **Rücksendung** der Bewerbungsunterlagen.

Das Absageschreiben kann zudem enthalten (optional):

- einen Hinweis auf die Vielzahl der eingegangenen Bewerbungen,
- einen Hinweis, dass man sich über eine spätere Bewerbung auf ein anderes Stellenangebot durchaus freuen würde,

---

[2] EuGH, Urteil v. 10.7.2008, C-54/07, NZA 2008 S. 929.

[3] § 15 Abs. 2 AGG.

- einen Hinweis auf die Einbindung von Entscheidungsgremien (insb. bei schwerbehinderten Bewerbern).[4]

Praxis-Beispiel
Diskriminierungsfreies Absageschreiben

„Sehr geehrte(r) Herr/Frau …,
wir bedauern Ihnen mitteilen zu müssen, dass wir Ihre Bewerbung um die Stelle als […] leider nicht berücksichtigen können.
Wir bedanken uns für Ihre Bewerbung und übersenden Ihnen Ihre Bewerbungsunterlagen anbei zurück.
Ggf: Über eine Bewerbung zu einem anderen Zeitpunkt würden wir uns freuen!"

1.2 Begründung

Eine **Begründung**, weshalb die Bewerbung keinen Erfolg hatte, ist für das Absageschreiben **nicht erforderlich** und aus Arbeitgebersicht auch nicht anzuraten. Wenn der Arbeitgeber sie dennoch formulieren will, sollte er **größte Sorgfalt** walten lassen, um die etwaige Schadensersatzrisiken nach § 15 Abs. 1 und 2 AGG zu vermeiden.[5]

Achtung: Nach Rechtsprechung des BAG spielt es keine Rolle, welche Motivation der Absage zugrunde gelegen hat. Der Umstand, dass eine diskriminierende Absage im Übrigen freundlich formuliert war, ist für die Bemessung der Entschädigung irrelevant. Ein freundlich formuliertes Absageschreiben und ein respektvolles Verhalten sind eine Selbstverständlichkeit. Fehlt es daran und wird etwa herabwürdigend gehandelt, können darin – im Gegenteil – vielmehr besondere Umstände liegen, die zu einer höheren Entschädigung führen.[6]

1.3 Floskelhafte Formulierungen

Es stellt im Übrigen kein Problem dar, wenn die Absage floskelhaft erscheint, wie das LAG Rheinland-Pfalz jüngst im Rahmen einer potenziellen Altersdiskriminierung entschieden hat. Die Formulierung im gegenständlichen Absageschreiben lautete:

---

[4] Anmerkung: Die fehlende Information der zu unterrichtenden Stellen darf der Bewerber vermuten. Der Arbeitgeber muss dann darlegen und ggf. beweisen, wann und wo wer informiert wurde. Dazu könnte er in das Absageschreiben an den schwerbehinderten Bewerber eine Passage aufnehmen, in der über die ordnungsgemäße Einbindung der entsprechenden Gremien informiert wird, vgl. dazu BAG, Urteil v. 14.6.2023, 8 AZR 136/22, AP AGG § 15 Nr. 37.

[5] Dazu mehr unter 2. Diskriminierungsfreie Absagegründe.

[6] NZA 2020 S. 1392 Rz. 31.

„Nach Durchsicht aller eingegangenen Bewerbungen müssen wir Ihnen heute mitteilen, dass wir Sie nicht in den engeren Kreis der für die o.g. Position infrage kommenden Kandidaten aufnehmen konnten. Bitte sehen Sie darin keine Abwertung Ihrer Person, Kenntnisse oder Qualifikation. Unsere Entscheidung beruht auf dem spezifischen Anforderungsprofil für diese Aufgabenstellung."

Selbst wenn diese floskelhafte Formulierung den wahren Kern für die Entscheidung der Beklagten, den Kläger nicht einzustellen, nicht treffen sollte, gibt es keine Anhaltspunkte dafür, dass (bspw.) das Alter des Klägers ausschlaggebend gewesen sein könnte.[7]

1.4 Negative Beispiele

Hier aktuelle Beispiele aus der Rechtsprechung, wie ein Absageschreiben nicht formuliert werden sollte[8]:

Praxis-Beispiel

Bewerbung einer muslimischen Frau, die Kopftuch trägt mit einem Lichtbild im Bewerbungsschreiben

„Ich gehe davon aus, dass Ihre Bewerbung wohl nicht ganz ernst gemeint war und Sie wohl nur ein Alibischreiben für ALG II verfasst haben. Mein Tipp für die Zukunft: Sollten Sie wirklich mal eine ernstzunehmende Bewerbung schreiben wollen, verzichten Sie auf Ihren „Kopfschmuck"."

Auch wenn das Tragen des Kopftuchs hier nicht als Ablehnungsgrund genannt war, sondern nur in einen Ratschlag verpackt, hielt das Gericht dies für ausreichend, um eine wegen der Religion diskriminierende Absage anzunehmen.

Praxis-Beispiel

Eine unmittelbare Benachteiligung wegen des Geschlechts liegt vor, wenn einem männlichen Bewerber um eine Stelle abgesagt wird mit der Begründung:

„… unsere sehr kleinen, filigranen Teile sind eher etwas für flinke Frauenhände."

---

[7] LAG Rheinland-Pfalz, Urteil v. 25.1.2022, 6 Sa 267/21, BeckRS 2022 S. 9428 Rz. 3.

[8] LAG Rheinland-Pfalz, Urteil v. 16.12.2019, 3 Sa 132/19, BeckRS 2019 S. 43647; LAG Nürnberg, Urteil v. 13.12.2022, 7 Sa 168/22, BeckRS 2022 S. 44228.

Ein Absageschreiben sollte auch **keine anderen missverständlichen Formulierungen** enthalten, welche den Bewerber (trotz Absage) loben oder besonders qualifiziert darstellen, wie z. B.:

- „… haben wir uns für einen anderen Bewerber entschieden, was nicht in Zusammenhang mit Ihrer Qualifikation stand.“
- „Da wir Sie fachlich und menschlich für sehr qualifiziert halten, bedauern wir, Ihnen heute absagen zu müssen.“
- „… nach sorgfältiger Durchsicht der eingegangenen Bewerbungen teilen wir Ihnen mit, dass wir nach Ihren Unterlagen einen durchaus positiven Eindruck von Ihnen gewonnen haben. Unter den Bewerbern befinden sich einige, die die Voraussetzungen in besonderer Weise zu erfüllen scheinen. Bitte berücksichtigen Sie, dass es oft nur Kleinigkeiten sind, die bei einer solchen Auswahl den Ausschlag geben.“

2. Diskriminierungsfreie Ablehnungsgründe

Hinsichtlich der Gründe für die Absage an einen Bewerber gilt nach wie vor: Schweigen ist Gold. Grundsätzlich sollten sich Arbeitgeber daher auf die Formulierungen unter Kap. 1.1 beschränken. Sollen gleichwohl Gründe angegeben werden, sollten sich diese unbedingt auf die nachfolgend genannten beschränken.

2.1 Formale Ablehnungsgründe

Formale Ablehnungsgründe sind z. B. unvollständige/fehlerhafte Bewerbungsunterlagen; Qualität der Bewerbungsunterlagen; Einsendung per Post, obwohl Zusendung per E-Mail verlangt war.

> **Achtung**
> **Absage wegen Ablauf der Bewerbungsfrist**
> Die Absage wegen Ablauf der Bewerbungsfrist ist grundsätzlich zulässig, wenn dies bei **allen Arbeitnehmern** erfolgt, unabhängig von Geschlecht, Behinderung, Alter usw.[9]

2.2 Materielle Ablehnungsgründe

Materielle Gründe liegen v. a. vor, wenn die **Qualifikation** nicht der (diskriminierungsfreien) Ausschreibung entspricht. Der Bewerber hat, obwohl für die Stelle vorausgesetzt, z. B.

[9] LAG Mecklenburg-Vorpommern, Urteil v. 5.12.2023, 5 Sa 3/23, öAT 2024 S. 64.

- keine einschlägige Ausbildung, Ausbildung/Studium ohne Abschluss,
- kein einschlägiges Studium,
- nicht die geforderten Prüfungs-/Examensergebnisse (z. B. Mindestdurchschnitt),
- keine Berufserfahrung,
- keine Erfahrung in einer Führungsposition,
- nicht die gewünschte Zusatzausbildung (z. B. Dipl.-Ing. mit QS-Auditoren-Ausbildung; Soz.-Päd. mit Supervisionsausbildung),
- keine sonstigen Qualifikationen (z. B. SAP-Kenntnisse; keine Kenntnisse von MS-Office; keine sonstigen EDV-Kenntnisse; keine CAD-Kenntnisse),
- nicht die gewünschten Sprachkenntnisse, nicht auf dem erforderlichen Kenntnislevel, fehlende notwendige kulturelle Kenntnisse,[10]
- zu häufig/zu selten die Stelle gewechselt.

Praxis-Beispiel
LAG Hamburg, Urteil v. 2.7.2021, 2 Sa 58/20, BeckRS 2021 S. 51659
Daneben kommen auch **personalpolitische Ablehnungsgründe** in Betracht. Kann der Arbeitgeber darlegen, dass bei ihm die Praxis besteht, **überqualifizierte Bewerber** von vornherein von der Auswahl auszuschließen, um einer Frustration von Arbeitnehmern wegen mangelnder Auslastung sowie der Gefahr von „**Rangordnungskämpfen**" unter den Beschäftigten vorzubeugen, liegt keine Benachteiligung durch eine entsprechend begründete Absage vor. Grund ist dann nicht die fachliche Eignung des Bewerbers, sondern die Mitarbeiterzufriedenheit und die Personalplanung.[11]

---

[10] Nach Ansicht des BAG darf der Arbeitgeber in den Grenzen der Willkür die Sprachkenntnisse verlangen, die er für eine möglichst optimale Erledigung der Arbeit für notwendig hält, vgl. BAG, Urteil v. 28.1.2010, 2 AZR 764/08, BeckRS 2010 S. 69087. Die Suche nach einem deutschen oder fremdsprachigen „Muttersprachler" ist nur selten gerechtfertigt, da selbst „Muttersprachler" selten über perfekte Sprachkenntnisse verfügen. Eine Ausnahme gilt z. B. bei Dolmetschern oder Übersetzern. Hier kommt es gerade darauf an, dass der Arbeitnehmer in der Lage ist, nicht nur fehlerfrei zu übersetzen oder zu dolmetschen, sondern sich dabei so auszudrücken, wie es Menschen einer bestimmten Sprachgruppe machen, Günther: Sprachkenntnisse im Arbeitsverhältnis, ArbRAktuell 2010, S. 285, 286.

[11] BAG, Urteil v. 20.1.2016, 8 AZR 194/14, AP AGG § 22 Nr. 12 = NZA 2016 S. 681.

Achtung
„Eignung" eines Bewerbers
Vorsicht ist geboten, wenn der Begriff „**Eignung**" in der Begründung verwendet wird. Dieser ist als umfassendes Qualifikationsmerkmal zu verstehen, das die ganze Persönlichkeit des Bewerbers über rein fachliche Gesichtspunkte hinaus erfasst. Der Begriff „Eignung" verweist allgemein auf die Eigenschaften, welche die zu besetzende Stelle von dem Bewerber fordert. Hierzu gehören über die fachliche Eignung hinaus insbesondere die oftmals als „charakterliche Eignung" bezeichnete Eignung und die gesundheitliche Eignung, aber auch sonstige körperliche und psychische Voraussetzungen, die Teamfähigkeit sowie Umgangsformen und sonstige Fähigkeiten im Umgang mit Menschen, z. B. mit Publikumsverkehr, sowie Führungskompetenzen können – je nach dem Anforderungsprofil der zu besetzenden Stelle – dazugehören.[12]

3. Einsatz Künstlicher Intelligenz (KI)

In der Praxis werden KI-Systeme schon heute vielfach in Bewerbungsverfahren eingesetzt. Dabei ist neben datenschutzrechtlichen Aspekten im Hinblick auf die Absage eines Bewerbers Folgendes zu beachten:

3.1 Einhaltung des AGG

Auch beim Einsatz von KI-Systemen sind die Regelungen des AGG zu beachten. Das System muss so aufgebaut sein, dass unmittelbare und mittelbare Diskriminierungen von Bewerbern wegen eines Merkmals nach § 1 AGG **ausgeschlossen** sind.

3.2 Letztentscheidung durch einen Menschen

Die Letztentscheidung für die Ablehnung oder die Einstellung eines Bewerbers darf gem. Art. 22 DSGVO nicht bei dem KI-System liegen. Das System darf die Entscheidung nur **vorbereiten**, die Entscheidung selbst muss ein Mensch treffen. Das Absageschreiben an die erfolglosen Bewerber kann dann mangels Schriftformerfordernis durch das KI-System erfolgen.[13]

4. Dokumentation und Aufbewahrung

Dokumentiert und bis mindestens 3 Monate nach Versand der letzten Absage aufbewahrt werden sollten:

---

[12] BAG, Urteil v. 27.8.2020, 8 AZR 45/19, Rz. 41; LAG Düsseldorf, Urteil v. 10.4.2024, 12 Sa 1007/23, BeckRS 2024 S. 14078, Rz. 141.

[13] Vgl. NJW 2023, S. 1841 Rz. 34.

- die Stellenausschreibung,
- das Anschreiben des Bewerbers,
- bei bekannt gewordenen, nach dem AGG geschützten Merkmalen (insbes. Behinderung, Schwangerschaft, sexuelle Identität, z.B. leben in eingetragener Lebenspartnerschaft) auch eine Kopie der Bewerbungsunterlagen,
- den vor Durchsicht der Bewerbungen aufgestellten (diskriminierungsfreien) Auswahlkriterienkatalog,
- die intern notierten (diskriminierungsfreien) Gründe der Nichtberücksichtigung,
- das Absageschreiben sowie das Datum der Versendung.

Hinweis:
Verarbeitung personenbezogener Daten
Personenbezogene Daten von Beschäftigten und Bewerbern dürfen für die Zwecke des Beschäftigungsverhältnisses grundsätzlich nur insoweit verarbeitet werden, als dies für die Entscheidung über die Begründung des Beschäftigungsverhältnisses, dessen Durchführung oder Beendigung erforderlich ist. Der Arbeitgeber muss im Bewerbungsverfahren die Vorgaben aus dem Datenschutzrecht zum Umgang mit personenbezogenen Daten beachten, insb. § 26 Abs. 1 Satz 1 BDSG bzw. Art. 6 Abs. 1 DSGVO und den Bewerber in transparenter Form über die Verarbeitung seiner personenbezogenen Daten aufklären gem. Art. 13 DSGVO. Dazu gehört der Hinweis auf den **Verarbeitungszweck** und die **Speicherdauer**. Hierauf sollte der Bewerber auch im Zusammenhang mit der Absage hingewiesen werden.

AGG, To-Dos für Arbeitgeber

Dr. Madelaine Isabelle Baade

Das Allgemeine Gleichbehandlungsgesetz (AGG) enthält zahlreiche Bestimmungen zum Schutz der Beschäftigten vor Diskriminierungen. Diese Checkliste stellt zusammen, worauf der Arbeitgeber zur Einhaltung der gesetzlichen Vorgaben zu achten hat.

Hinweis: Wichtige Informationen
Insb. im **Bewerberprozess** ist umfassend darauf zu achten, dass keine mittelbare oder unmittelbare Diskriminierung i.S.d. AGG erfolgt. Dies beginnt bereits beim Anforderungsprofil und der Stellenausschreibung, ist aber insb. im Rahmen der Fragen im Vorstellungsgespräch beachtlich. Auch bei Absagen hat der Arbeitgeber das AGG zu beachten.
Risiken bei Nichteinhaltung: Schadensersatz und Entschädigungsansprüche der abgelehnten Bewerber; Beweisschwierigkeiten bei fehlender Dokumentation des Bewerbungsverfahrens; bei diskriminierenden Stellenausschreibungen droht zudem die Ausnutzung dessen durch sog. AGG-Hopper.
Vorteile bei Einhaltung: Im Falle einer solchen Beweislastverlagerung hat der Arbeitgeber nunmehr einen anderen, nicht-diskriminierenden Auswahlgrund zu beweisen.[1] Die To-Do dienen v.a. der Erfüllung der Beweislast und können letzten Endes (unberechtigte) Schadensersatzzahlungen vermeiden.

Wann?/Was?		To-Do
Stellenausschreibung § 11 AGG	[ ]	Es wird kein Merkmal wie Ethnie, Geschlecht oder ein sonstiges Merkmal aus § 1 AGG in der Ausschreibung explizit benannt (keine unmittelbare Diskriminierung).
	[ ]	Es wird keine Formulierung verwendet, die in sonstiger Weise geeignet ist, eine Person wegen eines Merkmals nach § 1 AGG zu benachteiligen. Beispiele: kein Höchst- oder Mindestalter, keine Mindestdauer der Berufserfahrung, kein bestimmtes Sprachniveau Merke: Merkmale sollten nur dann in eine Stellenausschreibung aufgenommen werden, wenn sie zur Ausführung gerade der ausgeschriebenen Tätigkeit nach entsprechend sorgfältiger Prüfung **unverzichtbar sind.**[2]
	[ ]	Die Bewerberplattform entspricht den Grundsätzen der Barrierefreiheit und ermöglicht damit allen interessierten Kandidaten eine Bewerbung.
Vorauswahl	[ ]	Die Vorauswahlkriterien (stellenbezogen, nicht personenbezogen) werden im Vorhinein schriftlich festgelegt.

1 BAG 21.6.2012, 8 AZR 364/11, NJW 2013, 108; LAG Köln 6.5.2021, 8 Sa 581/20, BeckRS 2021, 13776.
2 Anm.: Beispielsweise kann ein Geschlecht explizit verlangt werden, wenn ein männlicher Schauspieler (für eine männliche Rolle) gesucht wird, vgl. LAG München, 10.04.1992, 3 Sa 800/91.

Wann?/Was?		To-Do
Vorstellungsgespräche	[ ]	Bei Ausfertigung eines Fragebogens[3] vorab: Es sind keine Fragen zu Merkmalen aus § 1 AGG enthalten.
	[ ]	Im Gespräch: Es werden keine Fragen zu Ethnie, Geschlecht oder sonstigen Merkmalen aus § 1 AGG gestellt. Beispiele: Frage nach Schwangerschaft, Kinderwunsch, Familienplanung, Religionszugehörigkeit usw. Merke: Die Fragen sollten allesamt **ausschließlich arbeits-(platz)bezogen** sein.
	[ ]	Das Bewerbungsgespräch wird zu zweit geführt.
	[ ]	Das Bewerbungsgespräch wird dokumentiert.
Auswahl	[ ]	Sämtliche Auswahlkriterien und Ergebnisse des Bewerbungsprozesses wurden ausreichend dokumentiert. Empfehlung: Hierfür eignen sich Formulare wie ein Auswertungsbogen für die Bewerberbeurteilung und ein Dokumentationsbogen für das Vorstellungsgespräch.
Absagen	[ ]	Absagen werden kurz und knapp gehalten, nicht näher begründet und neutral gehalten.
	[ ]	Absagen werden nur schriftlich erteilt.
Zusage	[ ]	Durch die Zusage selbst kommt es in der Regel nicht zu einer Diskriminierung. Hier gibt es keine To-Dos für den Arbeitgeber. Zur Sicherheit sollte die Zusage genau wie die Absage jedoch kurz und einfach gehalten werden.

Hinweis: Wichtige Informationen
Während des Arbeitsverhältnisses spielen v.a. die Pflichten des Arbeitgebers nach § 12 AGG eine wichtige Rolle. Hiernach hat der Arbeitgeber bestimmte Maßnahmen vorzunehmen. Auch aus §§ 13 und 14 AGG ergeben sich gewisse To-Dos. Im Übrigen ist das AGG auch bei anderen Maßnahmen des Arbeitgebers zu berücksichtigen, bspw. bei der Ausgestaltung von Verträgen oder der Ausübung des Direktionsrechts. Daneben bestehen kollektivrechtlich To-Dos für den Arbeitgeber.
Risiken bei Nichteinhaltung: Schadensersatz und Entschädigungsansprüche der Arbeitnehmer nach § 15 AGG und evtl. nach §§ 280, 241 Abs. 2 und § 823 BGB; Unterlassungs- und Beseitigungsansprüche, Anspruch auf sog. „Anpassung nach oben“[4]; Maßnahmen des Betriebsrats nach § 17 Abs. 2 AGG i. V. m. 23 BetrVG.
Vorteile bei Einhaltung: Teilweise Fiktion der Pflichterfüllung; klare Zuständigkeiten; frühzeitige Vermeidung und rechtzeitiges Erkennen etwaiger Benachteiligungen; Vermeidung von Beschwerden und (rechtmäßigen) Leistungsverweigerungen; gesundes Betriebsklima.

[3] Anm.: Es ist ratsam, bereits vorab einen festen Fragenkatalog zu erstellen. Hierbei sollte entsprechende Sorgfalt auf die Auswahl und Formulierungen der Fragen gelegt werden.

[4] EuGH, 13.12.1989, C – 102/88; EuGH, 17.05.1990, C – 262/88; BAG, 16.2.2023, 8 AZR 450/21; BAG, 18.2.2016, 6 AZR 700/14.

Hinweis: Nicht alle To-Dos sind vom Gesetz verpflichtend vorgeschrieben. Sie sind aber empfehlenswert, um den Vorwurf etwaiger Diskriminierungen und damit verbundener Ansprüche zu vermeiden.

Wann?/Was?	To-Do
Vorbeugende Maßnahmen § 12 Abs. 1 Satz 1, 2 AGG	[ ] Die Arbeitnehmer werden über das Thema Benachteiligung hinreichend aufgeklärt. Ihnen wird deutlich gemacht, was von Ihnen erwartet wird, bspw. durch Stellungnahmen. [ ] Es gibt einen **Verhaltenskodex, Führungsrichtlinien oder vergleichbare Vorgaben für die Arbeitnehmer und insb. für Vorgesetzte/Personalabteilung.** [ ] Arbeitsumgebung, Arbeitsplatz und sanitäre Einrichtungen werden so ausgestaltet, dass keine Benachteiligungen oder Belästigungen möglich sind. Hinweis: Die Maßnahmen betreffen nur Abläufe in der beruflichen Sphäre.[5]
Schulungen bzw. Maßnahmen zur Aus- und Fortbildung § 12 Abs. 2 Satz 1 AGG	[ ] Mitarbeiter werden in Bezug auf die Einhaltung des AGG aus- und fortgebildet und ausreichend informiert (**Schulungen**). [ ] Es werden **insb. Vorgesetzte/Personalabteilung** verstärkt geschult. [ ] Die Schulungen werden **turnusmäßig** durchgeführt. Hinweis: Schulungen sind nicht verpflichtend (Gesetz spricht von „sollen"). Geeignete Schulungen gelten jedoch als Erfüllung der gesetzlichen Pflichten nach § 12 AGG (Fiktion).
Maßnahmen bei Benachteiligung durch Beschäftigte oder Dritte § 12 Abs. 3 und 4 AGG	[ ] Es wurden die **erforderlichen Mittel** (Ermahnung, Abmahnung, Versetzung, Umsetzung, Kündigung) ergriffen, die geeignet sind, die Benachteiligung für die Zukunft abzustellen, d.h. eine Wiederholung auszuschließen.[6] [ ] Die Mittel wurden auf ihre **Verhältnismäßigkeit** geprüft. Hinweis: Bei der Wahl der Mittel ist auf die Schwere des Verstoßes abzustellen, sodass bei leichten Verstößen eine Ermahnung ausreicht. Bei schwerwiegenden Verstößen, etwa sexuellen Belästigungen, kann auch die Kündigung ohne vorherige Abmahnung verhältnismäßig sein. Hier besteht ein Ermessen des Arbeitgebers.[7]
Informationspflichten § 12 Abs. 5 AGG	[ ] Das AGG, § 61b ArbGG sowie die Informationen über die für Behandlung von Beschwerden zuständige Stelle in den Betrieben wurde durch **Aushang/Auslegung bzw. durch** Einstellung in das Intranet **bekanntgemacht.** [ ] Eine einschränkungs- und problemlose Möglichkeit der Kenntnisnahme wird gewährleistet.

[5] Vgl. BeckOK ArbR/Roloff, 71. Ed. 2024, § 12 AGG, Rn. 2.
[6] BAG 20.11.2014, NZA 2015, 294.
[7] BAG 25.10.2007, NZA 2008, 223.

Wann?/Was?		To-Do
Beschwerden **§ 13 AGG**	[ ]	Es wurde eine für Beschwerden **zuständige Stelle benannt.**
	[ ]	Es wurde das **Mitbestimmungsrecht des Betriebsrats** für die Einführung und Ausgestaltung des Beschwerdeverfahrens berücksichtigt.[8]
	[ ]	Es wird sichergestellt, dass Beschwerden umgehend an den Arbeitgeber **weitergeleitet** werden/dieser in Kenntnis von der möglichen Ungleichbehandlung gesetzt wird.
	[ ]	Beschwerden werden hinreichend **geprüft**.
	[ ]	Das **Ergebnis** der Prüfung wurde dem Arbeitnehmer, der die Beschwerde eingereicht hat, **in Schriftform mitgeteilt**.[9]
Leistungsverweigerung **§ 14 AGG**	[ ]	Der Arbeitgeber sollte **dokumentiert** haben und **beweisen**, dass er **geeignete Maßnahmen** zur Beseitigung der Benachteiligung getroffen hat.
	[ ]	Ansonsten sind weitere erforderliche Maßnahmen zu ergreifen. Hinweis: Die Leistungsverweigerung muss **erforderlich** sein. Die Erforderlichkeit hängt von der Verhältnismäßigkeit der Belästigung und der Reaktion ab. Das Risiko ein milderes Mittel nicht erkannt zu haben, liegt beim Beschäftigten (Irrtumsrisiko).[10]
Wahrnehmung der Rechte durch die Arbeitnehmer **§ 16 AGG**	[ ]	Arbeitnehmer, die Ihre Rechte nach §§ 13, 14 AGG wahrnehmen, werden dafür nicht sanktioniert.
	[ ]	Bei Entscheidungen, die ggf. als Benachteiligung aufgefasst werden könnten, werden die (nichtdiskriminierenden) Gründe **dokumentiert**.

8 § 87 Abs. 1 Nr. 1 BetrVG.

9 Anm.: Diese Mitteilungspflicht entfällt bei anonymer Beschwerde, vgl. BeckOK ArbR/Roloff, 71. Ed. 1.3.2024, AGG § 13 Rn. 2.

10 Vgl. BT-Drs. 16/1780, 37.

Wann?/Was?	To-Do
Zusammenarbeit mit Arbeitnehmervertretungen (Gewerkschaften und Betriebsräte) **§ 17 Abs. 1 AGG**	[ ] Es wurden etwaige weitere Handlungs- und Gestaltungsmöglichkeiten geprüft und gegebenenfalls genutzt. In Betracht kommen bspw.: [ ] Aufnahme von Mediationsklauseln in Arbeitsverträge zur Vermeidung von Diskriminierungsklagen [ ] Abschluss einer **(freiwilligen) Betriebsvereinbarung** zum fairen/**benachteiligungsfreien Umgang** bzw. zum „Innerbetrieblichen **Konfliktmanagement**" [ ] Entwicklung/Abschluss eines **Verhaltenskodex** für den Betrieb/das Unternehmen [ ] Entwicklung einer „Unternehmenspolitik für die Vielfalt" (**Diversity-Management**) [ ] **Ergänzung von Vertrags- und Geschäftsbedingungen** im Verhältnis zu Dritten (z.B. Lieferanten/Kunden), die Berührungspunkte und Einwirkungsmöglichkeiten auf Beschäftigte haben. Hinweis: § 17 Abs. 1 AGG enthält (nur) einen Programmsatz, aus dem der Einzelne konkrete Rechte nicht herleiten kann.[11]
Gestaltung von Verträgen und Vereinbarungen	[ ] Arbeitsvertragliche, tarifvertragliche und Betriebsvereinbarungen werden **ohne mittelbare oder unmittelbare Anknüpfung** an nach § 1 AGG geschützte Merkmale formuliert. Insb. gibt es keine Anknüpfung an [ ] Lebensalter bei Gehaltssteigerungen, Urlaubsumfang, Zulagen, usw. [ ] Familienstand bei Freistellungs-/Sonderurlaubszusagen, Teilzeitregelungen, usw.
Ausübung des Direktionsrechts	[ ] Bestimmte **Aufgaben** werden nicht immer bestimmten Beschäftigungsgruppen, die unter ein nach § 1 AGG geschütztes Merkmal fallen, **zugewiesen.** [ ] **Umsetzungen/Versetzungen** erfolgen nicht nach unzulässigen Kriterien
Beförderungen/beruflicher Aufstieg	[ ] Die **Auswahlkriterien** wurden vorab schriftlich festgelegt. [ ] Die Auswahlkriterien knüpfen weder unmittelbar noch mittelbar an ein Merkmal nach § 1 AGG an. [ ] Das Verfahren wurde **schriftlich dokumentiert.** Merke: Hier gelten im Wesentlichen die gleichen To-Dos wie bei einer Einstellung (s.o. vor Beginn des Arbeitsverhältnisses).

[11] Bauer/Krieger/Günther Rn. 1; Schleusener/Suckow/Plum/Schleusener Rn. 2; Grüneberg/Weidenkaff Rn. 2.

Wann?/Was?	To-Do
Überprüfung der bestehenden Vereinbarungen, Verträge usw.	[ ] Die wichtigsten Regelungen wie Betriebsvereinbarungen, Arbeitsverträge, Einstellungskriterien, Beurteilungssysteme, Vergütungsregelungen, Beförderungsregelungen und betriebliche Altersversorgung sind einem umfassenden **AGG-Check** unterzogen und auf mögliche Benachteiligungen überprüft worden. [ ] Die Überprüfung wird **turnusmäßig** durchgeführt.

Hinweis: Wichtige Informationen
Das AGG ist teilweise auch bei Beendigung von Arbeitsverhältnissen zu berücksichtigen. **Risiko:** Unwirksamkeit des Aufhebungsvertrags, der Befristung oder der Kündigung.

Wann?/Was?	To-Do
Aufhebungsverträge	[ ] Der Aufhebungsvertrag wurde an keine diskriminierenden Merkmale nach § 1 AGG geknüpft.
Befristungen	[ ] Die Befristung wurde an keine diskriminierenden Merkmale nach § 1 AGG geknüpft.
Kündigungen	[ ] Es wurde geprüft, in welchen Anwendungsbereich die Kündigung fällt (KSchG oder nicht). [ ] Die Kündigung wurde an keine diskriminierenden Merkmale nach § 1 AGG geknüpft.

Arbeitnehmergruppen (schutzbedürftige)

Der Gesetzgeber stuft bestimmte Arbeitnehmergruppen als besonders schutzbedürftig ein. In der folgenden Übersicht sind die wesentlichen arbeitsrechtlichen Besonderheiten, die der Arbeitgeber zu beachten hat, zusammengestellt.

Arbeitnehmergruppe	Urlaub	Kündigung	Arbeitszeit	Beschäftigungsverbot
Jugendliche zwischen 15 und 17 Jahren, die nicht mehr der Vollzeitschulpflicht unterliegen[1]	bis 16 Jahre: 30 Werktage bis 17 Jahre: 27 Werktage bis 18 Jahre: 25 Werktage	Außerhalb von § 113 BGB nur gegenüber gesetzlichem Vertreter möglich[2]	Grundsatz: 8 Stunden/Tag bzw. 40 Stunden/ Woche (§ 8 JArbSchG) Ausnahmen vor allem in der Landwirtschaft[3]	§§ 22 ff. JArbSchG: bestimmte gefährliche Arbeiten Akkordarbeit tempoabhängige Arbeit Arbeit unter Tage
Schwangere Arbeitnehmerinnen	kein erhöhter Mindesturlaub	während der Schwangerschaft und 4 Monate nach der Entbindung bzw. nach einer Fehlgeburt nach der 12. Schwangerschaftswoche grundsätzlich nicht möglich (§ 17 MuSchG).[4]	verboten ist: a) Mehrarbeit[5] b) Nachtarbeit[6] c) Sonn- und Feiertagsarbeit[7]	a) generelles Verbot: 6 Wochen vor und 8[8] Wochen nach der Entbindung (§ 3 MuSchG) b) bestimmte Beschäftigungsarten (vgl. § 11 MuSchG) wie:

[1] I. d. R. unterliegen Jugendliche in diesem Alter nicht mehr der Vollzeitschulpflicht.

[2] § 113 BGB bestimmt, dass in den Fällen, in denen der gesetzliche Vertreter den Jugendlichen ermächtigt, in ein Dienst- oder Arbeitsverhältnis zu treten, der Minderjährige für solche Geschäfte unbeschränkt geschäftsfähig ist, die die Eingehung oder Aufhebung eines Dienst- oder Arbeitsverhältnisses der gestatteten Art betreffen. Daher kann ein Minderjähriger auch die Kündigungserklärung durch den Arbeitgeber entgegennehmen.

[3] In der Erntezeit verlängert sich für Jugendliche über 16 Jahren die zulässige Arbeitszeit auf 9 Stunden täglich und 85 Stunden in der Doppelwoche, § 8 Abs. 3 JArbSchG.

[4] Nach § 17 Abs. 2 MuSchG kann die zuständige oberste Landesbehörde in besonderen Fällen eine Kündigung ausnahmsweise für zulässig erklären.

[5] Unter Mehrarbeit in diesem Sinne versteht man jede Arbeit über 8,5 Stunden täglich oder 90 Stunden in der Doppelwoche (bei Frauen unter 18 Jahren: 8 Stunden täglich/80 Stunden in der Doppelwoche), § 4 Abs. 1 MuSchG.

[6] Die Nachtzeit ist die Zeit zwischen 20 und 6 Uhr, § 5 Abs. 1 MuSchG. Nachtarbeit bis 22 Uhr ist zulässig, wenn die Voraussetzungen des § 28 MuSchG erfüllt sind. Voraussetzung ist danach die Genehmigung der Nachtarbeit zwischen 20 und 22 Uhr durch die Aufsichtsbehörde nach einem entsprechenden Antrag des Arbeitgebers. Des Weiteren muss sich die Frau zu der Nachtarbeit zwischen 20 und 22 Uhr ausdrücklich bereit erklären, nach ärztlichem Zeugnis darf nichts gegen die Beschäftigung sprechen und eine unverantwortbare Gefährdung für die Frau oder ihr Kind durch Alleinarbeit muss ausgeschlossen sein.

[7] Schwangere und stillende Frauen dürfen grundsätzlich nicht an Sonn- oder Feiertagen beschäftigt werden, § 6 Abs. 1 Satz 1 MuSchG. Eine Sonn- und Feiertagsarbeit ist zulässig, wenn sich die Frau dazu ausdrücklich bereit erklärt, eine Ausnahme vom allgemeinen Verbot der Arbeit an Sonn- und Feiertagen nach § 10 ArbZG zugelassen ist, der Frau in jeder Woche im Anschluss an eine ununterbrochene Nachtruhezeit von mindestens 11 Stunden ein Ersatzruhetag gewährt wird und eine unverantwortbare Gefährdung für die schwangere Frau oder ihr Kind durch Alleinarbeit ausgeschlossen ist.

[8] Bei Früh- und/oder Mehrlingsgeburten und wenn beim Kind innerhalb von 8 Wochen nach der Entbindung eine Behinderung festgestellt wird (und die Mutter eine Verlängerung der Schutzfrist beantragt): 12 Wochen nach der Entbindung. Bei vorzeitiger Entbindung verlängern sich die Schutzfristen nach der Entbindung um den Zeitraum der Verkürzung der Schutzfrist vor der Entbindung, vgl. § 3 MuSchG.

Arbeitnehmergruppe	Urlaub	Kündigung	Arbeitszeit	Beschäftigungsverbot
				• schwere körperliche Arbeiten • Arbeiten, bei denen die Frau gesundheitsschädlichen Einflüssen ausgesetzt ist c) Verbot in Einzelfällen: bei Gefahren für Mutter und/oder Kind nach ärztlichem Zeugnis (§ 16 MuSchG)
Schwerbehinderte Menschen	Zusatzurlaub von 5 (Arbeits-) Tagen (§ 208 SGB IX)	nur möglich nach vorheriger Zustimmung des Integrationsamtes	Schwerbehinderte Menschen sind auf ihr Verlangen von Mehrarbeit freizustellen	für schwerbehinderte Menschen bestehen keine Beschäftigungsverbote

Arbeitnehmerzahl, arbeitsrechtliche Konsequenzen

Prof. Dr. Peter Pulte

Einige rechtliche Konsequenzen ergeben sich erst ab einer bestimmten Arbeitnehmerzahl im Betrieb. Arbeitgeber sollten deshalb die folgenden Schwellen kennen und auf die sich daraus ergebenden arbeitsrechtlichen Konsequenzen achten.

Anzahl Beschäftigte	Rechtliche Konsequenzen
ab 1 Arbeitnehmer	Betriebsärztliche und sicherheitstechnische Betreuung (§§ 2, 5 ASiG)
	Aushang des Arbeitszeitgesetzes (§ 16 ArbZG)
	Auslage des für den Betrieb maßgebenden Tarifvertrages (§ 8 TVG; § 9 Abs. 2 DVO TVG)
	Gewährung von Kurzarbeitergeld (§§ 95, 96 SGB III)
	Bestellung eines Datenschutzbeauftragten bei geschäftsmäßiger Verarbeitung personenbezogener Daten zum Zweck der Übermittlung oder für die Markt- und Meinungsforschung oder wenn eine Datenschutz-Folgeabschätzung nach Art. 35 DSGVO erforderlich ist.
	Verpflichtung zur schriftlichen Niederlegung der wesentlichen Arbeitsbedingungen (§§ 1, 2 NachwG)
ab 1 schwerbehinderter Mensch	Anspruch auf Teilzeitarbeit, wenn die kürzere Arbeitszeit wegen der Schwere der Behinderung notwendig ist (§ 164 Abs. 5 Satz 3 SGB IX)

Anzahl Beschäftigte	Rechtliche Konsequenzen
ab 1 Jugendlicher	Aushang oder Auslage des Jugendarbeitsschutzgesetzes (§ 47 JArbSchG)
ab 1 Versicherten	Meldung eines Arbeitsunfalls oder einer Berufskrankheit (§ 193 Abs. 1 und 2 SGB VII)
bis 2 Arbeitnehmer oder Heimarbeiter	Hausgewerbetreibende können den Heimarbeitern gleichgestellt werden (§ 1 i.V.m. § 2 HAG)
3 wahlberechtigte Arbeitnehmer	Recht zur Einladung zu einer Betriebsversammlung und Vorschlagsrecht für Wahlvorstände (§ 17 Abs. 3 BetrVG)
	Antragsrecht auf Bestellung eines Wahlvorstandes (§ 17 Abs. 4 BetrVG)
3 wahlberechtigte schwerbehinderte Menschen	Einladung zu einer Versammlung zur Bestellung des Wahlvorstandes (§ 1 Abs. 2 SchwbVWO)
ab 3 leitende Angestellte	Recht zur Einladung zur Wahl eines Wahlvorstands (§ 7 Abs. 2 SprAuG) und Einreichung von Wahlvorschlägen (§ 6 Abs. 4 SprAuG)
3 Jugendliche	Aushang über Arbeitszeit und Pausen (§ 48 JArbSchG)
mehr als 3 beschäftigte Frauen	Aushang des Mutterschutzgesetzes (§ 26 Abs. 1 MuSchG)
ab 5 Arbeitnehmer	Wahl eines Betriebsrats, wenn 3 von ihnen wählbar sind (§ 1 Abs. 1 BetrVG)
	Mitbestimmung des Betriebsrats in sozialen Angelegenheiten (§ 87 BetrVG) und Mitwirkung bei Kündigungen (§ 102 BetrVG)
	Mitwirkung des Betriebsrats bei der Berufsbildung (§§ 96 ff. BetrVG)
	Zustimmungserfordernis bei Versetzung und u.a. Kündigung von Mitgliedern des Betriebsrats der Jugendvertretung des Wahlvorstandes sowie von Wahlbewerbern (§ 103 BetrVG)
ab 5 wahlberechtigte Beschäftigte	Wahl eines Personalrats, wenn 3 von ihnen wählbar sind (§ 13 BPersVG)
ab 5 Jugendliche/ Auszubildende	Errichtung einer Jugend- und Auszubildendenvertretung (§ 60 Abs. 1 BetrVG
5 Auszubildende	Errichtung einer besonderen Interessenvertretung in einer sonstigen Berufsbildungseinrichtung (§ 51 Abs. 1 BBiG)

Anzahl Beschäftigte	Rechtliche Konsequenzen
5 schwerbehinderte Menschen	Wahl einer Schwerbehindertenvertretung (Vertrauensperson; § 177 Abs. 1 SGB IX; § 52 Abs. 1 MAVO; § 50 Abs. 1 MVG)
mehr als 5 Alt-Arbeitnehmer[1] bis zu 10 Arbeitnehmer	Kündigungsschutzgesetz gilt für Alt-Arbeitnehmer, deren Arbeitsverhältnis vor 2004 begonnen hat (§ 23 Abs. 1 Satz 2 KSchG)
5 – 20 wahlberechtigte Arbeitnehmer	Der Betriebsrat besteht aus einer Person (§ 9 Abs. 1 BetrVG; § 115 BetrVG)
5 – 20 Beschäftigte	Der Personalrat besteht aus einer Person (§ 16 Abs. 1 BPersVG)
5 – 20 Jugendliche/Auszubildende	Ein Jugend- und Auszubildendenvertreter (§ 62 Abs. 1 BetrVG; § 59 Abs. 1 BPersVG)
5 – 100 wahlberechtigte Arbeitnehmer	Es findet ein vereinfachtes Wahlverfahren statt (§ 14a Abs. 1 BetrVG)
	Die Fristen für die Bildung eines Wahlvorstandes sind verkürzt (§ 17a BetrVG)
	In besonderen Fällen kann der Betriebsrat auf nur einer Wahlversammlung gewählt werden (§ 17a BetrVG)
5 – 100 Jugendliche/Auszubildende	Die JAV wird in einem vereinfachten Wahlverfahren gewählt (§ 63 Abs. 4 i.V.m. § 14a BetrVG)
mehr als 5 Arbeitnehmer	Anzeigepflicht bei Entlassungen bei Betriebsgröße von mehr als 20 und weniger als 60 Arbeitnehmern (§ 17 Abs. 1 KSchG)
mehr als 5 leitende Angestellte	Auf die leitenden Angestellten entfällt mindestens ein Delegierter (§ 11 Abs. 3 MitbestG)
weniger als 10 leitende Angestellte	Angestellte werden dem räumlich nächst gelegenen Betrieb zugerechnet (§ 1 Abs. 2 SprAuG)
ab 10 leitende Angestellte	Es kann ein Sprecherausschuss gebildet werden (§§ 1, 4 Abs. 1 SprAuG)
	Wahl eines Unternehmens- statt eines Betriebssprecherausschusses (§ 20 Abs. 1 SprAuG)
mehr als 10 Arbeitnehmer	Kündigungsschutzgesetz gilt für alle Arbeitnehmer, die länger als 6 Monate im Betrieb arbeiten (§ 23 Abs. 1 Satz 3 KSchG)

[1] Für sog. Alt-Arbeitnehmer, deren Arbeitsverhältnis schon vor dem 1.1.2004 begonnen hat, gilt gemäß § 23 Abs. 1 Satz 2 KSchG der Schwellenwert 5,25 für das sachliche Eingreifen des KSchG. Alt-Arbeitnehmer genießen auch in Betrieben mit nur 10 oder weniger Arbeitnehmer solange Kündigungsschutz, wie ihre Anzahl nicht auf 5 oder weniger fällt.

Anzahl Beschäftigte	Rechtliche Konsequenzen
mehr als 10 Beschäftigte	Errichtung eines Pausenraums (ASR A4.2)
10 – 20 leitende Angestellte	Der Sprecherausschuss besteht aus einer Person (§ 4 SprAuG)
mehr als 15 Arbeitnehmer	Allgemeiner Anspruch auf Teilzeitarbeit (§ 8 Abs. 7 TzBfG)
	Anspruch auf Teilzeitarbeit während der Elternzeit (§ 15 Abs. 7 BEEG)
bis 20 Arbeitnehmer	Einzelvertraglich kann eine kürzere Kündigungsfrist vereinbart werden (§ 622 Abs. 5 BGB)
bis 20 wahlberechtigte Arbeitnehmer	Keine Unterzeichnung von Wahlvorschlägen (§ 14 Abs. 4 BetrVG)
ab 20 Personen	Bestellung eines Datenschutzbeauftragten, wenn diese Mitarbeiter automatisierte personenbezogene Daten erhoben, verarbeitet oder genutzt werden (§ 37 ff. DSGVO, § 38 BDSG)
ab 20 Arbeitsplätzen	Beginn der Pflicht zur Beschäftigung schwerbehinderter Menschen (§ 154 Abs. 1 SGB IX); ersatzweise Ausgleichspflicht[2]
20 – weniger als 40 Arbeitsplätze	Es muss ein schwerbehinderter Mensch beschäftigt werden; wenn dieser Pflichtplatz nicht besetzt wird, ist eine Ausgleichsabgabe zu zahlen (§§ 154 Abs. 1, 160 Abs. 2 SGB IX)
mehr als 20 Beschäftigte	Arbeitsschutz: Bestellung von Sicherheitsbeauftragten (§ 22 SGB VII)
	Bildung eines Arbeitsschutzausschusses (§ 11 ASiG)
mehr als 20 wahlberechtigte Arbeitnehmer	Mitbestimmung des Betriebsrats bei personellen Einzelmaßnahmen (§ 99 BetrVG) und Betriebsänderungen (§§ 111, 112 BetrVG)
mehr als 20 und weniger als 60 Arbeitnehmer	Anzeigepflicht bei mehr als 5 Entlassungen innerhalb von 30 Kalendertagen (§ 17 KSchG)
mehr als 20 wahlberechtigte – 1.000 Arbeitnehmer	Unterrichtung der Arbeitnehmer über die wirtschaftliche Lage und Entwicklung des Unternehmens mindestens einmal vierteljährlich (§ 110 Abs. 2 BetrVG)
21 – 50 wahlberechtigte Arbeitnehmer	3 Betriebsratsmitglieder (§ 9 Abs. 1 BetrVG)

[2] Arbeitgeber, die mindestens 20 Mitarbeiter beschäftigen, sind verpflichtet, mindestens 5 % ihrer Arbeitsplätze mit schwerbehinderten Menschen zu besetzen (§ 154 Abs. 1 SGB IX), darunter in angemessenem Umfang auch besonders schwer Betroffene (§ 155 SGB IX).

Anzahl Beschäftigte	Rechtliche Konsequenzen
21 – 50 Jugendliche/Auszubildende	3 Jugend- und Auszubildendenvertreter (§ 62 BetrVG; § 59 Abs. 1 BPersVG)
21 wahlberechtigte – 50 Beschäftigte	3 Personalratsmitglieder (§ 16 BPersVG)
21 – 59 Arbeitnehmer	Entlassung von mehr als 5 Arbeitnehmern innerhalb von 30 Kalendertagen muss angezeigt werden (§ 17 Abs. 1 KSchG)
21 – 100 leitende Angestellte	Sprecherausschuss besteht aus 3 Personen (§ 4 SprAuG)
21 – 100 wahlberechtigte Arbeitnehmer	Mindestens 2 wahlberechtigte Arbeitnehmer müssen einen Wahlvorschlag unterzeichnen (§ 14 Abs. 4 BetrVG)
bis 30 Arbeitnehmer	Ausgleich der Arbeitgeberaufwendungen für Entgeltfortzahlung, Mutterschaftsgeld und Entgelt während der Beschäftigungsverbote (§§ 1, 3 AAG)
mehr als 45 Arbeitnehmer	Es gilt eine Zumutbarkeitsgrenze, wonach ein Anspruch auf Brückenteilzeit nur pro angefangene 50 Arbeitnehmer besteht (§ 9a Abs. 2 TzBfG)
46 – 60 Arbeitnehmer	Der Anspruch auf Brückenteilzeit kann abgelehnt werden, wenn bereits 4 Arbeitnehmer ihre Arbeitszeit nach § 9a Abs. 2 TzBfG verringert haben
weniger als 50 wahlberechtigte schwerbehinderte Menschen	Es findet ein vereinfachtes Wahlverfahren statt (§ 177 Abs. 6 Satz 3 SGB IX)
ab 50 Beschäftigte	Pflicht der Beschäftigungsgeber zur Einrichtung interner Meldestellen (§ 12 HinSchG)
50 Arbeitnehmer	Ein Betriebsrat ist zu wählen, wenn mit Ablauf von 24 Monaten, vom Tage der Wahl gerechnet, die Zahl der regelmäßig beschäftigten Arbeitnehmer um die Hälfte, mindestens aber um 50, gestiegen oder gesunken ist (§ 13 Abs. 2 BetrVG)
50 wahlberechtigte Arbeitnehmer	In jedem Fall ist die Unterzeichnung von Wahlvorschlägen ausreichend (§ 14 Abs. 4 BetrVG)
50 Beschäftigte	Ein Personalrat ist zu wählen, wenn mit Ablauf von 24 Monaten, vom Tage der Wahl an gerechnet, die Zahl der regelmäßig beschäftigten Arbeitnehmer um die Hälfte, mindestens aber um 50, gestiegen oder gesunken ist (§ §§ 28 Abs. 1 Nr. 1, 29 Abs. 42 BPersVG)
50 – 249 Beschäftigte	Pflicht der Beschäftigungsgeber zur Einrichtung interner Meldestellen seit 17.12.2023 (§ 42 Abs. 1 HinSchG)

Anzahl Beschäftigte	Rechtliche Konsequenzen
weniger als 51 Gruppenangehörige	Im Personalrat ist jede Gruppe mindestens mit einem Beschäftigten vertreten (§ 17 Abs. 3 BPersVG)
51 wahlberechtigte Arbeitnehmer – 100 Arbeitnehmer	Die Zahl der Betriebsratsmitglieder beträgt 5 Mitglieder (§ 9 Abs. 1 BetrVG)
51 – 100 wahlberechtigte Mitarbeiter	5 Mitarbeitervertreter (§ 6 Abs. 2 MAVO)
51 – 150 Jugendliche/ Auszubildende	5 Jugend- und Auszubildendenvertreter (§ 62 Abs. 1 BetrVG)
51 – 150 Beschäftigte	5 Personalratsmitglieder (§ 16 Abs. 1 BPersVG)
51 – 200 Gruppenangehörige	Im Personalrat ist jede Gruppe mindestens mit 2 Beschäftigten vertreten (§ 17 Abs. 3 BPersVG)
51 – 200 Jugendliche/Auszubildende	5 Jugend- und Auszubildendenvertreter (§ 101 Abs. 1 BPersVG)
weniger als 60 Arbeitnehmer	Sozialplan erzwingbar, wenn 20 %, mindestens 6 Arbeitnehmer entlassen werden (§ 112a BetrVG)
weniger als 60 Arbeitsplätze	Es müssen 2 schwerbehinderte Menschen beschäftigt werden; wenn diese Pflichtplätze nicht besetzt werden, ist eine Ausgleichsabgabe zu zahlen (§§ 154 Abs. 1, 160 Abs. 2 SGB IX)
60 – 249 Arbeitnehmer	Sozialplan erzwingbar, wenn 20 %, mindestens 37 Arbeitnehmer entlassen werden (§ 112a BetrVG)
mehr als 60 und weniger als 500 Arbeitnehmer	Arbeitgeber muss Entlassungen von 10 % der Belegschaft oder mehr als 25 Arbeitnehmern bei der Arbeitsagentur anzeigen (§ 17 KSchG)
61 – 75 Arbeitnehmer	Der Anspruch auf Brückenteilzeit kann abgelehnt werden, wenn bereits 5 Arbeitnehmer ihre Arbeitszeit nach § 9a Abs. 2 TzBfG verringert haben
76 – 90 Arbeitnehmer	Der Anspruch auf Brückenteilzeit kann abgelehnt werden, wenn bereits 6 Arbeitnehmer ihre Arbeitszeit nach § 9a Abs. 2 TzBfG verringert haben
je 90 wahlberechtigte Arbeitnehmer	Ein Delegierter (§ 9 MitbestErgG; § 11 MitbestG)
91 – 105 Arbeitnehmer	Der Anspruch auf Brückenteilzeit kann abgelehnt werden, wenn bereits 7 Arbeitnehmer ihre Arbeitszeit nach § 9a Abs. 2 TzBfG verringert haben
100 Arbeitnehmer aus verschiedenen Mitgliedstaaten	Antrag auf Bildung des besonderen Verhandlungsgremiums (§ 9 Abs. 2 EBRG)

Anzahl Beschäftigte	Rechtliche Konsequenzen
ab 100 schwerbehinderten Menschen	Die Vertrauensperson ist auf Wunsch von der Arbeit freizustellen (§ 179 Abs. 4 SGB IX)
mehr als 100 Arbeitnehmer	Bildung eines Wirtschaftsausschusses (§ 106 Abs. 1 BetrVG)
	Betriebsrat kann Ausschüsse bilden (§ 28 Abs. 1 BetrVG)
	Betriebsrat kann bestimmte Aufgaben auf Arbeitsgruppen übertragen (§ 28a Abs. 1 BetrVG)
	Vorschläge des Betriebsrats zur Sicherung und Förderung müssen vom Arbeitgeber schriftlich und begründet abgelehnt werden (§ 92a Abs. 2 BetrVG)
mehr als 100 wahlberechtigte Arbeitnehmer	Wahlvorschläge müssen von mindestens einem Zwanzigstel der wahlberechtigten Arbeitnehmer unterzeichnet sein (§ 14 Abs. 4 BetrVG)
mehr als 100 Jugendliche/ Auszubildende	Die Jugend- und Auszubildendenvertretung kann eigene Ausschüsse bilden (§ 65 i.V.m. § 28 BetrVG)
mehr als 100 schwerbehinderte Menschen	Das mit der höchsten Stimmenzahl gewählte stellvertretende Mitglied kann zu bestimmten Aufgaben herangezogen werden (§ 178 Abs. 1 Satz 4 SGB IX)
ab jeweils 100 weiteren schwerbehinderten Menschen	Es kann jeweils auch das mit der nächst höheren Stimmenzahl gewählte stellvertretende Mitglied herangezogen werden (§ 178 Abs. 1 Satz 5 SGB IX)
101 – 200 wahlberechtigte Arbeitnehmer	Der Wahlvorstand und der Arbeitgeber können die Anwendung des vereinfachten Wahlverfahrens vereinbaren (§ 14a Abs. 5 BetrVG)
101 – 200 Jugendliche / Auszubildende	Der Wahlvorstand und der Arbeitgeber können die Anwen-dung des vereinfachten Wahlverfahrens vereinbaren (§ 63 Abs. 5, § 14a Abs. 5 BetrVG)
101 – 200 Arbeitnehmer	7 Betriebsratsmitglieder (§ 9 BetrVG)
101 – 300 leitende Angestellte	Sprecherausschuss besteht aus 5 Mitgliedern (§ 4 SprAuG)
106 – 120 Arbeitnehmer	Der Anspruch auf Brückenteilzeit kann abgelehnt werden, wenn bereits 8 Arbeitnehmer ihre Arbeitszeit nach § 9a Abs. 2 TzBfG verringert haben
121 – 135 Arbeitnehmer	Der Anspruch auf Brückenteilzeit kann abgelehnt werden, wenn bereits 9 Arbeitnehmer ihre Arbeitszeit nach § 9a Abs. 2 TzBfG verringert haben
136 – 150 Arbeitnehmer	Der Anspruch auf Brückenteilzeit kann abgelehnt werden, wenn bereits 10 Arbeitnehmer ihre Arbeitszeit nach § 9a Abs. 2 TzBfG verringert haben

Anzahl Beschäftigte	Rechtliche Konsequenzen
151 – 300 Jugendliche/Auszubildende	7 Jugend- und Auszubildendenvertreter (§ 62 Abs. 1 BetrVG)
151 – 300 Mitarbeiter	7 Personalratsmitglieder (§ 16 Abs. 1 BPersVG)
151 – 165 Arbeitnehmer	Der Anspruch auf Brückenteilzeit kann abgelehnt werden, wenn bereits 11 Arbeitnehmer ihre Arbeitszeit nach § 9a Abs. 2 TzBfG verringert haben
166 – 180 Arbeitnehmer	Der Anspruch auf Brückenteilzeit kann abgelehnt werden, wenn bereits 12 Arbeitnehmer ihre Arbeitszeit nach § 9a Abs. 2 TzBfG verringert haben
181 – 195 Arbeitnehmer	Der Anspruch auf Brückenteilzeit kann abgelehnt werden, wenn bereits 13 Arbeitnehmer ihre Arbeitszeit nach § 9a Abs. 2 TzBfG verringert haben
196 – 200 Arbeitnehmer	Der Anspruch auf Brückenteilzeit kann abgelehnt werden, wenn bereits 14 Arbeitnehmer ihre Arbeitszeit nach § 9a Abs. 2 TzBfG verringert haben
200 – 500 Arbeitnehmer	Ein freigestelltes Betriebsratsmitglied (§ 38 Abs. 1 BetrVG)
mehr als 200 Beschäftigte[3]	Es kann ein Auskunftsanspruch geltend gemacht werden (§ 12 EntgTranspG)
	Der individuelle Auskunftsanspruch gilt auch für Beschäftigte gegenüber den Dienststellen (§ 16 EntgTranspG)
ab 201 Arbeitnehmer	Die laufenden Geschäfte können auf den Vorsitzenden oder andere Betriebsratsmitglieder übertragen werden (§ 27 BetrVG)
201 – 300 Jugendliche/Auszubildende	7 Jugend- und Auszubildendenvertreter (§ 59 Abs. 1 BPersVG)
201 – 400 Arbeitnehmer	9 Betriebsratsmitglieder (§ 9 Abs. 1 BetrVG)
201 – 600 Gruppenangehörige	Im Personalrat ist jede Gruppe mindestens mit 3 Beschäftigten vertreten (§ 17 Abs. 3 BPersVG)
201 – 1.500 Arbeitnehmer	5 Mitglieder Betriebsausschuss (§§ 27 Abs. 1, 9 BetrVG)
ab 250 Beschäftigte	Pflicht der Beschäftigungsgeber zur Errichtung interner Meldestellen seit 2.7.2023 (§ 12 Abs. 1 HinSchG)
250 – 499 Arbeitnehmer	Sozialplan erzwingbar, wenn 15 %, mindestens 60 Arbeitnehmer entlassen werden (§ 112a BetrVG)

[3] Zu beachten ist, dass 2023 die Entgelttransparenz-Richtlinie (RL (EU) 2023/970) in Kraft getreten ist und zu einer Änderung des EntgTranspG bis zum 7.6.26 führen wird. So wird beispielsweise der Schwellenwert von mehr als 200 Arbeitnehmern beim Auskunftsanspruch entfallen. Es wird empfohlen die aktuelle Rechtslage zu verfolgen.

Anzahl Beschäftigte	Rechtliche Konsequenzen
300 – 600 Beschäftigte	Ein Personalratsmitglied wird freigestellt (§ 52 Abs. 2 BPersVG)
mehr als 300 – 600 wahlberechtigte Mitarbeiter	2 Mitarbeitervertreter werden hälftig freigestellt (§ 15 Abs. 3 MAVO)
mehr als 300 Arbeitnehmer	Betriebsrat kann zu seiner Unterstützung einen Berater hinzuziehen (§ 111 BetrVG)
ab 301 leitende Angestellte	Sprecherausschuss besteht aus 7 Mitgliedern (§ 4 SprAuG)
301 – 500 Jugendliche/Auszubildende	9 Jugend- und Auszubildendenvertreter (§ 62 Abs. 1 BetrVG)
301 – 600 Beschäftigte	9 Personalratsmitglieder (§ 16 Abs. 1 BPersVG)
301 – 1.000 Jugendliche/ Auszubildende	11 Jugend- und Auszubildendenvertreter (§ 101 Abs. 1 BPersVG)
401 – 700 Arbeitnehmer	11 Betriebsratsmitglieder (§ 9 Abs. 1 BetrVG)
weniger als 500 Arbeitnehmer	Unternehmensmitbestimmung nach dem Mitbestimmungsgesetz entfällt (§ 325 UmwG; § 2 MitbestBeiG)
ab 500 Arbeitnehmer	Sozialplan erzwingbar, wenn 10 %, mindestens 60 Arbeitnehmer entlassen werden (§ 112a BetrVG)
	Arbeitgeber muss Entlassungen von 30 oder mehr Arbeitnehmern bei der Arbeitsagentur anzeigen (§ 17 Abs. 1 KSchG)
mehr als 500 Arbeitnehmer	Betriebsrat kann Aufstellung von Auswahlrichtlinien verlangen (§ 95 BetrVG)
	Mitbestimmung nach dem Drittelbeteiligungsgesetz (§ 1 Abs. 1 DrittelbG)
	Ein gemäß § 21 KSchG bei der Bundesagentur für Arbeit zu bildender Ausschuss trifft die Entscheidungen (§ 21 KSchG)
mehr als 500 Beschäftigte[4]	Arbeitgeber sind verpflichtet, in ihren Lageberichten über den Stand der Gleichstellung zu informieren (§ 21 EntgTranspG)
	Durchführung eines betrieblichen Prüfungsverfahrens (freiwillig) (§ 17 Abs. 1 EntgTranspG)

[4] Zu beachten ist, dass 2023 die Entgelttransparenz-Richtlinie (RL (EU) 2023/970) in Kraft getreten ist und zu einer Änderung des EntgTranspG bis zum 7.6.26 führen wird. Es wird empfohlen die aktuelle Rechtslage zu verfolgen.

Anzahl Beschäftigte	Rechtliche Konsequenzen
	Ein betriebliches Prüfverfahren ist unter Beteiligung der betrieblichen Interessenvertretung durchzuführen (§§ 17 Abs. 2, 20 EntgTranspG)
501 – 700 Jugendliche/Auszubildende	11 Jugend- und Auszubildendenvertreter (§ 62 Abs. 1 BetrVG)
501 – 900 Arbeitnehmer	2 freigestellte Betriebsratsmitglieder (§ 38 Abs. 1 BetrVG)
601 – 1.000 Beschäftigte	11 Personalratsmitglieder (§ 16 Abs. 1 BPersVG)[5]
	2 Personalratsmitglieder werden freigestellt (§ 52 Abs. 2 BPersVG)
601 – 1.000 Gruppenangehörige	Im Personalrat ist jede Gruppe mindestens mit 4 Beschäftigten vertreten (§ 17 Abs. 3 BPersVG)
701 – 1.000 Arbeitnehmer	13 Betriebsratsmitglieder (§ 9 Abs. 1 BetrVG)
701 – 1.000 Jugendliche/ Auszubildende	13 Jugend- und Auszubildendenvertreter (§ 62 Abs. 1 BetrVG)
901 – 1.500 Arbeitnehmer	3 freigestellte Betriebsratsmitglieder (§ 38 Abs. 1 BetrVG)
mehr als 1.000 Jugendliche/ Auszubildende	15 Jugend- und Auszubildendenvertreter (§ 62 Abs. 1 BetrVG; § 101 Abs. 1 BPersVG)
mehr als 1.000 Arbeitnehmer	Belegschaft muss einmal im Kalendervierteljahr schriftlich über die wirtschaftliche Lage des Unternehmens unterrichtet werden (§ 110 Abs. 1 BetrVG)
1.001 – 1.500 Arbeitnehmer	15 Betriebsratsmitglieder (§ 9 Abs. 1 BetrVG)
1.001 – 1.500 wahlberechtigte Mitarbeiter	13 Mitarbeitervertreter (§ 8 Abs. 1 MVG)
1.001 – 2.000 Beschäftigte	3 Personalratsmitglieder werden freigestellt (§ 46 Abs. 4 BPersVG)
1.001 – 3.000 Gruppenangehörige	Im Personalrat ist jede Gruppe mit mindestens 5 Beschäftigten vertreten (§ 17 Abs. 3 BPersVG)
1.501 – 2.000 Arbeitnehmer	17 Betriebsratsmitglieder (§ 9 Abs. 1 BetrVG)
	4 Betriebsratsmitglieder werden freigestellt (§ 38 Abs. 1 BetrVG)
1.501 – 3.500 Arbeitnehmer	7 Mitglieder Betriebsausschuss (§§ 27 Abs. 1, 9 BetrVG)
mehr als 2.000 Arbeitnehmer	Geltungsbereich des Mitbestimmungsgesetzes (§ 1 MitbestG)

[5] Die Zahl der Mitglieder der Personalvertretung erhöht sich in Dienststellen mit 1.001 bis 5.000 Beschäftigten um je 2 für je weitere angefangene 1.000, mit 5.001 und mehr Beschäftigten um je 2 für je weitere angefangene 2.000. Die Höchstzahl der Mitglieder beträgt 31.

Anzahl Beschäftigte	Rechtliche Konsequenzen
mehr als 2.000 – 8.000 Arbeitnehmer	Wahl der Aufsichtsratsmitglieder in unmittelbarer Wahl (§§ 9, 10–17 MitbestG; § 7 MontanMitbestG)
2.001 – 2.500 Arbeitnehmer	19 Betriebsratsmitglieder (§ 9 Abs. 1 BetrVG)
2.001 – 3.000 Arbeitnehmer	5 freigestellte Betriebsratsmitglieder (§ 38 Abs. 1 BetrVG)
2.001 – 3.000 Beschäftigte	4 freigestellte Personalratsmitglieder (§ 52 Abs. 2 BPersVG)
2.001 – 10.000 Arbeitnehmer	6 Aufsichtsratsmitglieder der Arbeitnehmer (§ 7 Abs. 1 MitbestG)
mehr als 2.250 Arbeitnehmer	Die Zahl der zu wählenden Delegierten vermindert sich auf ein Drittel (§ 9 MitbestErgG; § 11 MitbestG; § 52–1. WOMitbestG; § 56–2. + 3. WOMitbestG)
2.501 – 3.000 Arbeitnehmer	21 Betriebsratsmitglieder (§ 9 Abs. 1 BetrVG)
3.001 und mehr Gruppenangehörige	Im Personalrat ist jede Gruppe mindestens mit 6 Beschäftigten vertreten (§ 17 Abs. 3 BPersVG)
3.001 – 3.000 Arbeitnehmer	23 Betriebsratsmitglieder (§ 9 Abs. 1 BetrVG)
3.001 – 4.000 Beschäftigte	5 freigestellte Personalratsmitglieder (§ 46 Abs. 4 BPersVG)
3.501 – 4.000 Arbeitnehmer	25 Betriebsratsmitglieder (§ 9 Abs. 1 BetrVG)
	6 freigestellte Betriebsratsmitglieder (§ 38 Abs. 1 BetrVG)
3.501 – 9.000 Arbeitnehmer	Betriebsausschuss: 9 Mitglieder (§§ 27 Abs. 1, 9 BetrVG)
4.001 – 4.500 Arbeitnehmer	27 Betriebsratsmitglieder (§ 9 Abs. 1 BetrVG)
4.001 – 5.000 Beschäftigte	6 freigestellte Personalratsmitglieder (§ 46 Abs. 4 BPersVG)
4.001 – 5.000 Arbeitnehmer	7 freigestellte Betriebsratsmitglieder (§ 38 Abs. 1 BetrVG)
mehr als 4.500 Arbeitnehmer	Die Zahl der zu wählenden Delegierten vermindert sich auf ein Viertel (§ 9 MitbestErgG; § 11 MitbestG; § 52–1. WOMitbestG; § 56–2. + 3. WOMitbestG)
4.501 – 5.000 Arbeitnehmer	29 Betriebsratsmitglieder (§ 9 Abs. 1 BetrVG)
ab 5.000 versicherungspflichtige Arbeitnehmer	Es kann eine Betriebskrankenkasse errichtet werden (§ 149 Abs. 1 SGB V)
5.001 – 6.000 Arbeitnehmer	31 Betriebsratsmitglieder (§ 9 Abs. 1 BetrVG)
	8 freigestellte Betriebsratsmitglieder (§ 38 Abs. 1 BetrVG)
5.001 – 6.000 Beschäftigte	7 freigestellte Personalratsmitglieder (§ 52 Abs. 2 BPersVG)
mehr als 5.400 wahlberechtigte Arbeitnehmer	Die Zahl der zu wählenden Delegierten vermindert sich auf ein Viertel (§ 9 MitbestErgG; § 11 MitbestG; § 52–1. WOMitbestG; § 56–2. + 3. WOMitbestG)
6.001 – 7.000 Arbeitnehmer	33 Betriebsratsmitglieder (§ 9 Abs. 1 BetrVG)
	9 freigestellte Betriebsratsmitglieder (§ 38 Abs. 1 BetrVG)

Anzahl Beschäftigte	Rechtliche Konsequenzen
6.001 – 7.000 Beschäftigte	8 freigestellte Personalratsmitglieder (§ 52 Abs. 2 BPersVG)
mehr als 6.750 Arbeitnehmer	Die Zahl der zu wählenden Delegierten vermindert sich auf ein Viertel (§ 9 MitbestErgG; § 11 MitbestG; § 52–1. WOMitbestG; § 56 – 2. + 3. WOMitbestG)
7.001 – 8.000 Arbeitnehmer	10 freigestellte Betriebsratsmitglieder (§ 38 Abs. 1 BetrVG)
7.001 – 8.000 Beschäftigte	9 freigestellte Personalratsmitglieder (§ 52 Abs. 2 BPersVG)
7.001 – 9.000 Arbeitnehmer	35 Betriebsratsmitglieder (§ 9 Abs. 1 BetrVG)[6]
bis 8.000 Arbeitnehmer	Die Wahl der Aufsichtsratsmitglieder erfolgt in unmittelbarer Wahl (§ 9 Abs. 1 MitbestG; § 7 Abs. 2 MontanMitbestErgG)
ab 8.001 Arbeitnehmer	Die Zahl der zu wählenden Delegierten vermindert sich auf ein Viertel (§ 9 MitbestErgG; § 11 MitbestG; § 52–1. WOMitbestG; § 56–2. + 3. WOMitbestG)
8.001 – 9.000 Arbeitnehmer	11 freigestellte Betriebsratsmitglieder (§ 38 Abs. 1 BetrVG)
8.001 – 9.000 Beschäftigte	10 freigestellte Personalratsmitglieder (§ 52 Abs. 2 BPersVG)
mehr als 9.000 Arbeitnehmer	Die Zahl der zu wählenden Delegierten vermindert sich auf ein Fünftel (§ 9 MitbestErgG; § 11 MitbestG; § 52–1. WOMitbestG; § 52–2. + 3. WOMitbestG)
ab 9.001 Arbeitnehmer	Betriebsausschuss 11 Mitglieder (§§ 27 Abs. 1, 9 BetrVG)
9.001 – 10.000 Arbeitnehmer	12 freigestellte Betriebsratsmitglieder (§ 38 Abs. 1 BetrVG)[7]
9.001 – 10.000 Beschäftigte	11 freigestellte Personalratsmitglieder (§ 52 Abs. 2 BPersVG)[8]
bis 10.000 Arbeitnehmer	6 Aufsichtsratsmitglieder der Arbeitnehmer (§ 7 Abs. 1 MitbestG)
10.001 – 20.000 Arbeitnehmer	8 Aufsichtsratsmitglieder der Arbeitnehmer (§ 7 Abs. 1 MitbestG)
mehr als 11.250 Arbeitnehmer	Die Zahl der zu wählenden Delegierten vermindert sich auf ein Sechstel (§ 9 MitbestErgG; § 11 MitbestG; § 52–1. WOMitbestG; § 56 – 2. + 3. WOMitbestG)

[6] In Betrieben mit mehr als 9.000 Arbeitnehmern erhöht sich die Zahl der Mitglieder des Betriebsrats für je angefangene weitere 3.000 Arbeitnehmer um 2 Mitglieder (§ 9 BetrVG)

[7] In Betrieben mit über 10.000 Arbeitnehmern ist für je angefangene weitere 2.000 Arbeitnehmer ein weiteres Betriebsratsmitglied freizustellen (§ 38 Abs. 1 BetrVG).

[8] In Dienststellen mit mehr als 10.000 Beschäftigten ist für je angefangene weitere 2.000 Beschäftigte ein weiteres Mitglied freizustellen (§ 52 Abs. 2 BPersVG).

Anzahl Beschäftigte	Rechtliche Konsequenzen
mehr als 13.500 Arbeitnehmer	Die Zahl der zu wählenden Delegierten vermindert sich auf ein Siebtel (§ 9 MitbestErgG; § 11 MitbestG; § 52–1. WO-MitbestG; § 56 – 2. + 3. WOMitbestG)
bis 20.000 Arbeitnehmer	8 Aufsichtsratsmitglieder der Arbeitnehmer (§ 7 Abs. 1 MitbestG)
mehr als 20.000 Arbeitnehmer	10 Aufsichtsratsmitglieder der Arbeitnehmer (§ 7 Abs. 1 MitbestG)

bAV: Steuer- und Sozialversicherungspflicht aller Durchführungswege

Gudrun Leichtle/Michael Schulz

Die verschiedenen Durchführungswege innerhalb der betrieblichen Altersversorgung (bAV) wirken sich steuer- und sozialversicherungsrechtlich unterschiedlich aus. In tabellarischer Form werden alle Durchführungswege und die jeweiligen Konsequenzen in Anspar- und Leistungsphasen für das aktuelle Kalenderjahr dargestellt.

Direktversicherung		
Ansparphase	**Leistungsphase**	
	Lebenslange Rentenzahlungen, Berufsunfähigkeits-/Erwerbsminderungs- und Hinterbliebenenrenten	**Kapitalzahlungen**
Steuerbefreiung nach § 3 Nr. 63 EStG		
Steuerliche Beurteilung: Steuerbefreiung bis zu 8 % der BBG-RV (**2025: 7.728 EUR jährlich/ 644 EUR mtl.**) **Achtung:** Minderung des steuerfreien Volumens soweit im gleichen Kalenderjahr irgendein Beitrag an kapitalgedeckte Pensionskassen oder für Direktversicherungen pauschaliert wurde (§ 40b EStG a. F.).[1]	**Steuerliche Beurteilung:** Sonstige Einkünfte nach § 22 Nr. 5 Satz 1 EStG: Besteuerung in vollem Umfang.	**Steuerliche Beurteilung:** Sonstige Einkünfte nach § 22 Nr. 5 Satz 1 EStG: Besteuerung in vollem Umfang.

[1] § 52 Abs. 4 Satz 23 EStG.

Direktversicherung		
Ansparphase	**Leistungsphase**	
	Lebenslange Rentenzahlungen, Berufsunfähigkeits-/Erwerbsminderungs- und Hinterbliebenenrenten	**Kapitalzahlungen**
Sozialversicherung: Bei Steuerfreiheit kein beitragspflichtiges Arbeitsentgelt bis zu 4 % der BBG-RV (**2025: 3.864 EUR jährlich/ 322 EUR mtl.**).[2] **Hinweis:** Keine Minderung des Freibetrags um beitragsfreie Bezüge, die nach § 40b EStG a. F. pauschaliert werden.	**Sozialversicherung:** • Versorgungsbezüge nach § 229 Abs. 1 Nr. 5 SGB V. Pflichtmitglieder der GKV: Betrag **über 187,25 EUR** beitragspflichtig. PV: Gesamtbetrag beitragspflichtig, wenn Versorgungsbezüge über 187,25 EUR liegen. • Freiwillige Mitglieder zur KV und PV: Volle Beitragspflicht, unabhängig davon, ob die Mindestgrenze überschritten wird. • Alleinige Beitragstragung. • Für KV-Beiträge wird allgemeiner Beitragssatz + kassenindividueller Zusatzbeitragssatz zugrunde gelegt. • PKV: Kein Beitrag **Hinweis:** Mindesteinnahmegrenze gilt für alle Versorgungsbezüge und Arbeitseinkommen insgesamt.	**Sozialversicherung:** • Beitragspflicht als Versorgungsbezug zur KV und PV i. H. v. $^{1}/_{120}$ des Zahlbetrags für längstens 10 Jahre. Pflichtmitglieder der GKV: Betrag von $^{1}/_{120}$ **über 187,25 EUR** (Gesamtbetrag Kapitalzahlung: 22.470 EUR) beitragspflichtig. PV: Gesamtbetrag von $^{1}/_{120}$ beitragspflichtig, wenn Versorgungsbezüge über 187,25 EUR (Gesamtbetrag Kapitalzahlung: 22.470 EUR) liegen. • Freiwillige Mitglieder zur KV und PV: $^{1}/_{120}$ der Kapitalleistung sind immer beitragspflichtig, unabhängig von der Höhe des Auszahlungsbetrags. • PKV: Kein Beitrag • Alleinige Beitragstragung. Für KV-Beiträge wird allgemeiner Beitragssatz + kassenindividueller Zusatzbeitragssatz zugrunde gelegt. **Hinweis:** Mindesteinnahmegrenze gilt für alle Versorgungsbezüge und Arbeitseinkommen insgesamt.
Steuerbefreiung nach § 100 Abs. 6 EStG bei Begünstigung durch BAV-Förderbetrag		
Steuerliche Beurteilung: Steuerbefreiung für Beiträge **zwischen 240 EUR und 960 EUR** bei Arbeitnehmern mit geringem Einkommen (= laufender Arbeitslohn bis 2.575 EUR monatlich)	**Steuerliche Beurteilung:** Sonstige Einkünfte nach § 22 Nr. 5 Satz 1 EStG: Besteuerung in vollem Umfang.	**Steuerliche Beurteilung:** Sonstige Einkünfte nach § 22 Nr. 5 Satz 1 EStG: Besteuerung in vollem Umfang.

[2] § 1 Abs. 1 Satz 1 Nr. 9 SvEV.

Direktversicherung		
Ansparphase	**Leistungsphase**	
	Lebenslange Rentenzahlungen, Berufsunfähigkeits-/Erwerbsminderungs- und Hinterbliebenenrenten	**Kapitalzahlungen**
Sozialversicherung: Kein beitragspflichtiges Arbeitsentgelt. Anrechnung auf Freigrenze i. H. v. 4 % der BBG-RV (**2025: 3.864 EUR jährlich/ 322 EUR mtl.**).	**Sozialversicherung:** • Versorgungsbezüge nach § 229 Abs. 1 Nr. 5 SGB V. Pflichtmitglieder der GKV: Betrag **über 187,25 EUR** beitragspflichtig. PV: Gesamtbetrag beitragspflichtig, wenn Versorgungsbezüge über 187,25 EUR liegen. • Freiwillige Mitglieder zur KV und PV: Volle Beitragspflicht, unabhängig davon, ob die Mindestgrenze überschritten wird. • Alleinige Beitragstragung. • Für KV-Beiträge wird allgemeiner Beitragssatz + kassenindividueller Zusatzbeitragssatz zugrunde gelegt. **Hinweis:** Mindesteinnahmegrenze gilt für alle Versorgungsbezüge und Arbeitseinkommen insgesamt.	**Sozialversicherung:** • Beitragspflicht als Versorgungsbezug zur KV und PV i. H. v. $^{1}/_{120}$ des Zahlbetrags für längstens 10 Jahre. Pflichtmitglieder der GKV: Betrag von $^{1}/_{120}$ **über 187,25 EUR** (Gesamtbetrag Kapitalzahlung: 22.470 EUR) beitragspflichtig. PV: Gesamtbetrag von $^{1}/_{120}$ beitragspflichtig, wenn Versorgungsbezüge über 187,25 EUR (Gesamtbetrag Kapitalzahlung: 22.470 EUR) liegen. • Freiwillige Mitglieder zur KV und PV: $^{1}/_{120}$ der Kapitalleistung sind immer beitragspflichtig, unabhängig von der Höhe des Auszahlungsbetrags. • PKV: Kein Beitrag • Alleinige Beitragstragung. Für KV-Beiträge wird allgemeiner Beitragssatz + kassenindividueller Zusatzbeitragssatz zugrunde gelegt. **Hinweis:** Mindesteinnahmegrenze gilt für alle Versorgungsbezüge und Arbeitseinkommen insgesamt.
Pauschalierung nach § 40b EStG a. F.		
Steuerliche Beurteilung: Pauschalierung **bis zu 1.752 EUR** mit 20 %[3] möglich, wenn mindestens ein Beitrag an kapitalgedeckte Pensionskassen oder für Direktversicherungen bereits vor dem 1.1.2018 nach § 40b EStG in einer vor dem 1.1.2005 geltenden Fassung pauschaliert wurde.	**Steuerliche Beurteilung:** Sonstige Einkünfte nach § 22 Nr. 1 Satz 3 Buchst. a Doppelbuchst. bb EStG: Besteuerung i. H. d. Ertragsanteils (z. B. 18 % bei Rentenbeginn mit 65 Jahren).	**Steuerliche Beurteilung:** Sonstige Einkünfte nach § 22 Nr. 5 Satz 2 EStG i. V. m. § 20 Abs. 1 Nr. 6 EStG: • Kapitalzahlung bei Vertragsabschluss bis 2004 und bei 12-jähriger Laufzeit regelmäßig steuerfrei.[4] • Bei Vertragsabschluss ab 2005 = Einkünfte i. H. d. Unterschiedsbetrags zwischen Versicherungsleistung und Summe der

[3] § 52 Abs. 40 EStG.

[4] § 52 Abs. 28 Satz 5 EStG.

Direktversicherung		
Ansparphase	**Leistungsphase**	
	Lebenslange Rentenzahlungen, Berufsunfähigkeits-/Erwerbsminderungs- und Hinterbliebenenrenten	**Kapitalzahlungen**
		Versicherungsbeiträge (bei Auszahlung nach 12 Jahren seit Vertragsabschluss und vollendetem 62. Lebensjahr[5] nur 50 % des Unterschiedsbetrags) im Erlebensfall oder bei Rückkauf des Vertrags.
Sozialversicherung: Kein beitragspflichtiges Arbeitsentgelt bei Pauschalierung nach § 40b EStG a. F. • bei zusätzlicher Leistung des Arbeitgebers oder • bei Finanzierung aus Einmalzahlungen.[6]	**Sozialversicherung:** • Versorgungsbezüge nach § 229 Abs. 1 Nr. 5 SGB V. Pflichtmitglieder der GKV: Betrag **über 187,25 EUR** beitragspflichtig. PV: Gesamtbetrag beitragspflichtig, wenn Versorgungsbezüge über 187,25 EUR liegen. • Freiwillige Mitglieder zur KV und PV: Volle Beitragspflicht, unabhängig davon, ob die Mindestgrenze überschritten wird. • Alleinige Beitragstragung. • Für KV-Beiträge wird allgemeiner Beitragssatz + kassenindividueller Zusatzbeitragssatz zugrunde gelegt. • PKV: Kein Beitrag **Hinweis:** Mindesteinnahmegrenze gilt für alle Versorgungsbezüge und Arbeitseinkommen insgesamt.	**Sozialversicherung:** • Beitragspflicht als Versorgungsbezug zur KV und PV i. H. v. $^1/_{120}$ des Zahlbetrags für längstens 10 Jahre. Pflichtmitglieder der GKV: Betrag von $^1/_{120}$ **über 187,25 EUR** (Gesamtbetrag Kapitalzahlung: 22.470 EUR) beitragspflichtig. PV: Gesamtbetrag von $^1/_{120}$ beitragspflichtig, wenn Versorgungsbezüge über 187,25 EUR (Gesamtbetrag Kapitalzahlung: 22.470 EUR) liegen. • Freiwillige Mitglieder zur KV und PV: $^1/_{120}$ der Kapitalleistung sind immer beitragspflichtig, unabhängig von der Höhe des Auszahlungsbetrags. • PKV: Kein Beitrag • Alleinige Beitragstragung. Für KV-Beiträge wird allgemeiner Beitragssatz + kassenindividueller Zusatzbeitragssatz zugrunde gelegt. **Hinweis:** Mindesteinnahmegrenze gilt für alle Versorgungsbezüge und Arbeitseinkommen insgesamt.
Lohnsteuerabzug nach ELStAM und „Riester-Förderung“		
Steuerliche Beurteilung: Altersvorsorgezulage (§§ 79 bis 99 EStG) bzw. zusätzlicher Sonderausgabenabzug	**Steuerliche Beurteilung:** Sonstige Einkünfte nach § 22 Nr. 5 Satz 1 EStG: Besteuerung in vollem Umfang.	**Steuerliche Beurteilung:** Kapitalauszahlung (100 %) = schädliche Verwendung:

[5] Für vor dem 1.1.2012 abgeschlossene Verträge gilt das 60. Lebensjahr.
[6] § 1 Abs. 1 Satz 1 Nr. 4 SvEV.

Direktversicherung		
Ansparphase	**Leistungsphase**	
	Lebenslange Rentenzahlungen, Berufsunfähigkeits-/Erwerbsminderungs- und Hinterbliebenenrenten	**Kapitalzahlungen**
(§ 10a EStG) bei Lohnsteuerabzug nach den ELStAM.		• Rückforderung von Altersvorsorgezulage/zusätzlicher Steuerermäßigung. Sonstige Einkünfte nach § 22 Nr. 5 Satz 2 EStG i. V. m. § 20 Abs. 1 Nr. 6 EStG: • Kapitalzahlung bei Vertragsabschluss bis 2004 und bei 12-jähriger Laufzeit regelmäßig steuerfrei. • Bei Vertragsabschluss ab 2005 = Einkünfte i. H. d. Unterschiedsbetrags zwischen Versicherungsleistung und Summe der Versicherungsbeiträge (bei Auszahlung nach 12 Jahren seit Vertragsabschluss und vollendetem 62. Lebensjahr nur 50 % des Unterschiedsbetrags) im Erlebensfall oder bei Rückkauf des Vertrags.
Sozialversicherung: Finanzierung erfolgt aus verbeitragtem Arbeitsentgelt.	**Sozialversicherung:** Beitragspflichtig zur KV und PV nur bei freiwillig gesetzlich Versicherten. Keine Beitragspflicht bei pflichtversicherten Mitgliedern.[7]	**Sozialversicherung:** Beitragspflichtig zur KV und PV nur bei freiwillig gesetzlich Versicherten. Keine Beitragspflicht bei pflichtversicherten Mitgliedern.
Lohnsteuerabzug nach den ELStAM und Basisversorgung („Rürup-Verträge“)		
Steuerliche Beurteilung: Sonderausgabenabzug als Basisversorgung (§ 10 Abs. 1 Nr. 2b EStG; „Rürup-Verträge“) bei Lohnsteuerabzug nach den ELStAM.	**Steuerliche Beurteilung:** Sonstige Einkünfte nach § 22 Nr. 1 Satz 3 Buchst. a Doppelbuchst. aa EStG: Stufenweise Anhebung des Besteuerungsanteils von 50 % (bei Rentenbeginn in 2005) auf 100 % (bei Rentenbeginn ab 2058) = Kohortenprinzip.	

[7] § 229 Abs. 1 Satz 1 Nr. 5 SGB V.

Direktversicherung		
Ansparphase	**Leistungsphase**	
	Lebenslange Rentenzahlungen, Berufsunfähigkeits-/Erwerbsminderungs- und Hinterbliebenenrenten	**Kapitalzahlungen**
Lohnsteuerabzug nach den ELStAM, keine „Riester-Förderung“, keine Basisversorgung („Rürup-Verträge“)		
Steuerliche Beurteilung: Lohnsteuerabzug nach den ELStAM	**Steuerliche Beurteilung:** Sonstige Einkünfte nach § 22 Nr. 1 Satz 3 Buchst. a Doppelbuchst. bb EStG: Besteuerung i. H. d. Ertragsanteils (z. B. 18 % bei Rentenbeginn mit 65 Jahren).	**Steuerliche Beurteilung:** Sonstige Einkünfte nach § 22 Nr. 5 Satz 2 EStG i. V. m. § 20 Abs. 1 Nr. 6 EStG: • Kapitalzahlung bei Vertragsabschluss bis 2004 und bei 12-jähriger Laufzeit regelmäßig steuerfrei. • Bei Vertragsabschluss ab 2005 = Einkünfte i. H. d. Unterschiedsbetrags zwischen Versicherungsleistung und Summe der Versicherungsbeiträge (bei Auszahlung nach 12 Jahren seit Vertragsabschluss und vollendetem 62. Lebensjahr nur 50 % des Unterschiedsbetrags) im Erlebensfall oder bei Rückkauf des Vertrags.
Sozialversicherung: Finanzierung erfolgt aus verbeitragtem Arbeitsentgelt.	**Sozialversicherung:** • Versorgungsbezüge nach § 229 Abs. 1 Nr. 5 SGB V. Pflichtmitglieder der GKV: Betrag **über 187,25 EUR** beitragspflichtig. PV: Gesamtbetrag beitragspflichtig, wenn Versorgungsbezüge über 187,25 EUR liegen. • Freiwillige Mitglieder zur KV und PV: Volle Beitragspflicht, unabhängig davon, ob die Mindestgrenze überschritten wird.[8] • Alleinige Beitragstragung. • Für KV-Beiträge wird allgemeiner Beitragssatz + kassenindividueller Zusatzbeitragssatz zugrunde gelegt. **Hinweis:** Mindesteinnahmegrenze gilt für alle Versorgungsbezüge und Arbeitseinkommen insgesamt.	**Sozialversicherung:** • Beitragspflicht als Versorgungsbezug zur KV und PV i. H. v. $^{1}/_{120}$ des Zahlbetrags für längstens 10 Jahre. Pflichtmitglieder der GKV: Betrag von $^{1}/_{120}$ **über 187,25 EUR** (Gesamtbetrag Kapitalzahlung: 22.470 EUR) beitragspflichtig. PV: Gesamtbetrag von $^{1}/_{120}$ beitragspflichtig, wenn Versorgungsbezüge über 187,25 EUR (Gesamtbetrag Kapitalzahlung: 22.470 EUR) liegen. • Freiwillige Mitglieder zur KV und PV: $^{1}/_{120}$ der Kapitalleistung sind immer beitragspflichtig, unabhängig von der Höhe des Auszahlungsbetrags. • PKV: Kein Beitrag • Alleinige Beitragstragung. Für KV-Beiträge wird allgemeiner Beitragssatz + kassenindividu-

[8] Bei privat abgeschlossenen Altersvorsorgeverträgen entfällt die Verbeitragung bei Pflichtversicherten.

Direktversicherung		
Ansparphase	**Leistungsphase**	
	Lebenslange Rentenzahlungen, Berufsunfähigkeits-/Erwerbsminderungs- und Hinterbliebenenrenten	**Kapitalzahlungen**
		eller Zusatzbeitragssatz zugrunde gelegt. **Hinweis:** Mindesteinnahmegrenze gilt für alle Versorgungsbezüge und Arbeitseinkommen insgesamt.

Pensionsfonds		
Ansparphase	**Leistungsphase**	
	Lebenslange Rentenzahlungen, Berufsunfähigkeits-/Erwerbsminderungs- und Hinterbliebenenrenten	**Kapitalzahlungen**
Steuerbefreiung nach § 3 Nr. 63 EStG		
Steuerliche Beurteilung: Steuerbefreiung bis zu 8 % der BBG-RV (**2025: 7.728 EUR jährlich/ 644 EUR mtl.**). **Achtung:** Minderung des steuerfreien Volumens soweit im gleichen Kalenderjahr irgendein Beitrag an kapitalgedeckte Pensionskassen oder für Direktversicherungen pauschaliert wurde (§ 40b EStG a. F.).	**Steuerliche Beurteilung:** Sonstige Einkünfte nach § 22 Nr. 5 Satz 1 EStG: Besteuerung in vollem Umfang.	**Steuerliche Beurteilung:** Sonstige Einkünfte nach § 22 Nr. 5 Satz 1 EStG: Besteuerung in vollem Umfang.
Sozialversicherung: Bei Steuerfreiheit kein beitragspflichtiges Arbeitsentgelt bis zu 4 % der BBG-RV (**2025: 3.864 EUR jährlich/ 322 EUR mtl.**).	**Sozialversicherung:** • Versorgungsbezüge nach § 229 Abs. 1 Nr. 5 SGB V. Pflichtmitglieder der GKV: Betrag **über 187,25 EUR** beitragspflichtig. PV: Gesamtbetrag beitragspflichtig, wenn Versorgungsbezüge über 187,25 EUR liegen. • Freiwillige Mitglieder zur KV und PV: Volle Beitragspflicht, unabhängig davon, ob die Mindestgrenze überschritten wird. • Alleinige Beitragstragung.	**Sozialversicherung:** • Beitragspflicht als Versorgungsbezug zur KV und PV i. H. v. $^{1}/_{120}$ des Zahlbetrags für längstens 10 Jahre. Pflichtmitglieder der GKV: Betrag von $^{1}/_{120}$ **über 187,25 EUR** (Gesamtbetrag Kapitalzahlung: 22.470 EUR) beitragspflichtig. PV: Gesamtbetrag von $^{1}/_{120}$ beitragspflichtig, wenn Versorgungsbezüge über 187,25 EUR (Gesamtbetrag Kapitalzahlung: 22.470 EUR) liegen. • Freiwillige Mitglieder zur KV und PV: $^{1}/_{120}$ der Kapitalleistung sind immer beitrags-

Pensionsfonds		
Ansparphase	**Leistungsphase**	
	Lebenslange Rentenzahlungen, Berufsunfähigkeits-/Erwerbsminderungs- und Hinterbliebenenrenten	**Kapitalzahlungen**
	• Für KV-Beiträge wird allgemeiner Beitragssatz + kassenindividueller Zusatzbeitragssatz zugrunde gelegt. **Hinweis:** Mindesteinnahmegrenze gilt für alle Versorgungsbezüge und Arbeitseinkommen insgesamt.	pflichtig, unabhängig von der Höhe des Auszahlungsbetrags. • PKV: Kein Beitrag • Alleinige Beitragstragung. Für KV-Beiträge wird allgemeiner Beitragssatz + kassenindividueller Zusatzbeitragssatz zugrunde gelegt. **Hinweis:** Mindesteinnahmegrenze gilt für alle Versorgungsbezüge und Arbeitseinkommen insgesamt.
Steuerbefreiung nach § 100 Abs. 6 EStG bei Begünstigung durch BAV-Förderbetrag		
Steuerliche Beurteilung: Steuerbefreiung für Beiträge **zwischen 240 EUR und 960 EUR** bei Arbeitnehmern mit geringem Einkommen (= laufender Arbeitslohn bis 2.575 EUR monatlich).	**Steuerliche Beurteilung:** Sonstige Einkünfte nach § 22 Nr. 5 Satz 1 EStG: Besteuerung in vollem Umfang.	**Steuerliche Beurteilung:** Sonstige Einkünfte nach § 22 Nr. 5 Satz 1 EStG: Besteuerung in vollem Umfang.
Sozialversicherung: Kein beitragspflichtiges Arbeitsentgelt. Anrechnung auf Freigrenze i.H.v. 4 % der BBG-RV (**2025: 3.864 EUR jährlich/ 322 EUR mtl.**).	**Sozialversicherung:** • Versorgungsbezüge nach § 229 Abs. 1 Nr. 5 SGB V. Pflichtmitglieder der GKV: Betrag **über 187,25 EUR** beitragspflichtig. PV: Gesamtbetrag beitragspflichtig, wenn Versorgungsbezüge über 187,25 EUR liegen. • Freiwillige Mitglieder zur KV und PV: Volle Beitragspflicht, unabhängig davon, ob die Mindestgrenze überschritten wird. • Alleinige Beitragstragung. • Für KV-Beiträge wird allgemeiner Beitragssatz + kassenindividueller Zusatzbeitragssatz zugrunde gelegt. **Hinweis:** Mindesteinnahmegrenze gilt für alle Versorgungsbezüge und Arbeitseinkommen insgesamt.	**Sozialversicherung:** • Beitragspflicht als Versorgungsbezug zur KV und PV i.H.v. $^1/_{120}$ des Zahlbetrags für längstens 10 Jahre. Pflichtmitglieder der GKV: Betrag von $^1/_{120}$ **über 187,25 EUR** (Gesamtbetrag Kapitalzahlung: 22.470 EUR) beitragspflichtig. PV: Gesamtbetrag von $^1/_{120}$ beitragspflichtig, wenn Versorgungsbezüge über 187,25 EUR (Gesamtbetrag Kapitalzahlung: 22.470 EUR) liegen. • Freiwillige Mitglieder zur KV und PV: $^1/_{120}$ der Kapitalleistung sind immer beitragspflichtig, unabhängig von der Höhe des Auszahlungsbetrags. • PKV: Kein Beitrag • Alleinige Beitragstragung. Für KV-Beiträge wird allgemeiner Beitragssatz + kassenindividueller Zusatzbeitragssatz zugrunde gelegt.

Pensionsfonds		
Ansparphase	**Leistungsphase**	
	Lebenslange Rentenzahlungen, Berufsunfähigkeits-/Erwerbsminderungs- und Hinterbliebenenrenten	**Kapitalzahlungen**
		Hinweis: Mindesteinnahmegrenze gilt für alle Versorgungsbezüge und Arbeitseinkommen insgesamt.
Lohnsteuerabzug nach den ELStAM und „Riester-Förderung"		
Steuerliche Beurteilung: Altersvorsorgezulage (§§ 79 bis 99 EStG) bzw. zusätzlicher Sonderausgabenabzug (§ 10a EStG) bei Lohnsteuerabzug nach den ELStAM	**Steuerliche Beurteilung:** Sonstige Einkünfte nach § 22 Nr. 5 Satz 1 EStG: Besteuerung in vollem Umfang.	**Steuerliche Beurteilung:** Kapitalauszahlung (100 %) = schädliche Verwendung: • Rückforderung von Altersvorsorgezulage/zusätzlicher Steuerermäßigung. Sonstige Einkünfte nach § 22 Nr. 5 Satz 2 EStG i. V. m. § 20 Abs. 1 Nr. 6 EStG: • Kapitalzahlung bei Vertragsabschluss bis 2004 und bei 12-jähriger Laufzeit regelmäßig steuerfrei. • Bei Vertragsabschluss ab 2005 = Einkünfte i. H. d. Unterschiedsbetrags zwischen Versicherungsleistung und Summe der Versicherungsbeiträge (bei Auszahlung nach 12 Jahren seit Vertragsabschluss und vollendetem 62. Lebensjahr nur 50 % des Unterschiedsbetrags) im Erlebensfall oder bei Rückkauf des Vertrags.
Sozialversicherung: Finanzierung erfolgt aus verbeitragtem Arbeitsentgelt.	**Sozialversicherung:** Beitragspflichtig zur KV und PV nur bei freiwillig gesetzlich Versicherten. Keine Beitragspflicht bei pflichtversicherten Mitgliedern.	**Sozialversicherung:** Beitragspflichtig zur KV und PV nur bei freiwillig gesetzlich Versicherten. Keine Beitragspflicht bei pflichtversicherten Mitgliedern.
Lohnsteuerabzug nach den ELStAM und Basisversorgung („Rürup-Verträge")		
Steuerliche Beurteilung: Sonderausgabenabzug als Basisversorgung (§ 10 Abs. 1 Nr. 2b EStG; „Rürup-Verträge") bei Lohnsteuerabzug nach den ELStAM.	**Steuerliche Beurteilung:** Sonstige Einkünfte nach § 22 Nr. 1 Satz 3 Buchst. a Doppelbuchst. aa EStG: Stufenweise Anhebung des Besteuerungsanteils von 50 % (bei Rentenbeginn in 2005) auf 100 % (bei Rentenbeginn ab 2058) = Kohortenprinzip.	

Pensionsfonds		
Ansparphase	**Leistungsphase**	
	Lebenslange Rentenzahlungen, Berufsunfähigkeits-/Erwerbsminderungs- und Hinterbliebenenrenten	**Kapitalzahlungen**
Lohnsteuerabzug nach den ELStAM, keine „Riester-Förderung“, keine Basisversorgung („Rürup-Verträge“)		
Steuerliche Beurteilung: Lohnsteuerabzug nach ELStAM.	**Steuerliche Beurteilung:** Sonstige Einkünfte nach § 22 Nr. 1 Satz 3 Buchst. a Doppelbuchst. bb EStG: Besteuerung i. H. d. Ertragsanteils (z. B. 18 % bei Rentenbeginn mit 65 Jahren).	**Steuerliche Beurteilung:** Sonstige Einkünfte nach § 22 Nr. 5 Satz 2 EStG i. V. m. § 20 Abs. 1 Nr. 6 EStG: • Kapitalzahlung bei Vertragsabschluss bis 2004 und bei 12-jähriger Laufzeit regelmäßig steuerfrei. • Bei Vertragsabschluss ab 2005 = Einkünfte i. H. d. Unterschiedsbetrags zwischen Versicherungsleistung und Summe der Versicherungsbeiträge (bei Auszahlung nach 12 Jahren seit Vertragsabschluss und vollendetem 62. Lebensjahr nur 50 % des Unterschiedsbetrags) im Erlebensfall oder bei Rückkauf des Vertrags.
Sozialversicherung: Finanzierung erfolgt aus verbeitragtem Arbeitsentgelt.	**Sozialversicherung:** • Versorgungsbezüge nach § 229 Abs. 1 Nr. 5 SGB V. Pflichtmitglieder der GKV: Betrag **über 187,25 EUR** beitragspflichtig. PV: Gesamtbetrag beitragspflichtig, wenn Versorgungsbezüge über 187,25 EUR liegen. • Freiwillige Mitglieder zur KV und PV: Volle Beitragspflicht, unabhängig davon, ob die Mindestgrenze überschritten wird. • Alleinige Beitragstragung. • Für KV-Beiträge wird allgemeiner Beitragssatz + kassenindividueller Zusatzbeitragssatz zugrunde gelegt. **Hinweis:** Mindesteinnahmegrenze gilt für alle Versorgungsbezüge und Arbeitseinkommen insgesamt.	**Sozialversicherung:** • Beitragspflicht als Versorgungsbezug zur KV und PV i. H. v. $^{1}/_{120}$ des Zahlbetrags für längstens 10 Jahre. Pflichtmitglieder der GKV: Betrag von $^{1}/_{120}$ **über 187,25 EUR** (Gesamtbetrag Kapitalzahlung: 22.470 EUR) beitragspflichtig. PV: Gesamtbetrag von $^{1}/_{120}$ beitragspflichtig, wenn Versorgungsbezüge über 187,25 EUR (Gesamtbetrag Kapitalzahlung: 22.470 EUR) liegen. • Freiwillige Mitglieder zur KV und PV: $^{1}/_{120}$ der Kapitalleistung sind immer beitragspflichtig, unabhängig von der Höhe des Auszahlungsbetrags. • PKV: Kein Beitrag • Alleinige Beitragstragung. Für KV-Beiträge wird allgemeiner Beitragssatz + kassenindividueller Zusatzbeitragssatz zugrunde gelegt.

Pensionsfonds		
Ansparphase	**Leistungsphase**	
	Lebenslange Rentenzahlungen, Berufsunfähigkeits-/Erwerbsminderungs- und Hinterbliebenenrenten	**Kapitalzahlungen**
		Hinweis: Mindesteinnahmegrenze gilt für alle Versorgungsbezüge und Arbeitseinkommen insgesamt.

Kapitalgedeckte Pensionskasse		
Ansparphase	**Leistungsphase**	
	Lebenslange Rentenzahlungen, Berufsunfähigkeits-/Erwerbsminderungs- und Hinterbliebenenrenten	**Kapitalzahlungen**
Steuerbefreiung nach § 3 Nr. 63 EStG		
Steuerliche Beurteilung: Steuerbefreiung bis zu 8 % der BBG-RV (**2025: 7.728 EUR jährlich/ 644 EUR mtl.**). **Achtung:** Minderung des steuerfreien Volumens soweit im gleichen Kalenderjahr irgendein Beitrag an kapitalgedeckte Pensionskassen oder für Direktversicherungen pauschaliert wurde (§ 40b EStG a. F.).	**Steuerliche Beurteilung:** Sonstige Einkünfte nach § 22 Nr. 5 Satz 1 EStG: Besteuerung in vollem Umfang.	**Steuerliche Beurteilung:** Sonstige Einkünfte nach § 22 Nr. 5 Satz 1 EStG: Besteuerung in vollem Umfang.
Sozialversicherung: Bei Steuerfreiheit kein beitragspflichtiges Arbeitsentgelt bis zu 4 % der BBG-RV (**2025: 3.864 EUR jährlich/ 322 EUR mtl.**). **Hinweis:** Keine Minderung des Freibetrags um beitragsfreie Bezüge, die nach § 40b EStG a. F. pauschaliert werden.	**Sozialversicherung:** • Versorgungsbezüge nach § 229 Abs. 1 Nr. 5 SGB V. Pflichtmitglieder der GKV: Betrag **über 187,25 EUR** beitragspflichtig. PV: Gesamtbetrag beitragspflichtig, wenn Versorgungsbezüge über 187,25 EUR liegen. • Freiwillige Mitglieder zur KV und PV: Volle Beitragspflicht, unabhängig davon, ob die Mindestgrenze überschritten wird. • Alleinige Beitragstragung. • Für KV-Beiträge wird allgemeiner Beitragssatz + kassenindividueller Zusatzbeitragssatz zugrunde gelegt.	**Sozialversicherung:** • Beitragspflicht als Versorgungsbezug zur KV und PV i. H. v. $^{1}/_{120}$ des Zahlbetrags für längstens 10 Jahre. Pflichtmitglieder der GKV: Betrag von $^{1}/_{120}$ **über 187,25 EUR** (Gesamtbetrag Kapitalzahlung: 22.470 EUR) beitragspflichtig. PV: Gesamtbetrag von $^{1}/_{120}$ beitragspflichtig, wenn Versorgungsbezüge über 187,25 EUR (Gesamtbetrag Kapitalzahlung: 22.470 EUR) liegen. • Freiwillige Mitglieder zur KV und PV: $^{1}/_{120}$ der Kapitalleistung sind immer beitragspflichtig, unabhängig von der Höhe des Auszahlungsbetrags. • PKV: Kein Beitrag

Kapitalgedeckte Pensionskasse		
Ansparphase	**Leistungsphase**	
	Lebenslange Rentenzahlungen, Berufsunfähigkeits-/Erwerbsminderungs- und Hinterbliebenenrenten	**Kapitalzahlungen**
	Hinweis: Mindesteinnahmegrenze gilt für alle Versorgungsbezüge und Arbeitseinkommen insgesamt.	• Alleinige Beitragstragung. Für KV-Beiträge wird allgemeiner Beitragssatz + kassenindividueller Zusatzbeitragssatz zugrunde gelegt. **Hinweis:** Mindesteinnahmegrenze gilt für alle Versorgungsbezüge und Arbeitseinkommen insgesamt.
Steuerbefreiung nach § 100 Abs. 6 EStG bei Begünstigung durch BAV-Förderbetrag		
Steuerliche Beurteilung: Steuerbefreiung für Beiträge **zwischen 240 EUR und 960 EUR** bei Arbeitnehmern mit geringem Einkommen (= laufender Arbeitslohn bis 2.575 EUR monatlich).	**Steuerliche Beurteilung:** Sonstige Einkünfte nach § 22 Nr. 5 Satz 1 EStG: Besteuerung in vollem Umfang.	**Steuerliche Beurteilung:** Sonstige Einkünfte nach § 22 Nr. 5 Satz 1 EStG: Besteuerung in vollem Umfang.
Sozialversicherung: Kein beitragspflichtiges Arbeitsentgelt. Anrechnung auf Freigrenze i. H. v. 4 % der BBG-RV (**2025: 3.864 EUR jährlich/ 322 EUR mtl.**).	**Sozialversicherung:** • Versorgungsbezüge nach § 229 Abs. 1 Nr. 5 SGB V. Pflichtmitglieder der GKV: Betrag **über 187,25 EUR** beitragspflichtig. PV: Gesamtbetrag beitragspflichtig, wenn Versorgungsbezüge über 187,25 EUR liegen. • Freiwillige Mitglieder zur KV und PV: Volle Beitragspflicht, unabhängig davon, ob die Mindestgrenze überschritten wird. • Alleinige Beitragstragung. • Für KV-Beiträge wird allgemeiner Beitragssatz + kassenindividueller Zusatzbeitragssatz zugrunde gelegt. **Hinweis:** Mindesteinnahmegrenze gilt für alle Versorgungsbezüge und Arbeitseinkommen insgesamt.	**Sozialversicherung:** • Beitragspflicht als Versorgungsbezug zur KV und PV i. H. v. $^{1}/_{120}$ des Zahlbetrags für längstens 10 Jahre. Pflichtmitglieder der GKV: Betrag von $^{1}/_{120}$ **über 187,25 EUR** (Gesamtbetrag Kapitalzahlung: 22.470 EUR) beitragspflichtig. PV: Gesamtbetrag von $^{1}/_{120}$ beitragspflichtig, wenn Versorgungsbezüge über 187,25 EUR (Gesamtbetrag Kapitalzahlung: 22.470 EUR) liegen. • Freiwillige Mitglieder zur KV und PV: $^{1}/_{120}$ der Kapitalleistung sind immer beitragspflichtig, unabhängig von der Höhe des Auszahlungsbetrags. • PKV: Kein Beitrag • Alleinige Beitragstragung. Für KV-Beiträge wird allgemeiner Beitragssatz + kassenindividueller Zusatzbeitragssatz zugrunde gelegt. **Hinweis:** Mindesteinnahmegrenze gilt für alle Versorgungsbezüge und Arbeitseinkommen insgesamt.

Kapitalgedeckte Pensionskasse		
Ansparphase	**Leistungsphase**	
	Lebenslange Rentenzahlungen, Berufsunfähigkeits-/Erwerbsminderungs- und Hinterbliebenenrenten	**Kapitalzahlungen**
Pauschalierung nach § 40b EStG a. F.		
Steuerliche Beurteilung: Pauschalierung **bis zu 1.752 EUR** mit 20 % möglich, wenn mindestens ein Beitrag an kapitalgedeckte Pensionskassen oder für Direktversicherungen bereits vor dem 1.1.2018 nach § 40b EStG in einer vor dem 1.1.2005 geltenden Fassung pauschaliert wurde.[9]	**Steuerliche Beurteilung:** Sonstige Einkünfte nach § 22 Nr. 1 Satz 3 Buchst. a Doppelbuchst. bb EStG: Besteuerung i. H. d. Ertragsanteils (z. B. 18 % bei Rentenbeginn mit 65 Jahren).	**Steuerliche Beurteilung:** Sonstige Einkünfte nach § 22 Nr. 5 Satz 2 EStG i. V. m. § 20 Abs. 1 Nr. 6 EStG: • Kapitalzahlung bei Vertragsabschluss bis 2004 und bei 12-jähriger Laufzeit regelmäßig steuerfrei. • Bei Vertragsabschluss ab 2005 = Einkünfte i. H. d. Unterschiedsbetrags zwischen Versicherungsleistung und Summe der Versicherungsbeiträge (bei Auszahlung nach 12 Jahren seit Vertragsabschluss und vollendetem 62. Lebensjahr nur 50 % des Unterschiedsbetrags) im Erlebensfall oder bei Rückkauf des Vertrags.
Sozialversicherung: Kein beitragspflichtiges Arbeitsentgelt bei Pauschalierung nach § 40b EStG a. F. • bei zusätzlicher Leistung des Arbeitgebers oder • bei Finanzierung aus Einmalzahlungen.	**Sozialversicherung:** • Versorgungsbezüge nach § 229 Abs. 1 Nr. 5 SGB V. Pflichtmitglieder der GKV: Betrag **über 187,25 EUR** beitragspflichtig. PV: Gesamtbetrag beitragspflichtig, wenn Versorgungsbezüge über 187,25 EUR liegen. • Freiwillige Mitglieder zur KV und PV: Volle Beitragspflicht, unabhängig davon, ob die Mindestgrenze überschritten wird. • Alleinige Beitragstragung. • Für KV-Beiträge wird allgemeiner Beitragssatz + kassenindividueller Zusatzbeitragssatz zugrunde gelegt. **Hinweis:** Mindesteinnahmegrenze gilt für alle Versorgungsbezüge und Arbeitseinkommen insgesamt.	**Sozialversicherung:** • Beitragspflicht als Versorgungsbezug zur KV und PV i. H. v. $^1/_{120}$ des Zahlbetrags für längstens 10 Jahre. Pflichtmitglieder der GKV: Betrag von $^1/_{120}$ **über 187,25 EUR** (Gesamtbetrag Kapitalzahlung: 22.470 EUR) beitragspflichtig. PV: Gesamtbetrag von $^1/_{120}$ beitragspflichtig, wenn Versorgungsbezüge über 187,25 EUR (Gesamtbetrag Kapitalzahlung: 22.470 EUR) liegen. • Freiwillige Mitglieder zur KV und PV: $^1/_{120}$ der Kapitalleistung sind immer beitragspflichtig, unabhängig von der Höhe des Auszahlungsbetrags. • PKV: Kein Beitrag • Alleinige Beitragstragung. Für KV-Beiträge wird allgemeiner Beitragssatz + kassenindividu-

9 § 52 Abs. 40 EStG.

Kapitalgedeckte Pensionskasse		
Ansparphase	**Leistungsphase**	
	Lebenslange Rentenzahlungen, Berufsunfähigkeits-/Erwerbsminderungs- und Hinterbliebenenrenten	**Kapitalzahlungen**
		eller Zusatzbeitragssatz zugrunde gelegt. **Hinweis:** Mindesteinnahmegrenze gilt für alle Versorgungsbezüge und Arbeitseinkommen insgesamt.
Lohnsteuerabzug nach den ELStAM und „Riester-Förderung“		
Steuerliche Beurteilung: Altersvorsorgezulage (§§ 79 bis 99 EStG) bzw. zusätzlicher Sonderausgabenabzug (§ 10a EStG) bei Lohnsteuerabzug nach den ELStAM.	**Steuerliche Beurteilung:** Sonstige Einkünfte nach § 22 Nr. 5 Satz 1 EStG: Besteuerung in vollem Umfang.	**Steuerliche Beurteilung:** Kapitalauszahlung (100 %) = schädliche Verwendung: • Rückforderung von Altersvorsorgezulage/zusätzlicher Steuerermäßigung. Sonstige Einkünfte nach § 22 Nr. 5 Satz 2 EStG i.V.m. § 20 Abs. 1 Nr. 6 EStG: • Kapitalzahlung bei Vertragsabschluss bis 2004 und bei 12-jähriger Laufzeit regelmäßig steuerfrei. • Bei Vertragsabschluss ab 2005 = Einkünfte i.H.d. Unterschiedsbetrags zwischen Versicherungsleistung und Summe der Versicherungsbeiträge (bei Auszahlung nach 12 Jahren seit Vertragsabschluss und vollendetem 62. Lebensjahr nur 50 % des Unterschiedsbetrags) im Erlebensfall oder bei Rückkauf des Vertrags.
Sozialversicherung: Finanzierung erfolgt aus verbeitragtem Arbeitsentgelt.	**Sozialversicherung:** Beitragspflichtig zur KV und PV nur bei freiwillig gesetzlich Versicherten. Keine Beitragspflicht bei pflichtversicherten Mitgliedern.	**Sozialversicherung:** Beitragspflichtig zur KV und PV nur bei freiwillig gesetzlich Versicherten. Keine Beitragspflicht bei pflichtversicherten Mitgliedern.
Lohnsteuerabzug nach den ELStAM und Basisversorgung („Rürup-Verträge“)		
Steuerliche Beurteilung: Sonderausgabenabzug als Basisversorgung (§ 10 Abs. 1 Nr. 2b EStG; „Rürup-Verträge“) bei Lohnsteuerabzug nach den ELStAM.	**Steuerliche Beurteilung:** Sonstige Einkünfte nach § 22 Nr. 1 Satz 3 Buchst. a Doppelbuchst. aa EStG: Stufenweise Anhebung des Besteuerungsanteils von 50 % (bei Rentenbeginn in 2005) auf 100 % (bei Rentenbeginn ab 2058) = Kohortenprinzip.	

<table>
<tr><th colspan="3">Kapitalgedeckte Pensionskasse</th></tr>
<tr><th rowspan="2">Ansparphase</th><th colspan="2">Leistungsphase</th></tr>
<tr><th>Lebenslange Rentenzahlungen, Berufsunfähigkeits-/Erwerbsminderungs- und Hinterbliebenenrenten</th><th>Kapitalzahlungen</th></tr>
<tr><td colspan="3">Lohnsteuerabzug nach den ELStAM, keine „Riester-Förderung“, keine Basisversorgung („Rürup-Verträge“)</td></tr>
<tr><td>Steuerliche Beurteilung:
Lohnsteuerabzug nach den ELStAM.</td><td>Steuerliche Beurteilung:
Sonstige Einkünfte nach § 22 Nr. 1 Satz 3 Buchst. a Doppelbuchst. bb EStG:
Besteuerung i. H. d. Ertragsanteils (z. B. 18 % bei Rentenbeginn mit 65 Jahren).</td><td>Steuerliche Beurteilung:
Sonstige Einkünfte nach § 22 Nr. 5 Satz 2 EStG i. V. m. § 20 Abs. 1 Nr. 6 EStG:
• Kapitalzahlung bei Vertragsabschluss bis 2004 und bei 12-jähriger Laufzeit regelmäßig steuerfrei.
• Bei Vertragsabschluss ab 2005 = Einkünfte i. H. d. Unterschiedsbetrags zwischen Versicherungsleistung und Summe der Versicherungsbeiträge (bei Auszahlung nach 12 Jahren seit Vertragsabschluss und vollendetem 62. Lebensjahr nur 50 % des Unterschiedsbetrags) im Erlebensfall oder bei Rückkauf des Vertrags.</td></tr>
<tr><td>Sozialversicherung:
Finanzierung erfolgt aus verbeitragtem Arbeitsentgelt.</td><td>Sozialversicherung:
• Versorgungsbezüge nach § 229 Abs. 1 Nr. 5 SGB V.
Pflichtmitglieder der GKV: Betrag über 187,25 EUR beitragspflichtig.
PV: Gesamtbetrag beitragspflichtig, wenn Versorgungsbezüge über 187,25 EUR liegen.
• Freiwillige Mitglieder zur KV und PV: Volle Beitragspflicht, unabhängig davon, ob die Mindestgrenze überschritten wird.
• Alleinige Beitragstragung.
• Für KV-Beiträge wird allgemeiner Beitragssatz + kassenindividueller Zusatzbeitragssatz zugrunde gelegt.
Hinweis: Mindesteinnahmegrenze gilt für alle Versorgungsbezüge und Arbeitseinkommen insgesamt.</td><td>Sozialversicherung:
• Beitragspflicht als Versorgungsbezug zur KV und PV i. H. v. $^1/_{120}$ des Zahlbetrags für längstens 10 Jahre.
Pflichtmitglieder der GKV: Betrag von $^1/_{120}$ über 187,25 EUR (Gesamtbetrag Kapitalzahlung: 22.470 EUR) beitragspflichtig.
PV: Gesamtbetrag von $^1/_{120}$ beitragspflichtig, wenn Versorgungsbezüge über 187,25 EUR (Gesamtbetrag Kapitalzahlung: 22.470 EUR) liegen.
• Freiwillige Mitglieder zur KV und PV: $^1/_{120}$ der Kapitalleistung sind immer beitragspflichtig, unabhängig von der Höhe des Auszahlungsbetrags.
• PKV: Kein Beitrag
• Alleinige Beitragstragung. Für KV-Beiträge wird allgemeiner Beitragssatz + kassenindividueller Zusatzbeitragssatz zugrunde gelegt.</td></tr>
</table>

Kapitalgedeckte Pensionskasse		
Ansparphase	**Leistungsphase**	
	Lebenslange Rentenzahlungen, Berufsunfähigkeits-/Erwerbsminderungs- und Hinterbliebenenrenten	**Kapitalzahlungen**
		Hinweis: Mindesteinnahmegrenze gilt für alle Versorgungsbezüge und Arbeitseinkommen insgesamt.

Umlagefinanzierte Pensionskasse		
Ansparphase	**Leistungsphase**	
	Lebenslange Rentenzahlungen, Berufsunfähigkeits-/Erwerbsminderungs- und Hinterbliebenenrenten	**Kapitalzahlungen**
Steuerbefreiung nach § 3 Nr. 56 EStG		
Steuerliche Beurteilung: Steuerbefreiung bis zu 3 % der BBG-RV (**2025: 2.718 EUR jährlich/ 322 EUR mtl.**).	**Steuerliche Beurteilung:** Sonstige Einkünfte nach § 22 Nr. 5 Satz 1 EStG: Besteuerung in vollem Umfang.	**Steuerliche Beurteilung:** Sonstige Einkünfte nach § 22 Nr. 5 Satz 1 EStG: Besteuerung in vollem Umfang.
Sozialversicherung: • Kein Arbeitsentgelt soweit Steuerfreiheit besteht und es sich um eine zusätzliche Zahlung zum Lohn/Gehalt handelt. • Für Zuwendungen zu Pensionskassen mit einer besonderen Versorgungsregelung ist die Beitragsfreiheit auf 100 EUR mtl., abzüglich eines Hinzurechnungsbetrags beschränkt.	**Sozialversicherung:** • Versorgungsbezüge nach § 229 Abs. 1 Nr. 5 SGB V. Pflichtmitglieder der GKV: Betrag **über 187,25 EUR** beitragspflichtig. PV: Gesamtbetrag beitragspflichtig, wenn Versorgungsbezüge über 187,25 EUR liegen. • Freiwillige Mitglieder zur KV und PV: Volle Beitragspflicht, unabhängig davon, ob die Mindestgrenze überschritten wird. • Alleinige Beitragstragung. • Für KV-Beiträge wird allgemeiner Beitragssatz + kassenindividueller Zusatzbeitragssatz zugrunde gelegt. **Hinweis:** Mindesteinnahmegrenze gilt für alle Versorgungsbezüge und Arbeitseinkommen insgesamt.	**Sozialversicherung:** • Beitragspflicht als Versorgungsbezug zur KV und PV i. H. v. $^{1}/_{120}$ des Zahlbetrags für längstens 10 Jahre. Pflichtmitglieder der GKV: Betrag von $^{1}/_{120}$ **über 187,25 EUR** (Gesamtbetrag Kapitalzahlung: 22.470 EUR) beitragspflichtig. PV: Gesamtbetrag von $^{1}/_{120}$ beitragspflichtig, wenn Versorgungsbezüge über 187,25 EUR (Gesamtbetrag Kapitalzahlung: 22.470 EUR) liegen. • Freiwillige Mitglieder zur KV und PV: $^{1}/_{120}$ der Kapitalleistung sind immer beitragspflichtig, unabhängig von der Höhe des Auszahlungsbetrags. • PKV: Kein Beitrag • Alleinige Beitragstragung. Für KV-Beiträge wird allgemeiner Beitragssatz + kassenindividueller Zusatzbeitragssatz zugrunde gelegt. **Hinweis:** Mindesteinnahmegrenze gilt für alle Versorgungsbezüge und Arbeitseinkommen insgesamt.

Umlagefinanzierte Pensionskasse		
Ansparphase	**Leistungsphase**	
	Lebenslange Rentenzahlungen, Berufsunfähigkeits-/Erwerbsminderungs- und Hinterbliebenenrenten	**Kapitalzahlungen**
Pauschalierung nach § 40b EStG in der geltenden Fassung oder Lohnsteuerabzug nach ELStAM		
Steuerliche Beurteilung: **Laufende Zuwendungen:** Pauschalierung **bis zu 1.752 EUR** mit 20 % oder Lohnsteuerabzug nach den ELStAM bei Überschreiten des steuerfreien Höchstbetrags. **Sonderzahlungen:** Pflichtpauschalierung mit 15 %.	**Steuerliche Beurteilung:** Sonstige Einkünfte nach § 22 Nr. 1 Satz 3 Buchst. a Doppelbuchst. bb EStG: Besteuerung i.H.d. Ertragsanteils (z.B. 18 % bei Rentenbeginn mit 65 Jahren).	**Steuerliche Beurteilung:** Sonstige Einkünfte nach § 22 Nr. 5 Satz 2 EStG i.V.m. § 20 Abs. 1 Nr. 6 EStG: • Kapitalzahlung bei Vertragsabschluss bis 2004 und bei 12-jähriger Laufzeit regelmäßig steuerfrei. • Bei Vertragsabschluss ab 2005 = Einkünfte i.H.d. Unterschiedsbetrags zwischen Versicherungsleistung und Summe der Versicherungsbeiträge (bei Auszahlung nach 12 Jahren seit Vertragsabschluss und vollendetem 62. Lebensjahr nur 50 % des Unterschiedsbetrags) im Erlebensfall oder bei Rückkauf des Vertrags.
Sozialversicherung: Kein Arbeitsentgelt, soweit Pauschalversteuerung erfolgt und es sich um eine zusätzliche Zahlung zum Lohn/Gehalt handelt. Für Zuwendungen zu Pensionskassen mit einer besonderen Versorgungsregelung besteht keine Beitragsfreiheit.[10]	**Sozialversicherung:** • Versorgungsbezüge nach § 229 Abs. 1 Nr. 5 SGB V. Pflichtmitglieder der GKV: Betrag **über 187,25 EUR** beitragspflichtig. PV: Gesamtbetrag beitragspflichtig, wenn Versorgungsbezüge über 187,25 EUR liegen. • Freiwillige Mitglieder zur KV und PV: Volle Beitragspflicht, unabhängig davon, ob die Mindestgrenze überschritten wird. • Alleinige Beitragstragung. • Für KV-Beiträge wird allgemeiner Beitragssatz + kassenindividueller Zusatzbeitragssatz zugrunde gelegt. **Hinweis:** Mindesteinnahmegrenze gilt für alle Versorgungsbezüge und Arbeitseinkommen insgesamt.	**Sozialversicherung:** • Beitragspflicht als Versorgungsbezug zur KV und PV i.H.v. $^{1}/_{120}$ des Zahlbetrags für längstens 10 Jahre. Pflichtmitglieder der GKV: Betrag von $^{1}/_{120}$ **über 187,25 EUR** (Gesamtbetrag Kapitalzahlung: 22.470 EUR) beitragspflichtig. PV: Gesamtbetrag von $^{1}/_{120}$ beitragspflichtig, wenn Versorgungsbezüge über 187,25 EUR (Gesamtbetrag Kapitalzahlung: 22.470 EUR) liegen. • Freiwillige Mitglieder zur KV und PV: $^{1}/_{120}$ der Kapitalleistung sind immer beitragspflichtig, unabhängig von der Höhe des Auszahlungsbetrags. • PKV: Kein Beitrag • Alleinige Beitragstragung. Für KV-Beiträge wird allgemeiner Beitragssatz + kassenindividu-

[10] Grundsätzlich gilt die gleiche Regelung wie bei der Steuerfreiheit. Der Maximalbetrag von 100 EUR wird jedoch durch die steuerfreien Bezüge aufgebraucht.

Umlagefinanzierte Pensionskasse		
Ansparphase	**Leistungsphase**	
	Lebenslange Rentenzahlungen, Berufsunfähigkeits-/Erwerbsminderungs- und Hinterbliebenenrenten	**Kapitalzahlungen**
		eller Zusatzbeitragssatz zugrunde gelegt. **Hinweis:** Mindesteinnahmegrenze gilt für alle Versorgungsbezüge und Arbeitseinkommen insgesamt.

Unterstützungskasse	
Ansparphase	**Leistungsphase (lebenslange Rentenzahlungen, Berufsunfähigkeits-/Erwerbsminderungs- und Hinterbliebenenrenten, Kapitalzahlungen)**
Steuerliche Beurteilung: Versorgungszusage führt nicht zu einem Lohnzufluss (auch nicht bei Rückdeckung).	**Steuerliche Beurteilung:** Einkünfte aus nichtselbstständiger Tätigkeit nach § 19 EStG: Lohnsteuerabzug durch den Arbeitgeber (oder ggf. die Unterstützungskasse) nach den ELStAM unter Berücksichtigung der Freibeträge für Versorgungsbezüge (§ 19 Abs. 2 EStG).
Sozialversicherung: • Arbeitgeberfinanzierung unbegrenzt beitragsfrei. • Bei Entgeltumwandlung beitragsfrei bis max. 4 % der BBG-RV (**2025: 3.864 EUR jährlich/322 EUR mtl.**).	**Sozialversicherung:** • Versorgungsbezüge nach § 229 Abs. 1 Nr. 5 SGB V. Pflichtmitglieder der GKV: Betrag **über 187,25 EUR** beitragspflichtig. PV: Gesamtbetrag beitragspflichtig, wenn Versorgungsbezüge über 187,25 EUR liegen. • Freiwillige Mitglieder zur KV und PV: Volle Beitragspflicht, unabhängig davon, ob die Mindestgrenze überschritten wird. • Alleinige Beitragstragung. • Für KV-Beiträge wird allgemeiner Beitragssatz + kassenindividueller Zusatzbeitragssatz zugrunde gelegt. **Hinweis:** Mindesteinnahmegrenze gilt für alle Versorgungsbezüge und Arbeitseinkommen insgesamt.

Direktzusage / Pensionszusage	
Ansparphase	**Leistungsphase (lebenslange Rentenzahlungen, Berufsunfähigkeits-/Erwerbsminderungs- und Hinterbliebenenrenten, Kapitalzahlungen)**
Steuerliche Beurteilung: Versorgungszusage führt nicht zu einem Lohnzufluss (auch nicht bei Rückdeckung).	**Steuerliche Beurteilung:** Einkünfte aus nichtselbstständiger Tätigkeit nach § 19 EStG: Lohnsteuerabzug durch den Arbeitgeber nach den ELStAM unter Berücksichtigung der Freibeträge für Versorgungsbezüge (§ 19 Abs. 2 EStG).

Direktzusage / Pensionszusage	
Ansparphase	**Leistungsphase (lebenslange Rentenzahlungen, Berufsunfähigkeits-/Erwerbsminderungs- und Hinterbliebenenrenten, Kapitalzahlungen)**
Sozialversicherung: • Arbeitgeberfinanzierung unbegrenzt beitragsfrei. • Bei Entgeltumwandlung beitragsfrei bis max. 4 % der BBG-RV (**2025: 3.864 EUR jährlich/322 EUR mtl.**).	**Sozialversicherung:** • Versorgungsbezüge nach § 229 Abs. 1 Nr. 5 SGB V. Pflichtmitglieder der GKV: Betrag **über 187,25 EUR** beitragspflichtig. PV: Gesamtbetrag beitragspflichtig, wenn Versorgungsbezüge über 187,25 EUR liegen. • Freiwillige Mitglieder zur KV und PV: Volle Beitragspflicht, unabhängig davon, ob die Mindestgrenze überschritten wird. • Alleinige Beitragstragung. • Für KV-Beiträge wird allgemeiner Beitragssatz + kassenindividueller Zusatzbeitragssatz zugrunde gelegt. **Hinweis:** Mindesteinnahmegrenze gilt für alle Versorgungsbezüge und Arbeitseinkommen insgesamt.

Befristete Arbeitsverhältnisse, zu beachtende Punkte

Prof. Dr. Peter Pulte

Diese Checkliste enthält eine detaillierte Anleitung für befristete Arbeitsverhältnisse – von Abschluss, über das laufende Arbeitsverhältnis bis zur Beendigung.

Bei Abschluss des befristeten Arbeitsverhältnisses	**ok?**
Liegt der befristete Arbeitsvertrag **zum Zeitpunkt der vereinbarten Arbeitsaufnahme in schriftlicher Form** vor (§ 14 Abs. 4 TzBfG)?[1]	
Ist sowohl das Datum, an dem das Arbeitsverhältnis aufgenommen wird, als auch das Datum, zu dem es endet, bzw. die vorhersehbare Dauer des Arbeitsverhältnisses niedergeschrieben?	
Sind im Vertrag die sonstigen Anforderungen des Nachweisgesetzes enthalten?	
Ist **im Fall einer Zweckbefristung** der **Vertragszweck** im Arbeitsvertrag **schriftlich fixiert**?	

[1] Der Rechtfertigungsgrund für die Befristung muss nicht im Arbeitsvertrag angegeben werden. Für Befristungsvereinbarungen, die nur die Beendigung des Arbeitsverhältnisses mit dem Erreichen der Regelaltersgrenze vorsehen, reicht anders als bei den sonstigen Befristungsvereinbarungen seit dem 1.1.2025 die Textform aus.

Bei Abschluss des befristeten Arbeitsverhältnisses	**ok?**
Liegt einer der folgenden beispielhaften **sachlichen Gründe** für eine Befristung vor (§ 14 Abs. 1 TzBfG)? • Der betriebliche Bedarf an der Arbeitsleistung besteht nur vorübergehend, • die Befristung erfolgt einmalig im Anschluss an eine Ausbildung oder ein Studium, um den Übergang des Arbeitnehmers in eine Anschlussbeschäftigung zu erleichtern, • der Arbeitnehmer wird zur Vertretung eines anderen Arbeitnehmers beschäftigt, • die Eigenart der Arbeitsleistung rechtfertigt die Befristung, • die Befristung erfolgt zur Erprobung, • in der Person des Arbeitnehmers liegende Gründe, die die Befristung rechtfertigen, • der Arbeitnehmer wird aus Haushaltsmitteln vergütet, die haushaltsrechtlich für eine befristete Beschäftigung bestimmt sind, und er wird entsprechend beschäftigt oder • die Befristung beruht auf einen gerichtlichen Vergleich. Liegt ein anderer sachlicher Grund vor, der den zuvor genannten in § 14 Abs. 1 TzBfG zum Ausdruck kommenden Wertungsmaßstäben entspricht?	
Liegen die folgenden Voraussetzungen für eine **kalendermäßige Befristung** des Arbeitsverhältnisses **ohne Sachgrund** vor (§ 14 Abs. 2 TzBfG)? • Es handelt sich um eine Neueinstellung, d. h. mit demselben Arbeitgeber bestand zu keinem vorherigen Zeitpunkt ein befristetes oder unbefristetes Arbeitsverhältnis oder die Vorbeschäftigung unterliegt einer Ausnahme vom Vorbeschäftigungsverbot.[2] • Die Gesamtdauer der Befristung beträgt (inklusive Verlängerungen) höchstens 2 Jahre. • Der einmal befristete Arbeitsvertrag wurde während dieser Zeit höchstens 3 mal verlängert.	
Liegen die folgenden Voraussetzungen für eine **Befristung** des Arbeitsverhältnisses **ohne Sachgrund** mit einem **älteren Arbeitnehmer** vor (§ 14 Abs. 3 TzBfG)?	

[2] Das Vorbeschäftigungsverbot wird **verfassungskonform einschränkend ausgelegt** werden, wenn:
- die Vorbeschäftigung **sehr lange zurückliegt,**
- die Tätigkeit **ganz anders geartet** ist oder
- die Vorbeschäftigung von **sehr kurzer Dauer** ist.

Das BAG hat in mehreren Entscheidungen zum Vorbeschäftigungsverbot Stellung genommen. Konkret reichen 8 Jahre und erst recht 5,5 Jahre (BAG, Urteil vom 23.1.2019, 7 AZR 13/17) zwischen den Arbeitsverhältnissen nicht aus. Auch 15 Jahre waren noch nicht sehr lang (BAG, Urteil vom 17.4.2019, 7 AZR 323/17). Sehr lang zurückliegend ist dagegen eine Vorbeschäftigung, die bereits 22 Jahre zurückliegt (BAG, Urteil vom 21.8.2019, 7 AZR 452/17).

Bei Abschluss des befristeten Arbeitsverhältnisses	**ok?**
• Der Arbeitnehmer hat bei Beginn des Arbeitsverhältnisses das 52. Lebensjahr vollendet. • Der Arbeitnehmer war unmittelbar vor Beginn des befristeten Arbeitsverhältnisses mindestens 4 Monate beschäftigungslos oder er hat Transferkurzarbeitergeld bezogen oder er hat an einer öffentlich geförderten Beschäftigungsmaßnahme teilgenommen. • Die Gesamtdauer der Befristung beträgt (inklusive Verlängerungen) höchstens 5 Jahre.	
Liegen die Voraussetzungen für eine **kalendermäßige Befristung** des Arbeitsverhältnisses **ohne Sachgrund** nach einer **Existenzgründung** vor (§ 14 Abs. 2a TzBfG)? • Es handelt sich um die Neugründung eines Unternehmens, nicht um die bloße Gründung eines weiteren Betriebs innerhalb eines bestehenden Unternehmens oder die bloße Verlegung eines Betriebs. • Der Zeitpunkt der vereinbarten Arbeitsaufnahme liegt in den ersten 4 Jahren nach Aufnahme der Erwerbstätigkeit. • Es handelt sich um eine Neueinstellung, d. h. mit demselben Arbeitgeber bestand zu keinem vorherigen Zeitpunkt ein befristetes oder unbefristetes Arbeitsverhältnis oder die Vorbeschäftigung unterliegt einer Ausnahme vom Vorbeschäftigungsverbot. • Die Gesamtdauer der Befristung beträgt (inklusive Verlängerungen) höchsten 4 Jahre.	
Soll die Laufzeit des befristeten Arbeitsvertrags verlängert werden[3]: • Falls die Anzahl der zulässigen Vertragsverlängerungen begrenzt ist, wurde diese nicht überschritten. • Die Verlängerung der Befristung schließt sich unmittelbar an die vorangegangene Befristung an. • Die Verlängerung der Befristung wurde vor Ablauf des zu verlängernden Vertrags vereinbart.[4] • Im Rahmen der Verlängerung wurde ausschließlich der Beendigungszeitpunkt verändert, nicht jedoch die übrigen Vertragsbedingungen. • Die Verlängerung wurde schriftlich vereinbart. • Der Betriebsrat wurde nach § 99 BetrVG beteiligt.	

[3] Ein befristeter Vertrag mit Sachgrund kann ohne Berücksichtigung zeitlicher Vorgaben verlängert werden.

[4] Eine Verlängerung muss innerhalb der laufenden Befristung schriftlich vereinbart werden. Eine erneut befristete Anstellung nach Ablauf der ersten Befristung ist wegen eines vorher bestehenden Arbeitsverhältnisses unwirksam (LAG Hamm, Urteil vom 19.4.2012, 8 Sa 63/12).

Bei Abschluss des befristeten Arbeitsverhältnisses	**ok?**
Wurden die im Unternehmen **anwendbaren Tarifverträge** dahingehend geprüft, ob sie besondere Regelungen für befristete Arbeitsverhältnisse enthalten wie z. B. eine andere Höchstdauer für Befristungen oder eine abweichende Anzahl der zulässigen Vertragsverlängerungen?	
Wurde der **Betriebsrat** nach § 99 BetrVG **beteiligt**?	
Ist die **Möglichkeit einer ordentlichen Kündigung** vereinbart worden (§ 15 Abs. 3 TzBfG)?	
Soweit im befristeten Arbeitsverhältnis eine **Probezeit vereinbart wird, ist diese verhältnismäßig?**	

Während des befristeten Arbeitsverhältnisses	**ok?**
Werden die befristet Beschäftigten regelmäßig **über unbefristete Arbeitsplätze informiert**, die besetzt werden sollen?	
Wurde dem Arbeitnehmer, dessen Arbeitsverhältnis länger als 6 Monate bestanden und der in Textform den Wunsch nach einem auf unbestimmte Zeit geschlossenen Arbeitsvertrag angezeigt hat, innerhalb eines Monats nach Zugang der Anzeige eine begründete Antwort in Textform mitgeteilt?	
Wird dafür Sorge getragen, dass auch befristet Beschäftigte an angemessenen Aus- und Weiterbildungsmaßnahmen zur Förderung der beruflichen Entwicklung und Mobilität teilnehmen können?	
Wird die Arbeitnehmervertretung regelmäßig über die Anzahl der befristet Beschäftigten und ihren Anteil an der Gesamtbelegschaft des Betriebs und des Unternehmens informiert?	
Soll das befristete Arbeitsverhältnis gekündigt werden: • Liegen die Voraussetzungen für eine **außerordentliche Kündigung** vor? • Liegen die Voraussetzungen für eine nur ausnahmsweise zulässige **ordentliche Kündigung** vor? • Die Möglichkeit einer ordentlichen Kündigung wurde einzelvertraglich oder im anwendbaren. Tarifvertrag vereinbart? • Der Betriebsrat wurde nach § 102 BetrVG beteiligt?	

Kurz vor und nach vereinbartem Befristungsende	**ok?**
Ist im Fall einer Zweckbefristung der Arbeitnehmer 2 Wochen vor Zweckerreichung **schriftlich über die Zweckerreichung unterrichtet** worden (§ 15 Abs. 2 TzBfG)?	

Kurz vor und nach vereinbartem Befristungsende	ok?
Ist im Fall einer Zeitbefristung **bei Tätigkeit des Arbeitnehmers über das vereinbarte Befristungsende hinaus** unverzüglich **widersprochen** worden (§ 15 Abs. 5 TzBfG)?	
Ist im Falle einer Zweckbefristung **bei Tätigkeit des Arbeitnehmers nach Zweckerreichung die Zweckerreichung** unverzüglich **mitgeteilt** worden?	
Wurde der Arbeitnehmer frühzeitig darüber **informiert**, dass er sich spätestens 3 Monate vor Beendigung des Arbeitsverhältnisses persönlich bei der **Agentur für Arbeit** als arbeitsuchend melden muss?	
Wurde dem Arbeitnehmer, dessen Arbeitsverhältnis länger als 6 Monate bestanden und der in Textform den Wunsch nach einem auf unbestimmte Zeit geschlossenen Arbeitsvertrag angezeigt hat, innerhalb eines Monats nach Zugang der Anzeige eine begründete Antwort in Textform mitgeteilt?	

Beitragsbemessungsgrenzen, Teilmonate (Teilmonats-BBG)

Die Beitragsbemessungsgrenze (BBG) ist nur anteilig anzusetzen, wenn nicht im ganzen Monat Beitragspflicht besteht. Die Tabelle enthält die in Teilmonaten geltenden Beitragsbemessungsgrenzen. Geordnet nach SV-Tagen sind die in den Sozialversicherungszweigen gültigen Teilmonats-BBGn aufgelistet.

Alle Werte in EUR

SV-Tage	Kranken- und Pflege-versicherung bundeseinheitlich	Renten- und Arbeitslosen-versicherung bundeseinheitlich
1	183,75	268,33
2	367,50	536,67
3	551,25	805,00
4	735,00	1.073,33
5	918,75	1.341,67
6	1.102,50	1.610,00
7	1.286,25	1.878,33
8	1.470,00	2.146,67
9	1.653,75	2.415,00
10	1.837,50	2.683,33
11	2.021,25	2.951,67

SV-Tage	Kranken- und Pflegeversicherung bundeseinheitlich	Renten- und Arbeitslosenversicherung bundeseinheitlich
12	2.205,00	3.220,00
13	2.388,75	3.488,33
14	2.572,50	3.756,67
15	2.756,25	4.025,00
16	2.940,00	4.293,33
17	3.123,75	4.561,67
18	3.307,50	4.830,00
19	3.491,25	5.098,33
20	3.675,00	5.366,67
21	3.858,75	5.635,00
22	4.042,50	5.903,33
23	4.226,25	6.171,67
24	4.410,00	6.440,00
25	4.593,75	6.708,33
26	4.777,50	6.976,67
27	4.961,25	7.245,00
28	5.145,00	7.513,33
29	5.328,75	7.781,67
30	5.512,50	8.050,00

Beitragstragung zur Sozialversicherung (KV, PV, RV, ALV)

Die Tabelle enthält die zulässigen Konstellationen der Beitragstragung bzw. Aufteilung der Beitragslast zwischen Arbeitgeber und Arbeitnehmer zur gesetzlichen Kranken-, Pflege-, Renten- und Arbeitslosenversicherung. Der Beitragszuschlag für Kinderlose zur Pflegeversicherung muss grds. vom Mitglied alleine getragen werden. Die Abschläge auf den Pflegeversicherungsbeitrag vom 2. bis 5. Kind bis zur Vollendung des 25. Lebensjahres werden nur vom Arbeitnehmeranteil abgezogen.

Krankenversicherung: Beitragstragung			
Versicherungszweig/ Beitragssatz	**Gilt für Arbeitnehmer**	**Tragung**	
		Arbeitnehmer	**Arbeitgeber**
Allgemeiner Beitragssatz (14,6 %)	mit mindestens 6 Wochen Entgeltfortzahlungsanspruch	7,3 %	7,3 %
	die zur Berufsausbildung beschäftigt sind und deren Arbeitsentgelt nicht mehr als 325 EUR im Monat beträgt (Geringverdiener)[1]	–	14,6 %
Ermäßigter Beitragssatz (14,0 %)	ohne Krankengeldanspruch und Arbeitnehmer in Altersteilzeit während der Freistellungsphase[2]	7,0 %	7,0 %
Kassenindividueller Zusatzbeitragssatz	–	50 %	50 %
Durchschnittlicher Zusatzbeitragssatz (2,5 %[3])		1,25 %	1,25 %
Pauschale Beiträge (13,0 %)	in einer versicherungsfreien geringfügig entlohnten Beschäftigung (nur GKV-Versicherte)	–	13,0 %
Pauschale Beiträge (5,0 %)	in einer versicherungsfreien geringfügig entlohnten Beschäftigung im Privathaushalt (nur GKV-Versicherte)	–	5,0 %

[1] Die Regelung gilt auch für einen Freiwilligendienst leistende Versicherte.
[2] BSG, Urteil v. 25.8.2004, B 12 KR 22/02 R.
[3] BAnz AT 7.11.2024 B4.

Pflegeversicherung: Beitragstragung			
Versicherungszweig/ Beitragssatz	**Gilt für Arbeitnehmer, die**	**Tragung**	
		Arbeit-nehmer	**Arbeitgeber**
Bundesweit (außer Sachsen):			
Voller Beitragssatz (3,6 %)	gesetzlich krankenversichert sind und nicht befreit wurden	1,8 %	1,8 %
	zur Berufsausbildung beschäftigt sind, der sozialen Pflegeversicherung angehören und deren Arbeitsentgelt nicht mehr als 325 EUR im Monat beträgt	–	3,6 %
Halber Beitragssatz (1,8 %)	Anspruch auf Beihilfe nach dem Beamtenrecht haben und deshalb nur Beiträge aufgrund des halben Beitragssatzes zahlen müssen	0,9 %	0,9 %
Sachsen:			
Voller Beitragssatz (3,6 %)	in Sachsen beschäftigt sind	2,3 %	1,3 %
	als Auszubildende tätig sind und der sozialen Pflegeversicherung angehören, wobei das Arbeitsentgelt nicht mehr als 325 EUR im Monat beträgt	–	3,6 %
Halber Beitragssatz (1,8 %)	die Anspruch auf Beihilfe nach dem Beamtenrecht haben und deshalb nur Beiträge aufgrund des halben Beitragssatzes zahlen müssen	1,15 %	0,65 %

Pflegeversicherung: Beitragstragung			
Versicherungszweig/ Beitragssatz	**Gilt für Arbeitnehmer, die**	**Tragung**	
		Arbeitnehmer	**Arbeitgeber**
Beitragszuschlag für Kinderlose (bundesweit)			
Beitragszuschlag für Kinderlose (0,6 %)	nach dem 31.12.1939 geboren wurden und kinderlos sind (zahlbar ab Ablauf des Monats in dem das 23. Lebensjahr vollendet wird)	0,6 %	–
	zur Berufsausbildung beschäftigt sind, der gesetzlichen Pflegeversicherung angehören, das 23. Lebensjahr vollendet und keine Kinder haben, und deren Arbeitsentgelt nicht mehr als 325 EUR im Monat beträgt	–	0,6 %
Beitragsabschlag vom 2. bis 5. Kind bis zur Vollendung des 25. Lebensjahres (bundesweit)			
2 Kinder	0,25 %	1,55 %	1,8 %
3 Kinder	0,5 %	1,3 %	1,8 %
4 Kinder	0,75 %	1,05 %	1,8 %
5 und mehr Kinder	1 %	0,8 %	1,8 %

Rentenversicherung: Beitragstragung			
Versicherungszweig/ Beitragssatz	**Gilt für Arbeitnehmer, die**	**Tragung**	
		Arbeit-nehmer	**Arbeitgeber**
Allgemeine Renten-versicherung (18,6 %)	rentenversicherungspflichtig sind	9,3 %	9,3 %
	zur Berufsausbildung beschäftigt sind und deren Arbeitsentgelt nicht mehr als 325 EUR im Monat beträgt	–	18,6 %
	eine geringfügig entlohnte rentenversicherungspflichtige Beschäftigung ausüben[4]	3,6 %	15,0 %
	eine geringfügig entlohnte rentenversicherungspflichtige Beschäftigung im Privathaushalt ausüben[5]	13,6 %	5,0 %
Knappschaftliche Rentenversicherung (24,7 %)	rentenversicherungspflichtig in einem knappschaftlichen Betrieb beschäftigt sind	9,3 %	15,4 %
Pauschale Beiträge (15,0 %)	eine geringfügig entlohnte versicherungsfreie Beschäftigung ausüben	–	15,0 %
Pauschale Beiträge (5,0 %)	eine geringfügig entlohnte versicherungsfreie Beschäftigung im Privathaushalt ausüben	–	5 %

4 Regelung gilt auch für auf Antrag rentenversicherungspflichtige geringfügig entlohnte Beschäftigte.

5 Regelung gilt auch für auf Antrag rentenversicherungspflichtige geringfügig entlohnte Beschäftigte im Privathaushalt.

Arbeitslosenversicherung: Beitragstragung			
Versicherungszweig/ Beitragssatz	Gilt für Arbeitnehmer, die	Tragung	
		Arbeit-nehmer	Arbeitgeber
Allgemeine Arbeits-losenversicherung (2,6 %)	arbeitslosenversicherungs-pflichtig sind	1,3 %	1,3 %
	zur Berufsausbildung beschäftigt sind und deren Arbeitsentgelt nicht mehr als 325 EUR im Monat beträgt	–	2,6 %

Betriebsrat, Größe und Freistellung

Aus dieser tabellarischen Übersicht kann die Größe des Betriebsrats und die Anzahl der freizustellenden Betriebsratsmitglieder entnommen werden.

Betriebsgröße	Betriebsratsmitglied/er
5 bis 20 wahlberechtigte Arbeitnehmer (AN)	1
21 bis 50 wahlberechtigte AN	3
51 wahlberechtigte AN bis 100 AN	5
101 bis 200 AN	7
201 bis 400 AN	9
401 bis 700 AN	11
701 bis 1.000 AN	13
1.001 bis 1.500 AN	15
1.501 bis 2.000 AN	17
2.001 bis 2.500 AN	19
2.501 bis 3.000 AN	21
3.001 bis 3.500 AN	23
3.501 bis 4.000 AN	25
4.001 bis 4.500 AN	27
4.501 bis 5.000 AN	29
5.001 bis 6.000 AN	31
6.001 bis 7.000 AN	33
7.001 bis 9.000 AN	35

In Betrieben mit mehr als 9.000 Arbeitnehmern erhöht sich die Zahl der Mitglieder des Betriebsrats für je angefangene weitere 3.000 Arbeitnehmer um je 2 Mitglieder.

Betriebsgröße	Anzahl der freizustellenden Betriebsratsmitglieder
200 bis 500 AN	1
501 bis 900 AN	2
901 bis 1.500 AN	3
1.501 bis 2.000 AN	4
2.001 bis 3.000 AN	5
3.001 bis 4.000 AN	6
4.001 bis 5.000 AN	7
5.001 bis 6.000 AN	8
6.001 bis 7.000 AN	9
7.001 bis 8.000 AN	10
8.001 bis 9.000 AN	11
9.001 bis 10.000 AN	12

In Betrieben mit mehr als 10.000 Arbeitnehmern ist für je angefangene weitere 2.000 Arbeitnehmer ein weiteres Betriebsratsmitglied von der beruflichen Tätigkeit freizustellen. Freistellungen können auch in Form von Teilfreistellungen erfolgen, § 38 Abs. 1 Satz 3 BetrVG.

Betriebsrat, Wahlberechtigung und Wählbarkeit

Gabriele Heise

Übersicht über die Wahlberechtigung und die Wählbarkeit von verschiedenen Arbeitnehmern bzw. Beschäftigten zum Betriebsrat, wie z. B. Auszubildende, Leiharbeitnehmer, Arbeitnehmer in Altersteilzeit, Arbeitnehmer in Elternzeit oder in privatrechtlich organisierten Betrieben eingesetzte Beamte.

Beschäftigter	Wahlberechtigung	Wählbarkeit
Altersteilzeit im Blockmodell während der Freistellungsphase	**nein**[1]	**nein**
Aufhebungsvertrag nach Anfechtung	**nein**	umstritten[2]
Aushilfskraft	**ja** wenn sie am Wahltag in einem Arbeitsverhältnis steht[3]	**nein** es sei denn, die Aushilfskraft wird für mehr als 6 Monate eingestellt
Arbeitnehmer des öffentlichen Dienstes in Betrieben privatrechtlich organisierter Unternehmen tätig[4]	**ja**	**ja**
Arbeitnehmer kurz vor der Verrentung (aber am letzten Wahltag noch im Arbeitsverhältnis)	**ja**	**ja**
Arbeitnehmer während der Arbeitsunfähigkeit	**ja**[5]	**ja**
Außendienstmitarbeiter	**ja**	**ja**
außerordentlich gekündigter Arbeitnehmer	**nein** ab Zugang der Kündigungserklärung, es sei denn, es liegen die Voraussetzungen des allgemeinen Anspruchs auf Weiterbeschäftigung vor[6]	**ja** sofern Kündigungsschutzklage erhoben ist und noch keine rechtskräftige Entscheidung vorliegt

---

[1] Vgl. BAG, Beschluss v. 23.7.2014, 7 ABR 23/12.

[2] Da auch gekündigte Arbeitnehmer nach Ablauf der Kündigungsfrist noch wählbar sind (BAG, Beschluss v. 10.11.2004, 7 ABR 12/04), wird empfohlen, die Wählbarkeit in diesem Falle anzuerkennen.

[3] Vgl. BAG, Beschluss v. 29.1.1992, 7 ABR 27/91. Unerheblich ist, ob die Aushilfskraft einmalig, hin und wieder oder immer herangezogen wird.

[4] BAG, Beschluss v. 15.8.2012, 7 ABR 24/11; Ergänzung des § 5 Abs. 1 BetrVG durch Art. 9 des Gesetzes zur Errichtung eines Bundesaufsichtsamts für Flugsicherung und zur Änderung und Anpassung weiterer Vorschriften vom 29. Juli 2009, in Kraft seit 4. August 2009, BGBl. I 2009, 2424 (2429), auch für Beamte, Soldaten und in solchen Betrieben zur Berufsausbildung Beschäftigte.

[5] Das gilt auch für sog. ausgesteuerte Arbeitnehmer nach Ablauf des Krankengeldbezugs nach § 48 SGB V; vgl. LAG Düsseldorf v. 23.3.2010, 8 TaBVGa. 4/10.

[6] Vgl. BAG, Beschluss v. 25.10.2017, 7 ABR 10/16.

Beschäftigter	Wahlberechtigung	Wählbarkeit
Ausländer/ Staatenlose	**ja**	**ja**
Auslandsentsendung – wenn dem inländischen Betrieb noch zuzuordnen[7]	**ja**	**ja**
Auszubildender	**ja** wenn nicht in reinen Ausbildungsbetrieben zur Berufsausbildung tätig	**ja** wenn nicht in reinen Ausbildungsbetrieben zur Berufsausbildung tätig
Auszubildende des öffentlichen Dienstes, die zu ihrer Berufsausbildung in Betrieben privatrechtlich organisierter Unternehmen tätig sind	**ja**	**ja**
Beamte, die in Betrieben privatrechtlich organisierter Unternehmen tätig sind	**ja**	**ja**
Beamte oder Arbeitnehmer in ARGE-SGB II soweit die ARGE-SGB II privatrechtlich organisiert ist	**ja** soweit länger als 3 Monate eingesetzt	**ja**[8]
befristet beschäftigte Arbeitnehmer	**ja**	**ja**
Beschäftigungsverbote z. B. während der Schwangerschaft	**ja**	**ja**
Dienstverpflichtete für den Katastrophenschutz	**ja**	**ja**
Ein-Euro-Jobber	**nein**	**nein**
Elternzeit	**ja**	**ja**

[7] Ein ins Ausland entsandter Arbeitnehmer ist noch dem inländischen Betrieb zuzuordnen, wenn er dem inländischen Betrieb gegenüber noch weisungsgebunden ist. Dies ist dann der Fall, wenn er nicht in eine im Ausland bestehende betriebliche Organisation eingegliedert wird, z.B. bei Montagearbeiten. Die Umstände des Einzelfalls sind entscheidend: Dauer des Auslandseinsatzes, das Bestehen und die Voraussetzungen eines Rückrufrechts zu einem Inlandseinsatz sowie sonstige Weisungsbefugnisse.

[8] Vgl. BAG, Beschl. v. 16.1.2008, 7 ABR 66/06; LAG Schleswig-Holstein, Beschl. v. 5.4.2001, 2 TaBV 35/10.

Beschäftigter	Wahlberechtigung	Wählbarkeit
Erwerbsminderungsrente § 43 SGB VI	ja	ja
fehlerhaftes Arbeitsverhältnis	ja	ja
Freie Mitarbeiter	**nein** es sei denn, dass scheinselbstständig	**nein** es sei denn, dass scheinselbstständig
Geringfügig Beschäftigte	ja	ja
Heimarbeit	ja	ja
Homeoffice	ja	ja
In Beschäftigungs- und Qualifizierungsgesellschaften tätige Personen	**nein** es sei denn, dass als Stammpersonal dort tätig	**nein**
Kurzarbeit Null	ja	ja
Leiharbeitnehmer[9], [10] **(Arbeitnehmerüberlassung nach AÜG)**	**ja** wenn der Leiharbeitnehmer nach der Prognose des Wahlvorstandes länger als 3 Monate im Betrieb eingesetzt werden wird[11] ACHTUNG: Es kommt nicht darauf an, dass der Leiharbeitnehmer am Wahltag bereits 3 Monate im Betrieb beschäftigt ist	**nein**[12]

[9] Leiharbeitnehmer zählen nach § 14 Abs. 2 Satz 3 AÜG in der Fassung vom 21.2.2017 bei der Berechnung der Betriebsgröße mit.

[10] Bei einem fehlerhaften Arbeitsverhältnis ist der Arbeitsvertrag anfechtbar oder nichtig, aber in Vollzug gesetzt.

[11] Die Wahlberechtigung ist aber nicht gegeben, wenn vorhersehbar ist, dass die Zeitarbeitsfirma den Leiharbeitnehmer während des Überlassungszeitraumes austauschen wird.

[12] S. § 14 Abs. 2 AÜG.

Beschäftigter	Wahlberechtigung	Wählbarkeit
Konzernleihe (mobiler Einsatz von Arbeitnehmern im Konzern)	**ja** wenn der Konzernarbeitnehmer im Betrieb des anderen Konzernunternehmens voraussichtlich länger als 3 Monate eingesetzt wird, ist er dort wahlberechtigt	**nein**
Leitende Angestellte[13]	**nein**	**nein**
Mitglieder des Wahlvorstandes	**ja**	**ja**
Mobile Worker	**ja** in dem Betrieb, in dem er tatsächlich eingegliedert ist (= organisatorische Einbindung)	**ja** in dem Betrieb, in dem er tatsächlich eingegliedert ist (= organisatorische Einbindung)
Mutterschutz	**ja**	**ja**
neu eingestellte Arbeitnehmer	**ja** wenn am Wahltag bereits in den Betrieb eingegliedert, der bloße Abschluss des Arbeitsvertrages reicht nicht aus	**nein** es sei denn, sie gehören am Wahltag schon mindestens 6 Monate dem Betrieb an
ordentlich gekündigte Arbeitnehmer	bis zum Ablauf der Kündigungsfrist **ja**[14] danach nur bei tatsächlicher Weiterbeschäftigung, ein bloßer Weiterbeschäftigungsanspruch reicht aber nicht aus, ebenso wenig wie eine Kündigungsschutzklage[15]	**ja** wenn Kündigungsschutzklage erhoben und eine rechtskräftige Entscheidung noch nicht ergangen ist

---

13 Ebenso Beamte und Soldaten, soweit sie als leitende Angestellte anzusehen sind.

14 Gilt auch, wenn der Arbeitnehmer von seiner Arbeitsverpflichtung freigestellt ist.

15 Nach Ablauf der Kündigungsfrist steht dem gekündigten Arbeitnehmer ohne Weiterbeschäftigung auch dann das aktive Wahlrecht nicht mehr zu, wenn er Kündigungsschutzklage erhoben hat, vgl. BAG, Beschluss v. 10.11.2004, 7 ABR 12/04.

Beschäftigter	Wahlberechtigung	Wählbarkeit
Personalgestellung	**ja** wenn Arbeitnehmer in den Betrieb eingegliedert ist	**ja** wenn Arbeitnehmer in den Betrieb eingegliedert ist
Pflegezeit, § 3 PflegezeitG	**ja**	**ja**
Praktikanten	**ja** **AUSNAHME:** Praktikanten erhalten nur einen „allgemeinen Einblick in das Arbeitsleben“, z. B. bei einem schulischen Betriebspraktikum	**ja** wenn am Wahltag mindestens 6 Monate im Betrieb tätig
Sabbatjahr Pflichten aus dem Arbeitsverhältnis sind nur für eine bestimmte Zeit suspendiert	**ja**	**ja**
Soldaten in Betrieben privatrechtlich organisierter Unternehmen	**ja**	**ja**
strafgerichtliche Verurteilung	**ja**	**nein** wenn der Arbeitnehmer infolge einer strafgerichtlichen Verurteilung nicht die Fähigkeit besitzt, Rechte aus öffentlichen Wahlen zu erlangen, § 8 Abs. 1 Satz 3 BetrVG
teilzeitbeschäftigte Arbeitnehmer[16]	**ja**	**ja**
Telearbeit/Homeoffice	**ja**	**ja**
Telearbeit	**ja**	**ja**
vorübergehende Erwerbsunfähigkeit	**ja**	**ja**

[16] Einschließlich Arbeitnehmer mit Arbeit auf Abruf oder Jobsharing.

Beschäftigter	Wahlberechtigung	Wählbarkeit
Wehrdienst bzw. freiwilliger Wehrdienst	**ja**	**ja**
Zivildienst[17]	**ja**	**ja**

Brückenteilzeit, Anspruch

Diese Checkliste gibt einen Überblick über die Anspruchsvoraussetzungen der Brückenteilzeit nach § 9a TzBfG.

Check		OK	Bemerkung
1) Dauer des Arbeitsverhältnisses	Das Arbeitsverhältnis besteht länger als **6 Monate** (§ 9a Abs. 1 Satz 1 TzBfG).		
2) Größe des Arbeitgebers	Der Arbeitgeber beschäftigt in der Regel **mehr als 45 Arbeitnehmer** (§ 9a Abs. 1 Satz 3 TzBfG). Hierbei zählt jeder Kopf, unabhängig vom Beschäftigungsumfang. Auszubildende werden bei der Berechnung aber nicht berücksichtigt (§ 9a Abs. 7 TzBfG).		
3) Dauer der Brückenteilzeit	Die Brückenteilzeit wird für **mindestens 1 Jahr und höchstens 5 Jahre** verringert (§ 9a Abs. 1 Satz 2 TzBfG). Die Arbeitsvertragsparteien können einvernehmlich einen anderen Zeitraum vereinbaren. Durch Tarifvertrag kann der Rahmen für den Zeitraum der Arbeitszeitverringerung abweichend, auch zuungunsten des Arbeitnehmers, festgelegt werden (§ 9a Abs. 6 TzBfG).		
4) Betriebliche Gründe	Der gewünschten Verringerung stehen keine **betrieblichen Gründe** entgegen, die die Organisation, den Arbeitsablauf oder die Sicherheit im Betrieb wesentlich beeinträchtigen oder unverhältnismäßige Kosten verursachen (§§ 9a Abs. 2 Satz 1, 8 Abs. 4 TzBfG).		

[17] S. § 9 ZivilschutzG, wonach das Arbeitsverhältnis in seinem Bestand durch den Einsatz nicht berührt wird.

Check		OK	Bemerkung
5) Zumutbarkeitsregelung	Arbeitgeber mit **46 bis 200 Arbeitnehmern** können einen Antrag auf Brückenteilzeit ablehnen, wenn pro angefangenen 15 Arbeitnehmern bereits mindestens ein Arbeitnehmer Brückenteilzeit vereinbart hat (vgl. zu den Schwellenwerten § 9a Abs. 2 Satz 2 TzBfG). Auszubildende werden bei der Berechnung nicht berücksichtigt (§ 9a Abs. 7 TzBfG). **Stichtag** für die Berechnung der Zumutbarkeitsgrenze ist der Beginn der beantragten Brückenteilzeit. Der Arbeitgeber hat die voraussichtliche Situation an diesem Tag zu berücksichtigen. Entscheidend ist bei der Berechnung der Größe des Arbeitgebers das **Unternehmen**, nicht der Betrieb. Die Arbeitnehmer aller Betriebe sind also zusammenzuzählen. Für die Berechnung der Zumutbarkeitsgrenze kommt es nur auf **Arbeitnehmer** an, **die sich in Brückenteilzeit befinden**. Arbeitnehmer, die sich aus anderen Gründen in Teilzeit befinden, bleiben hier unberücksichtigt.		
6) Frist und Form des Antrags	Der Antrag ist mindestens **3 Monate** vor Beginn der gewünschten Brückenteilzeit in **Textform** gestellt worden (§§ 9a Abs. 3, 8 Abs. 2 Satz 1 TzBfG; § 126 BGB). Der Umfang der Verringerung und der begehrte Zeitraum müssen, die gewünschte Verteilung soll im Antrag angeben werden.		
7) Erneuter Antrag nach Brückenteilzeit	Frühestens **ein Jahr nach Rückkehr aus der Brückenteilzeit** kann der Arbeitnehmer eine erneute Verringerung der Arbeitszeit (Teilzeit oder Brückenteilzeit) verlangen (§ 9a Abs. 5 Satz 1 TzBfG).		

Check		OK	Bemerkung
8) Erneuter Antrag nach Ablehnung der Brückenteilzeit aus betrieblichen Gründen	Hat der Arbeitgeber einen Verringerungsantrag **wegen betrieblicher Gründe** abgelehnt, kann der Arbeitnehmer frühestens nach **2 Jahren** eine erneute Verringerung der Arbeitszeit (Teilzeit oder Brückenteilzeit) beantragen (§§ 9a Abs. 5 Satz 2, 8 Abs. 6 TzBfG).		
9) Erneuter Antrag nach Ablehnung der Brückenteilzeit aufgrund der Zumutbarkeitsregelung	Nach der Ablehnung eines Antrags auf Brückenteilzeit wegen Erreichen der **Zumutbarkeitsgrenze** bei Arbeitgebern mit 46 bis 200 Arbeitnehmern kann der Arbeitnehmer frühestens nach Ablauf von **einem Jahr** erneut eine Verringerung der Arbeitszeit (Teilzeit oder Brückenteilzeit) verlangen (§ 9a Abs. 5 Satz 3 TzBfG).		

Diskriminierungsfreie Unternehmensstrukturen, To-Dos für Unternehmen

Dr. Meike Kuckuk

Um Diskriminierungsfreiheit in einem Unternehmen zu gewährleisten, müssen oft Änderungen an den Strukturen vorgenommen und konkrete Maßnahmen für die Arbeitsorganisation ergriffen werden. Diese Checkliste führt auf, wie Diskriminierungsfreiheit in den Strukturen eines Unternehmens verankert werden kann.

1. Compliance-Struktur

Die Schaffung diskriminierungsfreier Strukturen ist Teil eines Compliance-Konzepts. Dies soll die **Legalitätspflicht** (nach geltender Rechtsordnung handeln) sowie die **Legalitätskontrollpflicht** (Sicherstellung der Einhaltung von Gesetzen und Regeln) umsetzen.

Zur Umsetzung dieser Pflichten hat sich der sogenannte **„Dreiklang“** der Compliance herausgebildet: Verhindern – Reagieren – Aufdecken. Alle 3 Maßnahmen stehen in Wechselwirkung zueinander. Es stellen sich also die folgenden Fragen:

[ ] **Verhindern**: Wurden geeignete Maßnahmen zur **Schadensprävention** ergriffen (z.B. Verabschieden von Betriebsvereinbarung, …)?

[ ] **Aufdecken**: Wurden geeignete Maßnahmen zur **Risikokontrolle** ergriffen (z.B. Selbst-Reporting, …)?

[ ] **Reagieren**: Wurde ein Maßnahmenkatalog erarbeitet, welcher **bei begangenen Verstößen** angewandt wird (z.B. Vorgehen, personelle Maßnahmen, …)?

2. Betriebskultur und Verhaltenskodex

Im **Unternehmensleitbild** sowie im **Verhaltenskodex** muss fest verankert sein, dass die Arbeitsorganisation ohne jegliche Form der Diskriminierung abläuft.

[ ] Wurde sich klar und unumstößlich zur **Diskriminierungsfreiheit** bekannt?

[ ] Wird das Leitbild aktiv „in den **Fokus** gerückt" und aktiv durch die **Führungsebenen** eingefordert und durchgesetzt?

3. Beschwerdestelle nach § 13 AGG

Nach § 13 AGG ist eine zuständige Beschwerdestelle zu bestimmen, an die sich Beschäftigte wenden können, wenn sie sich wegen eines in § 1 AGG genannten Grundes diskriminiert fühlen.

[ ] Wurde eine **Beschwerdestelle** bestimmt und an alle Beschäftigten kommuniziert?
Hinweis: Der Arbeitgeber kann bei der Bestimmung der zuständigen Beschwerdestelle entweder eine konkrete Person nennen oder eine eigens für das Beschwerdeverfahren zuständige Stelle einrichten.

[ ] Wurde die Beschwerdestelle sowohl mit männlichen als auch mit weiblichen Personen besetzt?

[ ] Wurde der Ablauf des **Beschwerdeverfahrens** klar festgelegt und kommuniziert?

4. Interne Meldestelle nach dem HinSchG

Auch aus dem Hinweisgeberschutzgesetz resultieren einige Pflichten, die der Arbeitgeber im Hinblick auf die Diskriminierungsfreiheit erfüllen muss.

[ ] Wurde eine interne Meldestelle eingerichtet und an die Beschäftigten kommuniziert?

[ ] Werden auch sonst die notwendigen Maßnahmen ergriffen, um die Pflichten aus dem HinSchG zu erfüllen (z.B. die Einhaltung des Vertraulichkeitgebots, …)?

Hinweis: Beschwerdestelle (AGG) vs. interne Meldestelle (HinSchG)

Benachteiligungen nach dem AGG sind **auch** vom HinSchG erfasst, wenn die jeweilige Benachteiligung

- eine **Straftat** oder
- einen **Verstoß gegen eine bußgeldbewehrte Vorschrift**, die dem Schutz von Leben, Leib oder Gesundheit oder dem Schutz der Rechte von Beschäftigten oder ihrer Vertretungsorgane dient,

darstellt. Denkbar ist dies z. B. in Fällen von sexualisierter Gewalt.

5. Situationen im Berufsalltag

Grundsätzlich sind für sämtliche Situationen im Arbeitsalltag Maßnahmen zu ergreifen, um die Diskriminierungsfreiheit im Unternehmen sicherzustellen.

[ ] Werden alle **Stellenausschreibungen** benachteiligungsfrei formuliert? Dies gilt auch für die Auswahlkriterien und die Einstellungsbedingungen.[1]

[ ] Wurden alle Mitarbeiter, welche **Bewerbungsgespräche** führen, über die Grenzen des Fragerechts informiert, um einen diskriminierungsfreien Ablauf zu gewährleisten?

[ ] **Arbeitsentgelt:** Wurden für die Lohndifferenzierung einheitliche, transparente und auf das Anforderungsprofil zugeschnittene Maßstäbe angesetzt, um ein diskriminierungsfreies Entgeltsystem zu schaffen?
Hinweis: Nach der Rechtsprechung des BAG[2] stellen individuelle Gehaltsverhandlungen keinen Rechtfertigungsgrund für die unterschiedliche Bezahlung von Männern und Frauen dar.

[ ] Wurden grundsätzlich **Arbeitsbedingungen** flexibilisiert, um Strukturen zu schaffen, die etwaigen Diskriminierungen entgegenwirken können? Beispiele hierfür sind Gleitzeitvereinbarungen oder Regelungen zum mobilen Arbeiten.

[ ] Wird sichergestellt, dass über **berufliche Aufstiege** unabhängig von den in § 1 AGG genannten Merkmalen entschieden wird?

[ ] Werden **alle Beschäftigte** hinsichtlich des Diskriminierungsverbots unterrichtet und geschult?

---

[1] Etwas anderes kann gelten, wenn eines der in § 1 AGG genannten Merkmale zwingende Voraussetzung für die Stelle ist.

[2] BAG, Urteil v. 16.2.2023, 8 AZR 450/21.

Diversity und Selbstbestimmungsgesetz am Arbeitsplatz

Fraence Grethe

Diese Checkliste zeigt auf, welche Maßnahmen Arbeitgebende im Hinblick auf Diversität am Arbeitsplatz (auch vor dem Hintergrund des Selbstbestimmungsgesetzes) ergreifen müssen, welche sie ergreifen sollten und welche Fehler ihnen dabei nicht unterlaufen sollten.

1 Must Dos

☐ Aktualisierung der HR- und IT-Systeme:

- **Anpassung sämtlicher** (bestehenden und neuen) **Dokumente** (auch in der Personalakte), die zur Aushändigung an die Person bestimmt sind (z. B. (Arbeits-)Verträge, Zeugnisse, ...)[1]
- Anpassung von **Stammdaten** und Anpassung der Informationen in den Datenbanken von internen Systemen

Tipp:
Hierfür sollte ein **standardisierter Prozess** eingerichtet und an die Belegschaft kommuniziert werden (z. B. zuständige HR-Person benennen, Self-service-Änderung ermöglichen, Kommunikation mit der Person (z. B. im Hinblick auf die gewünschte Kommunikation mit anderen Mitarbeitenden und Führungskraft). Der vertrauliche Umgang ist hierbei stets zu beachten.)

☐ Inklusive **Ansprache** mit gewähltem Vornamen

☐ **Offenlegungsverbot** für abgelegte Geschlechtsidentität und Vornamen

☐ Beachtung des Diskriminierungsverbots bei der Rekrutierung

☐ Sicherstellung eines Zugangs zu notwendigen (sanitären) Räumlichkeiten für alle Mitarbeitenden

☐ Überprüfung der Umsetzung der Anforderungen aus dem AGG, wie z. B. Vorhandensein einer Beschwerdestelle

2 Should Dos

☐ Umsetzung einer **inklusiven Unternehmenskommunikation** (Einführung von Pronomen in E-Mail-Signaturen, gegenseitige Vorstellungen im Team, Verwendung geschlechtergerechterer Sprache)

☐ Einführung geschlechtsneutraler Sanitäranlagen

☐ Einführung geschlechtsneutraler Arbeitskleidung

☐ Informationsveranstaltungen und Schulungen für die Belegschaft zum Abbau von Vorurteilen/Wissenslücken zum Thema Geschlechtervielfalt

☐ Einführung von Mediations- und Konfliktlösungsprogrammen

---

[1] § 10 Abs. 2 Satz 1 SBGG.

☐ Erweiterung von Teilhabeförderungen (z. B. durch Mentoringprogramme)
☐ Nicht über, sondern **mit** der Belegschaft sprechen
☐ Allgemein Geschlechtervielfalt fördern
☐ Implementierung einer ganzheitlichen DEIB-Strategie (Diversity, Equity, Inclusion, Belonging)

3 Don'ts

- Thema ignorieren
- „Geht uns nichts an"-Mentalität
- Chance verpassen, eine inklusive Unternehmenskultur zu fördern
- Geschlechtervielfalt lediglich als HR- oder Marketing- oder Minderheitenthematik behandeln
- Stigmatisierung von trans-, intergeschlechtlichen, non-binären Menschen zulassen

Elterngeld und Elternzeit

Dr. Carsten Teschner

Die Arbeitshilfe beinhaltet tabellarische Übersichten zu den rechtlichen Voraussetzungen von Elterngeld und Elternzeit. Dargestellt werden die Voraussetzungen, die Dauer der Elternzeit bzw. Höhe des Elterngeldes, die Auswirkungen auf das Arbeitsverhältnis, die einschlägigen Antragsfristen sowie Pflichten von Arbeitgeber und Arbeitnehmer.

Elternzeit	Freistellung von der Arbeitspflicht durch den Arbeitgeber
Voraussetzungen	**§ 15 BEEG** – Betreuung eines eigenen Kindes oder adoptierten Kindes oder Kindes des Ehegatten oder Lebenspartners im eigenen Haushalt – Betreuung eines Enkelkindes im eigenen Haushalt, wenn parallel kein Elternteil Elternzeit nimmt und: • ein Elternteil des Kindes minderjährig ist, oder • ein Elternteil des Kindes sich in Ausbildung befindet, die Ausbildung vor der Volljährigkeit begonnen wurde und die Arbeitskraft des Elternteils im Allgemeinen voll in Anspruch nimmt (sog. Großelternzeit)

Elternzeit	Freistellung von der Arbeitspflicht durch den Arbeitgeber
Dauer	**§ 15 Abs. 2 BEEG** – Höchstens 3 Jahre – Grundsätzlich nur bis zur Vollendung des 3. Lebensjahres des Kindes – Bis zu 24 Monate können ohne Zustimmung des Arbeitgebers zwischen dem vollendeten 3. und dem vollendeten 8. Lebensjahr des Kindes beansprucht werden; Verteilung auf bis zu 3 Zeitabschnitte zustimmungsfrei möglich
Antragsfristen	**§ 16 BEEG** – Spätestens 7 Wochen vor Beginn der Elternzeit – 13 Wochen, wenn Elternzeit ab dem vollendeten 3. Lebensjahr in Anspruch genommen wird – Schriftlicher Antrag beim Arbeitgeber notwendig (für ab 1.5.2025 geborene Kinder ist Textform ausreichend)
Teilzeitarbeit	**§ 15 Abs. 5 – 7 BEEG** Einer Teilzeittätigkeit (15 bis 32 Wochenstunden für ab dem 1.9.2021 geborene Kinder; 15 bis 30 Wochenstunden für bis zum 31.8.2021 geborene Kinder) muss zugestimmt werden, wenn • das Arbeitsverhältnis länger als 6 Monate besteht • mehr als 15 Arbeitnehmer beschäftigt werden • und keine dringenden betrieblichen Gründe entgegenstehen. **§ 15 Abs. 4 BEEG** Einer Teilzeittätigkeit bei einem anderen Arbeitgeber muss zugestimmt werden, wenn keine dringenden betrieblichen Gründe entgegenstehen. **§ 17 BEEG** Der Jahresurlaub kann für die Zeiten der Elternzeit anteilig gekürzt werden. **§ 21 BEEG** Für die Dauer der Elternzeit kann ein anderer Arbeitnehmer als Vertretung befristet eingestellt werden.

Elternzeit	Freistellung von der Arbeitspflicht durch den Arbeitgeber
Auswirkungen auf das Arbeitsverhältnis	Die gegenseitigen Hauptleistungspflichten werden suspendiert (keine Arbeitspflicht, keine Vergütungspflicht), das Arbeitsverhältnis besteht aber fort und wird nach Ablauf der Elternzeit fortgesetzt. Teilzeittätigkeit ist bis zu 32/30 Wochenstunden im Monatsdurchschnitt zulässig. **§ 18 BEEG**: Sonderkündigungsschutz Der Arbeitgeber darf das Arbeitsverhältnis nur nach vorheriger Zustimmung der nach Landesrecht zuständigen Behörde kündigen. Der Kündigungsschutz beginnt • bei Elternzeit bis zum 3. Lebensjahr: 8 Wochen vor Beginn der Elternzeit • bei Elternzeit zwischen dem vollendeten 3. und den vollendeten 8. Lebensjahr: 14 Wochen vor Beginn der Elternzeit **§ 19 BEEG**: Sonderkündigungsrecht des Arbeitnehmers: Der Arbeitnehmer kann das Arbeitsverhältnis mit einer Frist von 3 Monaten zum Ende der Elternzeit kündigen.

Elterngeld	Staatliche Geldleistung
Voraussetzungen	**§ 1 BEEG** – Wohnsitz oder gewöhnlichen Aufenthalt in Deutschland – Betreuung eines eigenen Kindes oder adoptierten Kindes oder Kindes des Ehegatten oder Lebenspartners – Keine Ausübung einer vollen Erwerbstätigkeit (bei ab dem 1.9.2021 geborenen Kindern: bis zu 32 Wochenstunden; bei bis zum 31.8.2021 geborenen Kindern: bis zu 30 Wochenstunden)
Höhe	**§ 2 BEEG** – Mindestens 67 % des monatlichen Einkommens (Durchschnitt der letzten 12 Monate), maximal jedoch 1.800 EUR monatlich (Berechnung: Monats-Brutto abzüglich pauschalierter Abzüge). Bei Nettoeinkommen über 1.200 EUR Kürzung auf 65 %. – Prozentuale Steigerung bei monatlichem Einkommen unter 1.000 EUR. – Mindestbetrag: 300 EUR monatlich. – „Geschwisterbonus“ bei mehreren Kindern (10 %, mindestens 75 EUR) – Für ab 1.4.2024 geborene Kinder: Kein Elterngeld ab 150.000 EUR Jahreseinkommen (Alleinstehende) bzw. 200.000 EUR (ab 1.4.2025 einheitliche Einkommensgrenze i. H. v. 175.000 EUR). – Elterngeld Plus: höchstens in Höhe der Hälfte des zustehenden Basiselterngeldbetrages bei verdoppelter Bezugsdauer.

Elterngeld	Staatliche Geldleistung
Dauer	**§ 4 BEEG** – Anspruch besteht grundsätzlich nur in den ersten 14 Lebensmonaten des Kindes – Mindestens zwei und höchstens 12 Monate Bezugsdauer Basiselterngeld – Sind zwei betreuende Elternteile vorhanden: Für ein Elternteil maximal 12 Monate + zwei sog. „Partnermonate“ für den anderen Elternteil – Elterngeld Plus und Partnerschaftsmonate: Elterngeld Plus bis zum vollendeten 32. Lebensmonat, wenn ab dem 15. Lebensmonat von einem Elternteil durchgängig in Anspruch genommen – Ab 1.4.2024: Gleichzeitiger Bezug von Basiselterngeld für beide Elternteile nur in einem der ersten 12 Lebensmonate möglich.
Antragsfristen	**§ 7 BEEG** – Antrag ist ab Geburt des Kindes, aber nur rückwirkend für 3 Monate zulässig – Antrag ist daher spätestens im 4. Lebensmonat des Kindes zu stellen
Pflichten des Arbeitgebers	**§ 9 BEEG** – Erteilung eines Einkommensnachweises – Erteilung eines Arbeitszeitnachweises
Auswirkungen auf das Arbeitsverhältnis	Grundsätzlich keine, wenn keine Elternzeit beantragt wird

Entgeltarten von A bis Z

Sortiert nach dem Alphabet zeigt die Tabelle die lohnsteuer- und sozialversicherungsrechtliche Behandlung der verschiedenen Entgeltarten in einer praktischen Zusammenstellung.

Art der Arbeitgeberleistung	Lohnsteuer	Sozialversicherung
Abfindung wegen einer vom Arbeitgeber veranlassten Auflösung des Dienstverhältnisses	pflichtig	frei
Aktienüberlassung s. Vermögensbeteiligung		

Art der Arbeitgeberleistung	Lohnsteuer	Sozialversicherung
Altersrenten (§ 19 Abs. 2 EStG) Abzug des Versorgungsfreibetrags in Höhe von 13,2 % der Rente, bei Rentenbeginn 2025 max. 990 EUR, zzgl. 297 EUR Zuschlag zum Versorgungsfreibetrag pro Jahr	frei	frei
Altersteilzeit Aufstockungsbeträge und Beiträge zur Höherversicherung nach dem Altersteilzeitgesetz, auch soweit sie über die gesetzlichen Mindestbeträge hinausgehen; s. auch Aufstockungsbeträge (§ 3 Nr. 28 EStG)	frei	frei
Altersübergangsgeld gem. § 249e AFG	frei	frei
Antrittsgebühr im grafischen Gewerbe (§ 3b EStG) wenn sie aufgrund tariflicher Regelung gewährt werden, bis zur Höhe der Sonn- und Feiertagszuschläge	frei	frei
Arbeitgeberanteile zur gesetzlichen Sozialversicherung (§ 3 Nr. 62 EStG)	frei	frei
Arbeitgeberdarlehen, s. Zinsersparnis		
Arbeitnehmersparzulage	frei	frei
Arbeitsessen (R 19.6 Abs. 2 LStR) während einem außergewöhnlichen Arbeitseinsatz, wenn der Wert der Mahlzeit 60 EUR pro Arbeitnehmer nicht übersteigt	frei	frei
Arbeitskleidung, s. Berufskleidung		
Arbeitsmittel, s. Werkzeuggeld		
Aufmerksamkeiten (R 19.6 Abs. 1 LStR) wenn deren Wert 60 EUR nicht übersteigt, z. B. Blumen, Buch, Genussmittel aus persönlichem Anlass des Arbeitnehmers	frei	frei
Aufstockungsbeträge nach dem Altersteilzeitgesetz (§ 3 Nr. 28 EStG) auch soweit sie die Mindestgrenze von 20 % des Teilzeitarbeitsentgeltes bzw. Regelarbeitsentgelt (Verträge ab 1.7.2007) überschreiten. Obergrenze der Steuerfreiheit: Aufstockung bis 100 % des Nettoarbeitsentgeltes bei vergleichbarer Vollbeschäftigung	frei	frei
Auslagenersatz (§ 3 Nr. 50 EStG) für Ausgaben des Arbeitnehmers, die vom Arbeitgeber ersetzt werden	frei	frei
Autotelefon (einschließlich Freisprecheinrichtung) • im Dienstwagen • im Pkw des Arbeitnehmers, wie beim Telefon in der Wohnung; ohne Einzelnachweis max. 20 EUR pro Monat, s. Telefon	frei	frei
Berufskleidung (§ 3 Nr. 31 EStG) falls es sich um typische Berufskleidung handelt, die dem Arbeitnehmer unentgeltlich oder verbilligt überlassen wird, z. B. Schutzkleidung	frei	frei
Betriebliche Gesundheitsförderung (§ 3 Nr. 34 EStG) Bar- und Sachleistungen bis zu 600 EUR im Jahr, die der Arbeitgeber zusätzlich zur Gesundheitsvorsorge erbringt	frei	frei

Art der Arbeitgeberleistung	Lohnsteuer	Sozialversicherung
Betriebsrenten (§ 19 Abs. 2 EStG)		
Alters- und Erwerbsunfähigkeitsrenten, die von früheren Arbeitgebern oder aus einer betrieblichen Versorgungskasse gezahlt werden. Bei Altersrenten, wenn der Arbeitnehmer das 63. Lebensjahr oder – wenn er Schwerbehinderter ist das 60. Lebensjahr – vollendet hat, und bei Erwerbsunfähigkeitsrenten bleiben bei Betriebsrenten mit Rentenbeginn 2025 13,2 % der Bezüge, höchstens 990 EUR, plus Zuschlag zum Versorgungsfreibetrag von max. 297 EUR jährlich steuerfrei	pflichtig	pflichtig (nur KV und PV)
Betriebsveranstaltung		
• übliche Zuwendungen bei herkömmlichen Veranstaltungen in Form von Speisen und Getränken, Fahrtkosten, Übernachtungskosten, Aufwendungen für den äußeren Rahmen usw., soweit die Zuwendungen pro Mitarbeiter 110 EUR brutto nicht übersteigen (§ 19 Abs. 1 Satz 1 Nr. 1a EStG	frei	frei
• die Zuwendungen bei lohnsteuerpflichtigen Veranstaltungen werden mit 25 % pauschal versteuert (§ 40 Abs. 2 Nr. 2 EStG)	pauschal	frei
Bewirtungskosten		
• Geschäftlich veranlasste Bewirtung: Bei Bewirtung von Geschäftspartnern des Arbeitgebers können die vom Arbeitnehmer verauslagten Aufwendungen steuerfrei ersetzt werden (steuerfreier Auslagenersatz nach § 3 Nr. 50 EStG)	frei	frei
• Arbeitnehmerbewirtung bei Auswärtstätigkeit: Beträgt der Gesamtwert der vom Arbeitgeber unmittelbar oder mittelbar gewährten Speisen und Getränke nicht mehr als 60 EUR brutto, wird beim Arbeitnehmer auf die Besteuerung des hieraus resultierenden geldwerten Vorteils verzichtet, wenn der Arbeitnehmer seinerseits für die dienstliche Reisetätigkeit dem Grunde nach eine Verpflegungspauschale als Werbungskosten geltend machen kann (§ 8 Abs. 2 Satz 9 EStG)	frei	frei
• Reine Arbeitnehmerbewirtung bei außergewöhnlichen Arbeitseinsätzen bis zu 60 EUR brutto (R 19.6 Abs. 2 Satz 2 LStR)	frei	frei
Darlehen, s. Zinsersparnisse		
Dienstrad Überlassung von Fahrrädern und E-Bikes, die verkehrsrechtlich		
• als Fahrrad eingestuft werden (unter 25 km/h, keine Kennzeichen- oder Versicherungspflicht), zusätzlich zum ohnehin geschuldeten Arbeitslohn (§ 3 Nr. 37 EStG)	frei	frei
• als Fahrrad eingestuft werden (unter 25 km/h, keine Kennzeichen- oder Versicherungspflicht), bei Entgeltumwandlung (§ 8 Abs. 2 Sätze 2–5 EStG i. V. m. gleichlautendem Ländererlass v. 9.1.2020, BStBl 2020 I S. 174)	pflichtig	pflichtig
• als Kfz eingestuft werden (E-Bikes über 25 km/h, mit Kennzeichen- und Versicherungspflicht, § 8 Abs. 2 Sätze 2-5 EStG i. V. m. gleichlautendem Ländererlass v. 9.1.2020, BStBl 2020 I S. 174)	pflichtig	pflichtig
Übereignung eines Dienstrads, das verkehrsrechtlich als Fahrrad eingestuft wird, zusätzlich zum ohnehin geschuldeten Arbeitslohn, wenn pauschal mit 25 % versteuert (§ 40 Abs. 2 Nr. 7 EStG)	pauschal	frei

Art der Arbeitgeberleistung	Lohnsteuer	Sozialversicherung
Dienstwohnung, s. Werkswohnung		
Direktversicherung (§ 3 Nr. 63 EStG) Arbeitgeberbeiträge zu Direktversicherungen mit lebenslanger Rentenzahlung frühestens ab dem 60. Lebensjahr		
• bis zu 4 % der BBG RV (2025: 3.864 EUR)	frei	frei
• bis zu 8 % der BBG RV (2025: 7.728 EUR)	frei[1]	pflichtig
Doppelte Haushaltsführung		
soweit der Arbeitgeber keine höheren Mehraufwendungen ersetzt, als der Arbeitnehmer ansonsten als Werbungskosten geltend machen könnte (§ 9 EStG, R 9.11 Abs. 5 bis 11 LStR)	frei	frei
Ehrenamtsfreibetrag (§ 3 Nr. 26a EStG)		
Aufwandsentschädigung für ehrenamtliche Nebentätigkeiten bis zu 840 pro Jahr	frei	frei
Elektrofahrzeug / Hybridelektrofahrzeug / Elektrofahrrad		
Aufladen von Dienstfahrzeugen und privaten (Hybrid-)Elektrofahrzeugen (§ 3 Nr. 46 EStG) sowie E-Bikes:		
• im Betrieb des Arbeitgebers	frei	frei
• in einem verbundenen Unternehmen	frei	frei
• für Leiharbeitnehmer im Betrieb des Entleihers	frei	frei
• durch einen Dritten, z. B. Geschäftsfreunde oder Kunden des Arbeitgebers	pflichtig	pflichtig
Erstattung der vom Arbeitnehmer selbst getragenen Stromladekosten für betriebliches (Hybrid-)Elektrofahrzeug	frei	frei
(Zeitweise) unentgeltliche oder verbilligte Überlassung einer betrieblichen Ladevorrichtung (§ 3 Nr. 46 EStG)	frei	frei
Übereignung einer Ladevorrichtung, wenn pauschal mit 25 % versteuert (§ 40 Abs. 2 Satz 1 Nr. 6 EStG)	pauschal	frei
Zuschüsse des Arbeitgebers für eine private Ladevorrichtung des Arbeitnehmers, wenn pauschal mit 25 % versteuert (§ 40 Abs. 2 Satz 1 Nr. 6 EStG)	pauschal	frei
Übereignung eines Elektrofahrrads, das verkehrsrechtlich nicht als Kfz gilt (keine Kennzeichen- oder Versicherungspflicht) und das zusätzlich zum ohnehin geschuldeten Arbeitslohn gewährt wird, wenn pauschal mit 25 % versteuert (§ 40 Abs. 2 Nr. 7 EStG)	pauschal	frei
Erholungsbeihilfe		
• wenn die Zahlung dem Anlass nach gerechtfertigt ist, z. B. in Krankheits- oder Unglücksfällen, bis 600 EUR jährlich, darüber hinaus nur bei besonderem Notfall (dabei sind Einkommensverhältnisse und Familienstand zu berücksichtigen) (R 3.11 Abs. 2 LStR)	frei	frei
• sonstige Leistungen, z. B. Urlaub in Betriebserholungsstätten oder Barzuschüsse zum Erholungsurlaub	pflichtig	pflichtig

[1] Ggf. unter Anrechnung pauschalbesteuerter bAV-Beiträge nach § 40b EStG a. F.

Art der Arbeitgeberleistung	Lohnsteuer	Sozialversicherung
• werden die Beihilfen pauschal versteuert (bis zu 156 EUR zzgl. 104 EUR für den Ehegatten und 52 EUR für jedes Kind) (§ 40 Abs. 2 Nr. 3 EStG)	pauschal	frei
Essenmarken (R 8.1 Abs. 7 Nr. 4 LStR)		
• die zur Verbilligung von Mahlzeiten für die Arbeitnehmer unmittelbar an eine Kantine, Gaststätte usw. gegeben werden, soweit der vom Arbeitnehmer noch zu entrichtende Eigenanteil den amtlichen Sachbezugswert der Mahlzeit nicht unterschreitet (2025: Mittag- und Abendessen: je 4,40 EUR, Frühstück: 2,30 EUR)	frei	frei
• Überschreitet der Eigenanteil den amtlichen Sachbezugswert nicht und wird der geldwerte Vorteil pauschal mit 25 %versteuert	pauschal	frei
Fahrtkostenzuschuss (§ 3 Nr. 15 EStG) für Fahrten zwischen Wohnung und erste Tätigkeitsstätte		
• mit öffentlichen Verkehrsmitteln, wenn Zuschuss zusätzlich zum ohnehin geschuldeten Arbeitslohn gewährt wird	frei	frei
• bei Benutzung des arbeitnehmereigenen Pkw oder bei Fahrtkostenzuschüssen im Wege einer Gehaltsumwandlung	pflichtig	pflichtig
• wird der Zuschuss pauschal mit 15 % versteuert (§ 40 Abs. 2 EStG)	pauschal	frei
• wird der Zuschuss pauschal mit 25 % versteuert, ohne Anrechnung auf die Entfernungspauschale (§ 40 Abs. 2 Satz 2-4 EStG)	pauschal	frei
Fehlgeldentschädigung (R 19.3 Abs. 1 Nr. 4 LStR) soweit der Betrag 16 EUR monatlich nicht überschreitet	frei	frei
Feiertagszuschlag (§ 3b EStG) für tatsächlich geleistete Feiertagsarbeit, soweit sie für Arbeiten am 31.12. ab 14.00 Uhr sowie an gesetzlichen Feiertagen 125 % bzw. für Arbeiten am 24.12. ab 14.00 Uhr sowie an den Weihnachtsfeiertagen und am 1.5. 150 % des Grundlohns von max. 50 EUR* pro Stunde nicht übersteigen. Als Feiertagsarbeit gilt auch die Arbeit von 0 Uhr bis 4 Uhr des auf den Feiertag folgenden Tages *Für die Beitragsfreiheit in der Sozialversicherung gilt ein Stundensatz von max. 25 EUR	frei	frei
Fortbildungsleistung (§ 3 Nr. 19 EStG) soweit sie die allgemeine Beschäftigungsfähigkeit erhöht	frei	frei
Freianzeigen der Mitarbeiter von Zeitungsverlagen, soweit der Rabattfreibetrag von 1.080 EUR jährlich nicht überschritten wird, s. Personalrabatt	frei	frei
Freibrot an Arbeitnehmer in der Brotindustrie, soweit der Rabattfreibetrag von 1.080 EUR jährlich nicht überschritten wird, s. Personalrabatt	frei	frei
Freifahrten, s. Sammelfahrten		

Art der Arbeitgeberleistung	Lohnsteuer	Sozialversicherung
Freiflüge oder verbilligte Flugreisen für Angestellte der Luftverkehrsgesellschaften, soweit der Rabattfreibetrag von 1.080 EUR jährlich nicht überschritten wird, s. Personalrabatt	frei	frei
Freitabak, s. Personalrabatt		
Geburtsbeihilfe (§ 19 Abs. 1 EStG)	pflichtig	pflichtig
Gesundheitsförderung (§ 3 Nr. 34 EStG) Arbeitgeberleistungen zusätzlich zum ohnehin geschuldeten Entgelt bis zu 600 EUR jährlich pro Mitarbeiter	frei	frei
Getränke und Genussmittel (R 19.3 Abs. 2 LStR) die der Arbeitgeber dem Arbeitnehmer unentgeltlich oder verbilligt zum Gebrauch im Betrieb überlässt, z. B. Kaffee, Süßigkeiten	frei	frei
Haustrunk, s. Personalrabatt		
Heimarbeiterzuschläge (R 9.13 Abs. 2 LStR) soweit sie 10 % des Grundlohns nicht übersteigen	frei	frei
Heiratsbeihilfe	pflichtig	pflichtig
Insolvenzgeld nach dem SGB III, s. Konkursausfallgeld		
Internetnutzung		
• Arbeitgeberzuschüsse zur privaten Internetnutzung (§ 2 Abs. 1 LStDV)	pflichtig	pflichtig
• werden die Zuschussleistungen pauschal versteuert (§ 40 Abs. 2 Nr. 5 EStG)	pauschal	frei
Jahreswagenrabatt, s. Personalrabatt		
Jobticket geldwerte Vorteile aus der unentgeltlichen oder verbilligten Überlassung eines Jobtickets		
• das zusätzlich zum ohnehin geschuldeten Arbeitslohn gezahlt wird (§ 3 Nr. 15 EStG)	frei	frei
• bei Gehaltsumwandlung	pflichtig	pflichtig
• bei Gehaltsumwandlung bis 50 EUR monatlich (§ 8 Abs. 2 Satz 11 EStG)	frei[2]	frei
• bei Gehaltsumwandlung bzw. Verzicht auf Steuerbefreiung, wenn mit 25 % pauschal versteuert (§ 40 Abs. 2 Satz 2-4 Nr. 2 EStG)[3]	pauschal	frei
• bei Gehaltsumwandlung, wenn mit 15 % pauschal versteuert (§ 40 Abs. 2 Satz 2 Nr. 1 EStG)[4]	pauschal	frei

[2] Sofern die 50-EUR-Freigrenze nach Zusammenrechnen aller zu berücksichtigenden Sachbezüge in Summe nicht überschritten wird.

[3] Ohne Anrechnung auf die Entfernungspauschale.

[4] Mit Anrechnung auf die Entfernungspauschale.

Art der Arbeitgeberleistung	Lohnsteuer	Sozialversicherung
Kindergartenzuschüsse (§ 3 Nr. 33 EStG) Leistungen des Arbeitgebers zur Unterbringung und Betreuung von nicht schulpflichtigen Kindern in betriebsfremden oder betriebseigenen Kindergärten u. Ä.	frei	frei
Kindergeld nach dem Bundeskindergeldgesetz	frei	frei
Konkursausfallgeld, s. Insolvenzgeld	frei	frei
Mehrarbeitszuschlag (§ 2 Abs. 2 Nr. 6 LStDV)	pflichtig	pflichtig
Mutterschaftsgeldzuschuss nach dem MuSchG	frei	frei
Nachtarbeitszuschlag (§ 3b EStG) die für tatsächlich geleistete Nachtarbeit neben dem Grundlohn gezahlt werden, soweit sie 25 % des Grundlohns von max. 50 EUR* pro Stunde nicht übersteigen. Wenn die Nachtarbeit vor 0 Uhr beginnt, ist für die Zeit von 0 Uhr bis 4 Uhr ein Zuschlag bis zu 40 % steuer- und beitragsfrei *Für die Beitragsfreiheit in der Sozialversicherung gilt ein Stundensatz von max. 25 EUR.	frei	frei
Nebentätigkeit • Einnahmen hieraus als Übungsleiter, Ausbilder, Erzieher oder für die nebenberufliche Pflege alter, kranker Menschen oder Menschen mit Behinderungen in einer nach dem Körperschaftsteuergesetz steuerbefreiten Einrichtung bis zu 3.000 EUR pro Jahr (§ 3 Nr. 26 EStG). (Erfüllt die Nebentätigkeit die Merkmale einer geringfügigen Beschäftigung, ist diese auch über diesen Betrag hinaus versicherungsfrei (§ 8 Abs. 1 Nr. 1 SGB IV) • Nebenberufliche ehrenamtliche Tätigkeit im gemeinnützigen, mildtätigen und kirchlichen Bereich bis 840 EUR pro Jahr, s. Ehrenamtsfreibetrag	frei frei	frei frei
Pensionsfonds, Pensionskasse (§ 3 Nr. 63 EStG) • bis zu 4 % der BBG RV (2025 max. 3.864 EUR) • bis zu 8 % der BBG RV (2025 max. 7.728 EUR)	frei frei[5]	frei pflichtig
Pensionskasse, umlagefinanziert (§ 3 Nr. 56 EStG) • bis zu 4 % der BBG RV (2025 max. 3.864 EUR)	frei[6]	frei
Personalrabatt (§ 8 Abs. 3 EStG) beim Bezug von Waren oder Dienstleistungen, die vom Arbeitgeber nicht überwiegend für den Bedarf seiner Arbeitnehmer hergestellt, vertrieben oder erbracht werden, soweit der Nachlass insgesamt 1.080 EUR im Kalenderjahr (Rabattfreibetrag) nicht übersteigt. Dabei sind die um 4 % geminderten Endpreise zugrunde zu legen, zu denen der Arbeitgeber die Waren oder Dienstleistungen fremden Letztverbrauchern anbietet.	frei	frei
Prämie (§ 19 Abs. 1 EStG) z. B. für Verbesserungsvorschläge oder unfallfreies Fahren	pflichtig	pflichtig

[5] Ggf. unter Anrechnung pauschalbesteuerter bAV-Beiträge nach § 40b EStG a. F.

[6] Ggf. unter Anrechnung steuerfreier bAV-Beiträge nach § 3 Nr. 63 EStG.

Art der Arbeitgeberleistung	Lohnsteuer	Sozialversicherung
Reisekostenvergütung (§ 3 Nr. 13 und 16 EStG) soweit der Arbeitgeber keine höheren Beträge ersetzt, als der Arbeitnehmer ansonsten als Werbungskosten abziehen könnte	frei	frei
Sachbezüge (§ 8 Abs. 1 EStG i.V.m. § 8 Abs. 2 Satz 11 EStG) soweit sie monatlich nicht die Freigrenze von 50 EUR überschreiten	frei	frei
Sachprämien (§ 3 Nr. 38 EStG) aus Kundenbindungsprogrammen (z.B. Miles and More), bis 1.080 EUR im Kalenderjahr	frei	frei
Sammelbeförderung (§ 3 Nr. 32 EStG) der Arbeitnehmer zwischen Wohnung und erster Tätigkeitsstätte mit einem vom Arbeitgeber eingesetzten Beförderungsmittel (Bus oder für mehrere Arbeitnehmer zur Verfügung gestellter Pkw), wenn dies betrieblich notwendig ist	frei	frei
Sonntagsarbeitszuschlag (§ 3b EStG) die für tatsächlich geleistete Sonntagsarbeit neben dem Grundlohn gezahlt werden, soweit sie 50 % des Grundlohns von max. 50 EUR* pro Stunde nicht übersteigen, als Sonntagsarbeit gilt auch die von 0 Uhr bis 4 Uhr des auf den Sonntag folgenden Tages geleistete Arbeit *Für die Beitragsfreiheit in der Sozialversicherung gilt ein Stundensatz von max. 25 EUR	frei	frei
Sterbegeld (§ 19 Abs. 2 EStG) das der frühere Arbeitgeber gewährt, soweit der Versorgungsbezug bei Rentenbeginn 2025 mit 13,2 %, max. 990 EUR pro Jahr, zzgl. 297 EUR nicht übersteigt; s. Betriebsrenten	pflichtig	frei
Telefon		
• Privatgespräche am Arbeitsplatz (§ 3 Nr. 45 EStG)	frei	frei
• Telefonanschluss in der Wohnung Gesprächsgebühren für betriebliche Telefonate, wenn der Arbeitnehmer Aufzeichnungen führt, zumindest für 3 Monate	frei	frei
• Ohne Nachweis bei einem Arbeitnehmer, der betrieblich veranlasste Telefongespräche in der Wohnung glaubhaft gemacht hat (z.B. Außendienstmitarbeiter), max. 20 EUR pro Monat	frei	frei
Trinkgeld		
• freiwillige Trinkgelder, die ohne Rechtsanspruch gewährt werden, in unbegrenzter Höhe (§ 3 Nr. 51 EStG)	frei	frei
• Trinkgelder mit Rechtsanspruch, z.B. mtl. pauschaler Bedienungszuschlag im Gaststättengewerbe, Metergelder im Möbeltransportgewerbe, Treppengelder im Kohlenhandel	pflichtig	pflichtig
Umsatzprovision (§ 19 Abs. 1 EStG)	pflichtig	pflichtig

Art der Arbeitgeberleistung	Lohnsteuer	Sozialversicherung
Umzugskostenvergütung		
• aus öffentlichen Kassen (§ 3 Nr. 13 EStG)	frei	frei
• im privaten Dienst bei dienstlich veranlasstem Umzug bis zur Höhe der Beträge, die nach dem Bundesumzugsrecht als höchstmögliche Umzugskostenvergütung gezahlt werden könnten (§ 3 Nr. 16 EStG)	frei	frei
Vermögensbeteiligung (§ 3 Nr. 39 EStG) Kostenlose oder verbilligte Überlassung von Aktien, Mitarbeiterbeteiligung von Aktien, Mitarbeiterbeteiligungsfonds u.a. Beteiligungen am eigenen Unternehmen bis zu 2.000 EUR	frei	frei
Vermögenswirksame Leistung(§ 13 Abs. 1 Satz 1 5. VermBG) Zuschüsse des Arbeitgebers zu vermögenswirksamen Leistungen (Wenn das zu versteuernde Einkommen 40.000 EUR bei Einzelveranlagung bzw. 80.000 EUR bei Zusammenveranlagung nicht übersteigt, wird eine Arbeitnehmersparzulage gezahlt.)	pflichtig	pflichtig
Verpflegungskostenzuschuss (§ 3 Nr. 13 und 16 EStG) • 28 EUR bei 24-stündiger Abwesenheit • 14 EUR bei über 8-stündiger Abwesenheit die Beträge gelten einheitlich für Auswärtstätigkeit sowie für die berufliche doppelte Haushaltsführung. Bei mehrtägigen Reisen können unabhängig von der tatsächlichen Abwesenheitszeit 14 EUR sowohl für den Anreise- als auch für den Abreisetag gewährt werden Bei Auslandsreisen s. Verpflegungspauschalen nach der Auslandsreisekostentabelle 2025	frei	frei
Vorruhestandsleistung (§ 3 Nr. 9 EStG, R 9 LStR)	pflichtig	pflichtig
Vorsorgeuntersuchung die auf Veranlassung des Arbeitgebers überwiegend aus betrieblichen Gründen unentgeltlich durchgeführt werden	frei	frei
Werkswohnung (§ 8 Abs. 2 Satz 9 EStG, R 8.1 Abs. 3 LStR)		
• Mietpreis bis 25 EUR/m² und Arbeitnehmer entrichtet mind. 2/3 des ortsüblichen Mietpreises	frei	frei
• Mietpreis über 25 EUR/m² und die Mietpreisverbilligung ggü. der ortsüblichen Miete beträgt max. 50 EUR pro Monat	frei	frei
Werkzeuggeld (§ 3 Nr. 30 EStG) soweit es die Aufwendungen des Arbeitnehmers für die betriebliche Nutzung nicht übersteigt	frei	frei
Winterdienstausfallgeld, Wintergeld (§ 3 Nr. 2 EStG) nach dem Arbeitsförderungsgesetz	frei	frei

Art der Arbeitgeberleistung	Lohnsteuer	Sozialversicherung
Zinsersparnis (§ 8 Abs. 2 EStG, R 8.1 Abs. 11 LStR)		
• bei zinsverbilligten oder unverzinslichen Arbeitgeberdarlehen, soweit der vereinbarte Zinssatz den Marktzins unterschreitet	pflichtig	pflichtig
• bei zinsverbilligten oder unverzinslichen Arbeitgeberdarlehen, soweit der vereinbarte Zinssatz den Marktzins unterschreitet **und** der daraus entstehende geldwerte Vorteil max. 50 EUR beträgt	frei	frei
• Darlehen mit Zinssatz unter dem Marktzins, wenn das Darlehen am Ende des jeweiligen Lohnzahlungszeitraum die (Rest-)Summe von 2.600 Euro nicht übersteigt	frei	frei
Zukunftssicherungsleistungen		
• die der Arbeitgeber aufgrund gesetzlicher Verpflichtungen erbringt	frei	frei
• die der Arbeitgeber ohne gesetzliche Verpflichtung erbringt (§ 2 Abs. 2 Nr. 3 LStDV)	pflichtig	pflichtig
• Aufwendungen des Arbeitgebers für die Zukunftssicherung in Form von Direktversicherungsbeiträgen oder Leistungen an Pensionskassen, falls diese pauschal versteuert werden und vom Arbeitgeber zusätzlich zum Entgelt oder vom Arbeitnehmer durch Entgeltverzicht aus Einmalzahlungen finanziert werden (§ 40b EStG)	pauschal	frei
• Beiträge des Arbeitgebers bis 50 EUR zu Versicherungsleistungen, aufgrund derer der Arbeitnehmer nur Versicherungsschutz beanspruchen kann (Arbeitgeber ist Versicherungsnehmer)	frei	frei

Entgelttransparenzgesetz, Auskunftsanspruch

Diese Übersicht gibt einen Überblick über die Voraussetzungen für die Geltendmachung eines Auskunftsanspruchs des Arbeitnehmers gegen den Arbeitgeber nach § 10 Entgelttransparenzgesetz (Entg-TranspG). Zu beachten ist, dass 2023 die Entgelttransparenz-Richtlinie (RL (EU) 2023/970) in Kraft getreten ist und zu einer Änderung des EntgTranspG bis zum 7.6.26 führen wird. So wird beispielsweise der Schwellenwert von mehr als 200 Arbeitnehmern beim Auskunftsanspruch entfallen. Es wird empfohlen die aktuelle Rechtslage zu verfolgen.

Anwendungsbereich
1. Beschäftigte = vor allem Arbeitnehmer, Auszubildende, in Heimarbeit Beschäftigte[1] 2. Unternehmen mit i.d.R. mehr als 200 Beschäftigten[2]

---

[1] Im Einzelfall können auch arbeitnehmerähnliche Personen im Sinne des innerstaatlichen Rechts Arbeitnehmer i.S.v. § 5 Abs. 2 Nr. 1 EntgTranspG sein.

[2] § 12 Abs. 1 EntgTranspG.

Ausschluss des Auskunftsanspruchs
1. Keine oder weniger als 6 vergleichbare Beschäftigte des jeweils anderen Geschlechts[3] 2. Kein Vergleich zwischen unterschiedlichen Beschäftigtengruppen des § 5 Abs. 2 EntgTranspG, z. B. Arbeitnehmer und Auszubildende 3. Letzte Auskunftserteilung gegenüber dem Beschäftigten innerhalb der letzten 2 Jahre und keine wesentliche Veränderung in diesem Zeitraum[4]
Einschränkung des Auskunftsanspruchs
1. Keine Auskunft bezüglich regional unterschiedlicher Entgeltregelungen desselben Arbeitgebers 2. Keine Auskunft in Bezug auf Entgeltregelungen in anderen Betrieben oder anderen Unternehmen
Auskunftsverlangen
1. Textform muss eingehalten werden Wenn mündlich, Zurückweisung, aber erneutes Verlangen in Textform zulässig 2. Beschäftigte muss gleiche oder gleichwertige Tätigkeiten (Vergleichstätigkeiten) benennen Wenn nicht, dann Ablehnung des Verlangens. Eventuell aber Unzumutbarkeit dieser Angabe im Sinne des § 10 Abs. 1 Satz 2 EntgTranspG mit der Folge, dass doch Auskunftsanspruch bestehen kann 3. Prüfung des Umfangs, ob nur Vergleichsentgelt oder auch 2 Entgeltbestandteile verlangt wurden
Adressat des Anspruchs
1. Wenn **Betriebsrat**: Pflicht des Arbeitgebers zur Weitergabe von Informationen zu Entgelt und Beschäftigte mit vergleichbarer Tätigkeit an Betriebsrat in Textform[5] 2. **Ohne Betriebsrat**: Arbeitgeber direkt[6] (u. U. Weitergabe an Vertreter der Tarifvertragsparteien) 3. Datenschutz: Kenntniserlangung ist auf die mit der Beantwortung des Auskunftsverlangens befassten Personen zu beschränken[7]
Inhalt
1. **Vergleichsentgelt**: Bruttoentgelt laut statistischem Median + ggf. bis zu 2 Entgeltbestandteile, Errechnung und Angabe des Vollzeitäquivalents 2. **Entgeltfindung**: Kriterien und Verfahren. Nach Rechtsgrundlage zu unterscheiden: a) gesetzlicher (Mindestlohn) oder tarifvertragliche Regelungen: Verweis darauf und Angabe, wo der Beschäftigte diese Regelungen finden kann. Keine nähere Begründungspflicht bezüglich der Entgeltfindung, sondern Angemessenheitsvermutung zugunsten tarifvertraglicher Regelungen

[3] § 12 Abs. 3 EntgTranspG.
[4] § 10 Abs. 2 EntgTranspG.
[5] § 13 EntgTranspG.
[6] § 15 Abs. 1 EntgTranspG.
[7] § 12 Abs. 3 EntgTranspG.

b) ansonsten: Darlegung der Kriterien und Verfahren, wie die Vergütung des die Auskunft verlangenden Beschäftigten sowie der Beschäftigten mit Vergleichstätigkeiten zustande kommt

Entsendung, Leistungsumfang im Krankheitsfall

Unterliegt eine in einem anderen Staat eingesetzte Person aufgrund einer Entsendung oder Ausnahmevereinbarung weiterhin den deutschen Rechtsvorschriften, stellt sich die Frage, wie sich der Versicherungsschutz im Krankheitsfall gestaltet. In der Übersicht sind die Staaten, mit denen es Regelungen im Bereich der Krankenversicherung gibt, und die Bezeichnungen der Bescheinigungen zur Inanspruchnahme von Sachleistungen aufgeführt.

Staat	Bezeichnung der Bescheinigung	Leistungsumfang
Bosnien-Herzegowina	BH 6	Nur sofort notwendige Behandlungen.
EU-, EWR-Staaten, die Schweiz und das Vereinigte Königreich	European Health Insurance Card – EHIC	Alle Leistungen nach dem Recht des Aufenthaltslandes. Anspruch auf medizinisch notwendige Leistungen unter Berücksichtigung der Art der Leistungen und der voraussichtlichen Aufenthaltsdauer.
Israel	ISR/D 111	Nur Leistungen bei Mutterschaft.
Marokko	–	Das Abkommen sieht keine Leistungsaushilfe vor. Regelungen zur KV sind lediglich hinsichtlich der Zuständigkeit getroffen.
Montenegro	European Health Insurance Card – EHIC	Nur sofort notwendige Behandlungen.
Nordmazedonien	European Health Insurance Card – EHIC	Nur sofort notwendige Behandlungen.
Serbien	European Health Insurance Card – EHIC	Nur sofort notwendige Behandlungen.
Türkei	T/A 11	Nur sofort notwendige Behandlungen.

Staat	Bezeichnung der Bescheinigung	Leistungsumfang
Tunesien	TN/A 11	Nur sofort notwendige Behandlungen. Rechnung muss selbst bezahlt werden, Erstattung über tunesischen CNAM oder durch deutsche Krankenkasse.
Vereinigtes Königreich		
– bei Anwendungsfällen des Austrittsabkommens	European Health Insurance Card – EHIC	Alle Leistungen nach dem Recht des Aufenthaltslands. Anspruch auf medizinisch notwendige Leistungen unter Berücksichtigung der Art der Leistungen und der voraussichtlichen Aufenthaltsdauer.
– bei Anwendungsfällen des Abkommens über Handel und Zusammenarbeit	Global Health Insurance Card – GHIC	Alle Leistungen nach dem Recht des Aufenthaltslands. Anspruch auf medizinisch notwendige Leistungen unter Berücksichtigung der Art der Leistungen und der voraussichtlichen Aufenthaltsdauer.

Fälligkeitstermine der Sozialversicherungsbeiträge

Die Übersicht enthält alle Fälligkeitstermine der Sozialversicherungsbeiträge und die Termine für die Vorlage der Beitragsnachweise bei der Einzugsstelle.

Für das Jahr 2025 gelten folgende Fälligkeitstage:

Monat	Termin Beitragsgutschrift (Drittletzter Bankarbeitstag)	Termin Beitragsnachweis (2 Arbeitstage vor Fälligkeit der Beiträge)
Januar	29.	27.
Februar	26.	24.
März	27.	25.
April	28.	24.
Mai	27.	23.
Juni	26.	24.
Juli	29.	25.
August	27.	25.
September	26.	24.

Monat	Termin Beitragsgutschrift (Drittletzter Bankarbeitstag)	Termin Beitragsnachweis (2 Arbeitstage vor Fälligkeit der Beiträge)
Oktober	29.[1]	27.[2]
November	26.	24.
Dezember	23.	19.

Hinweisgeberschutzgesetz (HinSchG), To-Dos für Beschäftigungsgeber

Anna-Lena Glander/Maren Rixen

Mitte Mai 2023 wurde das Hinweisgeberschutzgesetz (HinSchG) beschlossen. Seit Inkrafttreten am 2.7.2023 stellt das HinSchG hohe Anforderungen an verpflichtete Beschäftigungsgeber (Unternehmen sowie öffentliche Stellen) insbesondere hinsichtlich der Vorhaltung von internen Meldestellen sowie dem Umgang mit Hinweisgebermeldungen und hinweisgebenden Personen. Diese Anforderungen werden mit hilfreichen Umsetzungstipps in dieser Checkliste dargestellt.

Beschäftigungsgeber sollten vor dem Hintergrund des neuen Hinweisgeberschutzgesetzes insbesondere die folgenden Maßnahmen treffen:

[ ] Prüfung der **Anwendbarkeit des HinSchG** sowie ggf. **weiterer einschlägiger Gesetze**, die bestimmte Anforderungen an Hinweisgebersysteme stellen.

Hinweis: Weitere Hinweisgeberschutzbestimmungen

Neben der HinSchRL sowie dem HinSchG stellen auch andere Gesetze bestimmte Voraussetzungen an Hinweisgeberschutz und Hinweisgebersysteme gegenüber Beschäftigungsgebern. Beispiele sind das Lieferkettensorgfaltspflichtengesetz (LkSG in Form des Beschwerdeverfahrens), das Wertpapierhandelsgesetz (WpHG) oder das Versicherungsaufsichtsgesetz (VAG).

[1] In Bundesländern mit Feiertag Reformationstag am 31.10.2025 verschiebt sich die Fälligkeit auf den 28.10.2025. Maßgebend sind die Verhältnisse am Hauptsitz der Einzugsstelle.

[2] In Bundesländern mit Feiertag Reformationstag am 31.10.2025 verschiebt sich die Fälligkeit auf den 24.10.2025. Maßgebend sind die Verhältnisse am Hauptsitz der Einzugsstelle.

[ ] Im Rahmen der **Einrichtung der internen Meldestelle** müssen neben der Frage ihrer **funktionalen Verortung** weitere Entscheidungen getroffen werden: Beispielsweise, für welche Art von Meldungen die Meldestelle zuständig sein soll, wie das weitere Verfahren ausgestaltet sein soll (Reaktionswege, Zuständigkeiten für Folgemaßnahmen), etc. Das HinSchG lässt den Verpflichteten insoweit **Gestaltungsspielräume**.

Achtung: Bußgeld droht!

Die Nichteinrichtung einer internen Meldestelle trotz der entsprechenden Pflicht ist **bußgeldbedroht**!
Bußgelder können in empfindlicher Höhe sowohl gegen die verantwortlichen (Individual-)Personen als auch gegen den Beschäftigungsgeber selbst (bis zu 20.000 EUR je Verstoß) verhängt werden.

Hinweis: Ausgestaltungsfragen

Das HinSchG lässt Beschäftigungsgebern in einigen Bereichen Spielräume hinsichtlich der Ausgestaltung der internen Meldestellen. Beispielsweise können Beschäftigungsgeber selbst entscheiden, **ob** und **auf wen** sie ihre interne Meldestelle **auslagern** möchten (beispielsweise auch auf Dritte, wie Anwaltskanzleien), ob sie ihre Meldestelle für externe Personen öffnen möchten und welche Meldewege (schriftlich und/oder mündlich) sie zur Verfügung stellen möchten.
Hinsichtlich der im Rahmen des Gesetzgebungsverfahrens lange diskutierten Frage, ob Beschäftigungsgeber anonyme Meldungen verpflichtend oder freiwillig ermöglichen sollen, sieht das nunmehr beschlossene HinSchG die Eröffnung **anonymer Meldewege nicht** als **verpflichtend** an; (dennoch) eingehende anonyme Hinweisgebermeldungen sollen jedoch bearbeitet werden.

[ ] **Prüfung der (gesetzlichen) Anforderungen an die interne Meldestelle und das Meldeverfahren** sowie der Frage, ob und wie deren Einhaltung im Rahmen eines einheitlichen Hinweisgebersystems sichergestellt werden kann.

Hinweis: Zentrale/Konzernweite Meldestellen

Insbesondere in Konzernstrukturen bei kleinen Beschäftigungsgebern kommt der Betrieb einer **zentralen konzernweiten beziehungsweise gemeinsamen Meldestelle** in Betracht. Das erlauben indes nicht alle EU-Mitgliedstaaten. Auch die EU-Kommission hat sich gegen die Möglichkeit konzernweiter Meldestellen ausgesprochen. Fraglich und umstritten ist zudem, ob die Einrichtung einer solchen zentralen Meldestelle für alle verpflichteten Gesellschaften im Konzern ausreichend zur Erfüllung der gesetzlichen Anforderungen ist. International tätige Konzerne müssen daher die Anforderungen an ihre Gruppengesellschaften und die entsprechenden Entwicklungen genau prüfen und das im jeweils betroffenen Mitgliedstaat geltende Recht beachten. Wichtig ist auch, dass Meldungen jeweils in der Arbeitssprache des jeweiligen Unternehmens ermöglicht werden müssen.

[ ] Einbindung von **Mitbestimmungsgremien** (Betriebsrat) je nach Ausgestaltung des Meldesystems

Hinweis: Beteiligung des Betriebsrats

Ein etwaiger Betriebsrat kann bei Einrichtung eines Hinweisgebersystems an verschiedenen Stellen in unterschiedlicher Tiefe zu beteiligen sein:
Vor der Einrichtung eines Hinweisgeberschutzsystems besteht grundsätzlich ein **Unterrichtungsanspruch** des Betriebsrats. Zwar ist die Frage, ob eine Meldestelle eingerichtet wird, nicht mitbestimmungspflichtig, da sie im HinSchG bereits gesetzlich festgelegt ist und für den Beschäftigungsgeber insoweit kein Gestaltungsspielraum besteht, allerdings kann die **Ausgestaltung des Verfahrens** das **Mitbestimmungsrecht zum Ordnungsverhalten** auslösen.
Sobald **technische Einrichtungen** (digitale Kommunikationsmittel oder Nutzung eines Telefons) als Meldewege genutzt werden, ist außerdem das Mitbestimmungsrecht bei der Einführung und Anwendung von technischen Einrichtungen zu beachten.
Bei **Stellenbesetzungen** einer internen Meldestelle ist der Betriebsrat zudem ggf. im Rahmen seiner Beteiligungsrechte bei personellen Einzelmaßnahmen zu beteiligen.
Darüber hinaus kann eine Beteiligung des Betriebsrats hinsichtlich der Durchführungen von **Schulungen** erforderlich sein.
Unabhängig von der jeweiligen rechtlichen Bewertung stärkt eine **Einbindung** des Betriebsrats in aller Regel die **Akzeptanz** und das **Vertrauen** der Belegschaft bzgl. der **unternehmensinternen Meldekanäle**. So kann auch ein Anreiz für unternehmensinterne (vor externen) Meldungen gegeben werden.

[ ] Angemessene und klare **Kommunikation gegenüber Beschäftigten** und Aufklärung der Beschäftigten über die **Voraussetzungen der Nutzung und Ausgestaltung** des Hinweisgebersystems. Grundsätzlich sollen Meldesysteme „niedrigschwellig“ sein, sodass der Zugang zu diesen für alle Mitarbeitenden auch unter diesem Gesichtspunkt zu beleuchten ist.

Hinweis: Kommunikation gegenüber Beschäftigten

Beschäftigte und potenzielle hinweisgebende Personen sollten insbesondere darüber informiert werden, was Gegenstand einer Meldung sein kann und auf welchen Wegen sie Hinweisgebermeldungen abgeben können.
Auch über das weitere Verfahren nach Eingang einer Meldung (Rückmeldung, Folgemaßnahmen) sollten hinweisgebende Personen bereits vor Abgabe ihrer Meldung informiert werden. Zudem sollten sie auch darauf hingewiesen werden, in welchen Fällen sie als hinweisgebende Personen vom HinSchG geschützt werden und in welchen Fällen nicht.
Im Rahmen des laufenden Monitorings des Hinweisgebersystems kann Anpassungsbedarf sowohl an dem System selbst, als auch an der Kommunikation gegenüber den Beschäftigten kurzfristig erkannt und diese(s) kurzfristig angepasst werden.

Das HinSchG sieht zudem ausdrücklich vor, dass die internen Meldestellen für Beschäftigte auch klare und leicht zugängliche Informationen über externe Meldeverfahren und einschlägige Meldeverfahren von Organen, Einrichtungen oder sonstigen Stellen der Europäischen Union bereithalten müssen. Im Rahmen der Kommunikation sollte allerdings auch darauf hingewiesen werden, dass die Meldung an eine interne Meldestelle gegenüber einer externen Meldestelle zu priorisieren ist.

[ ] Klare interne **Zuständigkeitsregelungen** (insbesondere bei konzern- oder gruppenweiten Hinweisgeberkanälen) und bei Auslagerung der Meldestelle auch externe **Aufgabenzuweisungen, Reportinglinien sowie Verfahrensregelungen**. Insoweit sollte insbesondere eine klar verständliche Hinweisgeberschutzrichtlinie beziehungsweise **Prozessbeschreibung oder Verfahrensordnung** etabliert werden, die sowohl für zuständige als auch hinweisgebende Personen den Prozess des Whistleblowings sowie Möglichkeiten und Risiken verständlich beschreibt. Klare schriftliche Regelungen für Zuständigkeit und Verfahren von Hinweisgebermeldungen können sicherstellen, dass der Adressatenkreis beschränkt und die Vertraulichkeit gewahrt wird. Für den Fall, dass die primär zuständigen Personen selbst Gegenstand von Meldungen und damit „betroffen" sind, sollten Ausnahmezuständigkeiten vorgesehen sein.

Hinweis: Einbindung in Compliance-Management-System

Das Hinweisgebersystem kann und sollte bestenfalls in das Compliance-Management-System des verpflichteten Beschäftigungsgebers integriert werden und die weiteren Compliance-Maßnahmen auf diese Weise ergänzen. Über die Hinweisgeberstelle können auch – teilweise schwerwiegende – Missstände und Verstöße gegen interne Richtlinien und Regelwerke aufgedeckt werden, die zwar nicht dem sachlichen Anwendungsbereich des HinSchG unterfallen, deren Aufdeckung jedoch ebenfalls im Interesse der jeweiligen Unternehmen ist.

[ ] Fachkundige **Prüfung und Bearbeitung von Hinweisgebermeldungen** und Gewährleistung von **Vertraulichkeit** betreffend den gesamten Meldeprozess sowie den Prozess der Folgemaßnahmen.

Achtung: Bußgeld droht!

Die Nichtwahrung der Vertraulichkeit als **zentraler Grundsatz des HinSchG** ist – auch bei leichtfertigem oder fahrlässigem Handeln – bußgeldbedroht!
Bußgelder können in empfindlicher Höhe sowohl gegen die verantwortlichen (Individual-)Personen (bis zu 50.000 EUR je Verstoß), als auch gegen den Beschäftigungsgeber selbst (bis zu 500.000 EUR je Verstoß) verhängt werden.

[ ] Zudem sollte in Bezug auf Hinweisgebermeldungen ein **funktionierendes Fristenmanagement** etabliert werden. Denn das HinSchG sieht verschiedene Fristen betreffend Hinweisgebermeldungen vor: Beispielsweise die fristgemäße Eingangsbestätigung sowie Rückmeldung an die hinweisgebende Person oder auch die Löschfrist für die Daten des gesamten Meldeverfahrens einer Meldung.

Hinweis: Anknüpfungspunkte bei Fristen

Insoweit ist im Rahmen der Fristenberechnung unbedingt zu beachten, dass das HinSchG die normierten Fristen an unterschiedlichen Zeitpunkten (Eingang der Meldung, Eingangsbestätigung, Abschluss des Meldeverfahrens) festmacht.

[ ] Verpflichtete Beschäftigungsgeber sollten des Weiteren ein **Folgemaßnahmenmanagement** vorsehen. Das HinSchG sieht bestimmte (nicht abschließende) Folgemaßnahmen vor, die verpflichtete Beschäftigungsgeber nach Eingang einer Hinweisgebermeldung treffen sollten. Dies sind beispielsweise:

- die Durchführung interner Untersuchungen,
- der Verweis der hinweisgebenden Person an eine andere zuständige Stelle,
- der Abschluss des Verfahrens aus Mangel an Beweisen oder aus anderen Gründen oder
- die Abgabe des Verfahrens zwecks weiterer Untersuchungen an eine für interne Ermittlungen zuständige Arbeitseinheit oder eine zuständige Behörde.

Des Weiteren sollte auch das schnellstmögliche Abstellen eines etwaigen Verstoßes oder Missstandes als Folgemaßnahme durchgeführt werden.

Hinweis: Rückmeldung zu Folgemaßnahmen

Im Rahmen der Rückmeldung an die hinweisgebende Person müssen verpflichtete Beschäftigungsgeber diese auch über geplante sowie bereits ergriffene Folgemaßnahmen sowie die Gründe für diese unterrichten.

[ ] Beschäftigungsgeber müssen **Meldungen** sowie das entsprechende **Meldeverfahren** – auch zu Nachweiszwecken, beispielsweise bei späteren Schadensersatzforderungen – in dauerhaft abrufbarer Weise und unter Beachtung des Vertraulichkeitsgebots **dokumentieren**. Unter bestimmten Voraussetzungen und auf Wunsch der hinweisgebenden Person müssen **Protokolle** von Hinweisgebermeldungen auch zur Einsicht und Unterzeichnung bereitgestellt werden.

Hinweis: Löschung der Dokumentation

Die Dokumentation der Meldung bzw. des Meldeverfahrens ist 3 Jahre nach Abschluss des Verfahrens zu löschen. Dies sollte im Rahmen des entsprechenden Fristenmanagements berücksichtigt werden. Die Dokumentation kann ausnahmsweise länger aufbewahrt werden, um die Anforderungen nach diesem Gesetz oder nach anderen Rechtsvorschriften zu erfüllen, solange dies erforderlich und verhältnismäßig ist.

[ ] Da im Rahmen von Hinweisgebermeldungen personenbezogene Daten ggf. der (nicht anonymen) hinweisgebenden Person, der von der Meldung betroffenen Person(en) sowie ggf. auch Dritter verarbeitet werden, müssen bei Einrichtung einer internen Meldestelle sowie der Festlegung des Meldeverfahrens auch die **datenschutzrechtlichen Anforderungen** beachtet werden. Grundsätzlich sind die Meldestellen befugt, personenbezogene Daten zu verarbeiten, soweit dies zur Erfüllung ihrer gemäß HinSchG geforderten Aufgaben erforderlich ist. Besonderes Augenmerk sollte auf datenschutzrechtliche Aspekte bei gemeinsamen Meldestellen, konzernweiten Meldestellen, sowie der Auslagerung von Meldestellen auf Dritte (ggf. Auftragsdatenverarbeitung) gerichtet werden.

Hinweis: Einbindung Datenschutzbeauftragter

Vor diesem Hintergrund sollte bei Einrichtung der internen Meldestelle sowie bei der Etablierung des Meldeverfahrens sowie ggf. der Durchführung von Folgemaßnahmen unbedingt der Datenschutzbeauftragte des Beschäftigungsgebers eingebunden werden.

Hinweis: Anpassung der Datenschutzinformationen

Zur rechtmäßigen Verarbeitung personenbezogener Daten sollten die Betroffenen insbesondere durch eine Aktualisierung und Anpassung der Datenschutzinformationen des Beschäftigungsgebers über die Verarbeitung ihrer personenbezogenen Daten im Rahmen von Hinweisgebermeldungen informiert werden.

Hinweis: Datenschutzkonzept

Insbesondere für den Fall, dass Hinweisgebermeldungen nicht dem Anwendungsbereich des HinSchG unterfallen, sind für jede Hinweisgebermeldung die datenschutzrechtlichen Anforderungen an die Verarbeitung personenbezogener Daten zu prüfen. Die Verarbeitung personenbezogener Daten (insbesondere von Betroffenen) ist regelmäßig nur dann zulässig, wenn das Interesse des Beschäftigungsgebers an der Datenverarbeitung das Interesse der betroffenen Personen an ihren eigenen Daten überwiegt. Insoweit sollte ein **Datenschutzkonzept** erarbeitet oder dieses an die Anforderungen der Hinweisgeberstelle angepasst werden.

[ ] Des Weiteren sollten Beschäftigungsgeber ein **Krisenmanagement** vorsehen, das in der Lage sein sollte, kurzfristig tätig zu werden und Maßnahmen zu ergreifen. Dies ist insbesondere in Fällen wichtig, in denen hinweisgebende Personen dringende und eilige Hinweisgebermeldungen abgeben, bei denen weitere Schäden drohen. Zudem greift das Krisenmanagement, wenn hinweisgebende Personen unrichtige und schädliche Meldungen abgeben, oder sich unberechtigterweise an die Öffentlichkeit wenden. Zuletzt sollte das Krisenmanagement auch eingeschaltet werden, wenn sich

herausstellt, dass seitens des Beschäftigungsgebers selbst gegen bußgeldbewehrte Regelungen (auch des HinSchG) verstoßen wurde.

Hinweis: Krisenkommunikation

Insoweit sollte die Rolle der Krisenkommunikation – sowohl intern als auch extern – nicht unterschätzt werden. Gegebenenfalls macht es Sinn, für Krisenfälle externe und spezialisierte Berater hinzuzuziehen.

Jahresarbeitsentgeltgrenzen/Versicherungspflichtgrenzen

Die Tabelle zeigt die Höhe der Jahresarbeitsentgeltgrenzen (JAEG) bzw. Versicherungspflichtgrenzen der gesetzlichen Krankenversicherung. Seit 1.1.2003 existieren 2 unterschiedliche Jahresarbeitsentgeltgrenzen, die jeweils nur für einen bestimmten Personenkreis anzuwenden sind.

	Allgemein[1]	**Für am 31.12.2002 wegen Überschreitens der JAEG 2002 versicherungsfreie PKV-Versicherte**[2]
2025	73.800 EUR	66.150 EUR
2024	69.300 EUR	62.100 EUR
2023	66.600 EUR	59.850 EUR
2022	64.350 EUR	58.050 EUR
2021	64.350 EUR	58.050 EUR
2020	62.550 EUR	56.250 EUR
2019	60.750 EUR	54.450 EUR
2018	59.400 EUR	53.100 EUR
2017	57.600 EUR	52.200 EUR
2016	56.250 EUR	50.850 EUR
2015	54.900 EUR	49.500 EUR

Zwischen der allgemeinen und der besonderen Jahresarbeitsentgeltgrenze wird seit 1.1.2003 unterschieden. In den Jahren bis 2002 gab es nur eine für alle Personenkreise gültige Jahresarbeitsentgeltgrenze.

[1] § 6 Abs. 6 SGB V.
[2] § 6 Abs. 7 SGB V.

Kirchensteuer- und Kappungssätze im Lohnsteuerabzugsverfahren

Die Tabelle enthält die für das jeweilige Bundesland geltenden Kirchensteuerhebesätze sowie die Kirchensteuer-Pauschalierungssätze für das sog. vereinfachte Verfahren und die Kappungssätze im Lohnsteuerabzugsverfahren.

Bundesland	**Kirchensteuer-Hebesatz** (in % der Maßstabssteuer)	**Kirchensteuer-Pauschsatz** (in % der pauschalierten Lohnsteuer)[1]	**Kirchensteuer-Kappung im Lohnsteuerabzugsverfahren**[2] (in % der einzubehaltenden Lohnsteuer[3])
Baden-Württemberg	8[4]	4,5	nein
Bayern	8	7	nein
Berlin	9	5	3
Brandenburg	9	5	nein
Bremen	9	7	3,5
Hamburg	9	4	3
Hessen	9	7	nein
Mecklenburg-Vorpommern	9	5	3
Niedersachsen	9	6[5]	3,5[6]

[1] Der ermäßigte Kirchensteuer-Pauschsatz gilt im **vereinfachten Verfahren**, wenn der Arbeitgeber **nicht** den Nachweis führt, dass einzelne Arbeitnehmer keiner kirchensteuererhebenden Körperschaft angehören. Die pauschale Kirchensteuer ist gesondert in Zeile 25 der Lohnsteuer-Anmeldung einzutragen. Sie wird in einer Summe eingetragen; die Aufteilung auf die kirchensteuererhebenden Körperschaften wird von der Finanzverwaltung vorgenommen.

[2] Eine Kappung (= Begrenzung der Kirchensteuer nach oben) gibt es in allen Bundesländern außer in Bayern. Sie erfolgt aber nicht in allen Bundesländern im Lohnsteuerabzugsverfahren. In den übrigen Bundesländern, die mit „nein" in der Tabelle stehen, erfolgt sie auf Antrag bei der entsprechenden Diözese oder Landeskirche.

[3] Nach dem Gesetz gilt die festgesetzte Einkommensteuer als Bemessungsgrundlage für die Berechnung der Kirchensteuer. Im Lohnsteuerabzugsverfahren bemisst sich die Kirchensteuer nach der einzubehaltenden Lohnsteuer.
Bei **Arbeitnehmern mit Kindern** ist von einer fiktiven Lohnsteuer auszugehen, weil monatliche Freibeträge zu berücksichtigen sind.

[4] Ausnahme: 9 % für Bad Wimpfen für PLZ 74206.

[5] Ausnahme: 7 % für die Evangelische Kirche von Westfalen.

[6] Ausnahme: 3 % bei der Evangelisch-Lutherischen Kirche in Norddeutschland und 4 % für den in Niedersachsen gelegenen Teil der Erzdiözese Paderborn.

Nordrhein- Westfalen	9	7	nein
Rheinland-Pfalz	9	7	nein
Saarland	9	7	nein
Sachsen	9	5	nein
Sachsen-Anhalt	9	5	3,5
Schleswig-Holstein	9	6	3
Thüringen	9	5	nein

Kündigungsfristen im Arbeitsrecht

Dr. Carsten Teschner

Darstellung der gesetzlichen Grundkündigungsfrist gemäß § 622 Abs. 1 BGB (4 Wochen zum 15. oder Monatsende) und der bei längerer Betriebszugehörigkeit gestaffelt verlängerten Kündigungsfristen nach § 622 Abs. 2 BGB. Diese Übersicht enthält – für die gesetzliche Grundkündigungsfrist – die jeweils möglichen Kündigungstermine und die Angabe, wann dem Arbeitnehmer dafür die Kündigung spätestens zugehen muss.

Beschäftigungsdauer	Kündigungsfrist	zum
bis 6 Monate (vereinbarte Probezeit)	2 Wochen	(täglich)
bis 2 Jahre	4 Wochen	15. oder Monatsende
2-4 Jahre	1 Monat	Monatsende
5-7 Jahre	2 Monate	Monatsende
8-9 Jahre	3 Monate	Monatsende
10-11 Jahre	4 Monate	Monatsende
12-14 Jahre	5 Monate	Monatsende
15-19 Jahre	6 Monate	Monatsende
20 Jahre und mehr	7 Monate	Monatsende

Die **verlängerten Kündigungsfristen** (ab Überschreitung von 2 Beschäftigungsjahren) gelten nach dem Gesetzeswortlaut nur für die arbeitgeberseitige Kündigung. Der Arbeitnehmer hat somit grundsätzlich auch nach einer längeren Beschäftigungszeit nur eine Kündigungszeit von 4 Wochen (zum 15. eines Monats oder zum Monatsende) einzuhalten.

Allerdings ist es zulässig, von dieser gesetzlichen Regelung (sowohl Grundkündigungsfrist als auch verlängerte Fristen) durch **Tarifvertrag** (zugunsten und zu Ungunsten der Arbeitnehmer) abzuweichen (§ 622 Abs. 4 BGB).

Einzelvertraglich kann eine **kürzere** als die Grundkündigungsfrist von 4 Wochen zum 15. eines Monats oder zum Monatsende nur dann vereinbart werden, wenn ein Arbeitnehmer zur vorübergehenden Aushilfe (bis längstens 3 Monate) eingestellt worden ist oder wenn der Arbeitgeber in der Regel nicht mehr als 20 Arbeitnehmer (ausgenommen Auszubildende) beschäftigt und die Kündigungsfrist 4 Wochen nicht unterschreitet. Die verlängerten Kündigungsfristen nach § 622 Abs. 2 können nicht einzelvertraglich abgekürzt werden.

Unberührt bleibt die Möglichkeit, **einzelvertraglich längere** Kündigungsfristen zu vereinbaren, wobei es unzulässig ist, für eine Kündigung des Arbeitsverhältnisses durch den Arbeitnehmer eine längere Kündigungsfrist als für den Arbeitgeber zu vereinbaren (§ 622 Abs. 6 BGB). Eine ausdrückliche Obergrenze für arbeitsvertragliche Kündigungsfristen sieht das Gesetz nicht vor. Allzu lange Fristen erschweren allerdings eine berufliche Bewegungsfreiheit, die durch Art. 12 GG geschützt ist. Erheblich verlängerte und in Allgemeinen Geschäftsbedingungen (AGB) festgeschriebene Kündigungsfristen können eine unangemessene Benachteiligung des Arbeitnehmers darstellen und daher gemäß § 307 Abs. 1 Satz 1 BGB unwirksam sein. Die Prüfung ist nach Abwägung aller Umstände des Einzelfalls, vor allem dann vorzunehmen, wenn die vereinbarte Kündigungsfrist wesentlich länger ist als die gesetzliche Regelfrist des § 622 Abs. 1 BGB.[1]

Beginn und Ende der Kündigungsfrist sind nach §§ 187 ff. BGB zu berechnen. Der Frist**beginn** richtet sich nach § 187 Abs. 1 BGB, d.h. der Zugangstag der Kündigung zählt für den Beginn der Frist nicht mit. Das Frist**ende**, also der Kündigungstermin, ist im Fall der Grundkündigungsfrist nach § 622 Abs. 1 BGB gesetzlich bestimmt auf den Ablauf des 15. bzw. des letzten Tages im Monat (jew. 24:00 Uhr), so dass sich eine Berechnung erübrigt.

Das Fristende verschiebt sich auch dann **nicht** nach hinten, wenn es auf einen Samstag, Sonntag oder gesetzlichen Feiertag fällt.[2] D. h., auch an Samstagen, Sonntagen und Feiertagen kann der Zugang einer Kündigung bewirkt werden; an diesen Tagen (und damit an jedem Tag im Jahr) kann die Kündigungsfrist auch auslaufen, eine Verlängerung bis zum nächsten Werktag findet nicht statt. Die

---

1 BAG, Urteil v. 26.10.2017, 6 AZR 158/16.

2 § 193 BGB ist auf Kündigungsfristen weder unmittelbar noch analog anwendbar: BAG, Urteil v. 5.3.1970, 2 AZR 112/69; BGH, Urteil v. 17.2.2005, III ZR 172/04.

Grenze bildet der Grundsatz von Treu und Glauben nach § 242 BGB: eine Kündigung zur „Unzeit“ ist unwirksam.[3]

Nach der gesetzlichen **Grundkündigungsfrist von 4 Wochen** (§ 622 Abs. 1 BGB) ergeben sich für das **Jahr 2025** die folgenden **Kündigungstermine:**

Kündigung zum	Kündigungszugang spätestens am[4]
15.1.2025	18.12.2024
31.1.2025	3.1.2025
15.2.2025	18.1.2025
28.2.2025	31.1.2025
15.3.2025	15.2.2025
31.3.2025	3.3.2025
15.4.2025	18.3.2025
30.4.2025	2.4.2025
15.5.2025	17.4.2025
31.5.2025	3.5.2025
15.6.2025	18.5.2025
30.6.2025	2.6.2025
15.7.2025	17.6.2025
31.7.2025	3.7.2025
15.8.2025	18.7.2025
31.8.2025	3.8.2025
15.9.2025	18.8.2025
30.9.2025	2.9.2025
15.10.2025	17.9.2025
31.10.2025	3.10.2025
15.11.2025	18.10.2025
30.11.2025	2.11.2025
15.12.2025	17.11.2025

[3] BAG, Urteil v. 5.4.2001, 2 AZR 185/00; BAG, Urteil v. 16.9.2004, 2 AZR 447/03.

[4] Fällt der letzte Tag, an dem gekündigt werden kann, auf einen Sonnabend, Sonntag oder staatlich anerkannten Feiertag, so darf die Kündigung abweichend von § 193 BGB nicht erst am nächsten Werktag, sondern muss direkt am betreffenden Sonnabend, Sonntag oder Feiertag zugehen!

Kündigung zum	Kündigungszugang spätestens am[5]
31.12.2025	3.12.2025
15.1.2026	18.12.2025

(Angaben ohne Gewähr)

Kündigungsrecht, gesetzliche Beschränkungen

Prof. Dr. Peter Pulte

Die Tabelle gibt einen Überblick, in welchen Fällen Arbeitgeber einen besonderen Kündigungsschutz der Arbeitnehmer berücksichtigen müssen.

Gesetz	Geschützter Personenkreis / Sachverhalt
§ 623 BGB	Schriftformerfordernis der Kündigung.
§ 622 Abs. 2 BGB	Bei einer ordentlichen Kündigung langjährig beschäftigter Arbeitnehmer gelten längere Kündigungsfristen.
§ 1 Abs. 1 KSchG; § 23 Abs. 1 KSchG	Arbeitnehmer, die länger als 6 Monate beschäftigt sind, fallen in Betrieben mit regelmäßig mehr als 10 Arbeitnehmern unter das KSchG.
§ 15 Abs. 1, Abs. 3 KSchG	Die ordentliche Kündigung eines Mitglieds des Betriebsrats/der Jugend- und Auszubildendenvertretung/des Wahlvorstands/Wahlbewerbers ist unzulässig. Dies gilt nach§ 15 Abs. 3a und b KSchG auch für Initiatoren einer Betriebsratswahl und für Arbeitnehmer, die Vorbereitungshandlungen zur Errichtung eines Betriebsrats unternehmen.
§§ 17, 18 KSchG	Anzeigepflicht vor Massenentlassungen; Entlassungssperre.
§ 102 BetrVG	Anhörung des Betriebsrats vor jeder Kündigung.
§ 103 Abs. 1 BetrVG	Die außerordentliche Kündigung eines Mitglieds des Betriebsrats/der Jugend- und Auszubildendenvertretung/Wahlvorstands/Wahlbewerbers bedarf der Zustimmung des Betriebsrats.
§ 29a HAG	Die ordentliche Kündigung eines in Heimarbeit beschäftigten Mitglieds des Betriebsrats/der Jugend- und Auszubildendenvertretung/des Wahlvorstands/Wahlbewerbers ist unzulässig. Die außerordentliche Kündigung dieser Arbeitnehmervertreter bedarf der Zustimmung nach § 103 BetrVG.

[5] Fällt der letzte Tag, an dem gekündigt werden kann, auf einen Sonnabend, Sonntag oder staatlich anerkannten Feiertag, so darf die Kündigung abweichend von § 193 BGB nicht erst am nächsten Werktag, sondern muss direkt am betreffenden Sonnabend, Sonntag oder Feiertag zugehen!

Gesetz	Geschützter Personenkreis / Sachverhalt
§ 179 Abs. 3 SGB IX	Vertrauensleute der schwerbehinderten Menschen genießen den gleichen Schutz wie Mitglieder des Betriebsrats.
§ 613a Abs. 4 BGB	Vom Betriebsübergang betroffene Arbeitnehmer dürfen nicht wegen des Betriebsübergangs gekündigt werden.
§ 11 TzBfG	Arbeitnehmern, die sich weigern, von Vollzeit in Teilzeit zu wechseln oder umgekehrt, darf deshalb nicht gekündigt werden.
§ 15 Abs. 3 TzBfG	Die ordentliche Kündigung bei einer Befristung ist nur möglich, wenn dies vereinbart wurde.
§ 13 Abs. 2 TzBfG	Bei einer Arbeitsplatzteilung kann das Arbeitsverhältnis nicht deshalb gekündigt werden, weil ein Arbeitnehmer aus der Arbeitsplatzteilung ausscheidet.
§ 168 SGB IX	Die Kündigung eines schwerbehinderten Menschen bedarf der vorhergehenden Zustimmung des Integrationsamts.
§ 41 SGB VI	Der Anspruch auf Altersrente ist kein Kündigungsgrund.
§ 17 Abs. 1 MuSchG	Während der Schwangerschaft und bis zum Ablauf von 4 Monaten nach der Entbindung oder nach einer Fehlgeburt nach der 12. Schwangerschaftswoche darf der Arbeitgeber darf Arbeitsverhältnis nicht kündigen.
§ 18 Abs. 1 BEEG	Vom Verlangen der Elternzeit sowie während der Elternzeit darf der Arbeitgeber das Arbeitsverhältnis nicht kündigen.
§ 2 Abs. 1 ArbPlSchG	Von der Zustellung des Einberufungsbescheides bis zur Beendigung des Grundwehrdienstes sowie während einer Wehrübung darf der Arbeitgeber das Arbeitsverhältnis nicht kündigen. Das ArbPlSchG ist gemäß § 16 Abs. 7 ArbPlSchG auf den seit dem 1.7.2011 allein vorgesehenen freiwilligen Wehrdienst entsprechend anzuwenden.
§ 2 Abs. 1 EÜG	Während der Eignungsübung darf der Arbeitgeber das Arbeitsverhältnis nicht kündigen.
§ 58 Abs. 2 BImSchG	Die ordentliche Kündigung des Immissionsschutzbeauftragten ist unzulässig.
§§ 58d, 58 Abs. 2 BImSchG	Die ordentliche Kündigung des Störfallbeauftragten ist unzulässig.
§ 60 Abs. 3 KrWG i. V. m. § 58 Abs. 2 BImSchG	Die ordentliche Kündigung des Abfallbeauftragten ist unzulässig.
§ 66 WHG i. V. m. § 58 Abs. 2 BImSchG	Die ordentliche Kündigung des Gewässerschutzbeauftragten ist unzulässig.

Gesetz	Geschützter Personenkreis / Sachverhalt
§ 38 Abs. 2 i. V. m. § 6 Abs. 4 BDSG	Die ordentliche Kündigung des Datenschutzbeauftragten ist unzulässig.
§ 7 Abs. 7 GwG	Die ordentliche Kündigung des Geldwäschebeauftragten und seines Stellvertreters ist unzulässig.
§ 5 PflegeZG	Von der Ankündigung bis zur Beendigung der kurzzeitigen Arbeitsverhinderung nach § 2 oder der Pflegezeit nach § 3 darf der Arbeitgeber das Arbeitsverhältnis nicht kündigen.
§ 2 Abs. 3 FPfZG i. V. m. § 5 PflegeZG	Von der Ankündigung der Freistellung bis zur Beendigung der Familienpflegezeit darf der Arbeitgeber das Arbeitsverhältnis nicht kündigen.
§ 8 Abs. 1 ATZG	Die Beantragung von Altersteilzeitarbeit ist kein Kündigungsgrund.
§ 22 Abs. 2 BBiG	Auszubildenden kann nach der Probezeit nur aus wichtigem Grund und ohne Einhalten einer Kündigungsfrist gekündigt werden.
§ 36 Abs. 1 HinSchG	Gegen hinweisgebende Personen gerichtete Repressalien sind verboten. Hierunter sind insbesondere auch Kündigungen zu verstehen.

Kurzfristige Beschäftigung, Prüfung der Berufsmäßigkeit

Eine Voraussetzung für eine versicherungsfreie kurzfristige Beschäftigung ist, dass diese nicht berufsmäßig ausgeübt wird. Ob Berufsmäßigkeit vorliegt oder nicht, hängt jedoch von verschiedenen Faktoren ab. Hier werden die häufigsten Fallkonstellationen aus der Praxis dargestellt und bewertet, ob sich Berufsmäßigkeit aufgrund des Status der Person ergeben kann. Berufsmäßigkeit aufgrund von anrechenbaren Vorbeschäftigungszeiten im laufenden Kalenderjahr kann sich grundsätzlich immer ergeben.

Wichtig
Die Prüfung der Berufsmäßigkeit ist nur bei Beschäftigungen erforderlich, bei denen das erzielte Arbeitsentgelt die monatliche Geringfügigkeitsgrenze überschreitet. Wird die Beschäftigung für einen kürzeren Zeitraum als einen Monat ausgeübt, ist im jeweiligen Monat dennoch keine anteilige Entgeltgrenze, sondern der monatliche Grenzbetrag anzusetzen.

Eine kurzfristige Beschäftigung wird ausgeübt	Berufsmäßig aufgrund des Status der Person Ja/Nein
während parallel dazu eine **sozialversicherungspflichtige (Haupt-)Beschäftigung** ausgeübt wird.	Nein
während parallel dazu eine geringfügig entlohnte Beschäftigung mit einem monatlichen Arbeitsentgelt bis zur Geringfügigkeitsgrenze ausgeübt wird.	Nein
im unmittelbaren oder auch zeitlich versetzten **Anschluss an bereits ausgeübte Beschäftigungen** mit einem monatlichen Arbeitsentgelt oberhalb der monatlichen Geringfügigkeitsgrenze. Die Addition aller solchen Beschäftigungszeiten im Laufe eines Kalenderjahres beträgt insgesamt mehr als 3 Monate oder 70 Arbeitstage (Zeiträume vor dem Ausscheiden aus dem Berufsleben werden nicht berücksichtigt). Bei der Prüfung der Berufsmäßigkeit stehen Zeiten der Meldung als Ausbildung- oder Arbeitsuchender bei der Agentur für Arbeit (mit oder ohne Leistungsbezug) den Beschäftigungszeiten gleich.	Ja
während der **Elternzeit**, unabhängig davon, bei welchem Arbeitgeber die Beschäftigung ausgeübt wird.	Ja
während eines **unbezahlten Urlaubs**, unabhängig davon, bei welchem Arbeitgeber die Beschäftigung ausgeübt wird.	Ja
während eines **bezahlten Erholungsurlaubs** bei einem anderen Arbeitgeber.	Nein
von Personen, die für eine mehr als kurzfristige Beschäftigung als **Ausbildung- oder Arbeitsuchende gemeldet** sind und/oder **Leistungen der Agentur für Arbeit beziehen.**	Ja
von Personen, die Hilfen zum Lebensunterhalt beziehen.	Ja
während des **Bezugs von Vorruhestandsgeld** (i.S.d. § 3 Satz 1 Nr. 4 SGB VI).	Nein
während der Ableistung eines **freiwilligen Wehrdienstes.**	Nein
zwischen **Beendigung des freiwilligen Wehrdienstes** und dem **Beginn des Studiums.**	Nein[1]
während des **vollzeitlichen Besuchs einer allgemeinbildenden Schule** (z.B. Haupt- oder Realschule oder Gymnasium).	Nein
zwischen **Schulentlassung und freiwilligem Wehrdienst.**	Ja
zwischen **Schulentlassung** und Beginn eines **freiwilligen sozialen oder ökologischen Jahres.** Dies gilt auch dann, wenn nach der Ableistung des freiwilligen Jahres voraussichtlich ein Studium aufgenommen wird.	Ja
zwischen **Schulentlassung und Beginn eines Bundesfreiwilligendienstes.** Dies gilt auch dann, wenn nach der Ableistung des freiwilligen Jahres voraussichtlich ein Studium aufgenommen wird.	Ja

[1] Mit Einschränkung, s. GeringfRL: Abschn. 2.3.3.3.

Eine kurzfristige Beschäftigung wird ausgeübt	**Berufsmäßig aufgrund des Status der Person Ja/Nein**
während eines **freiwilligen sozialen oder ökologischen Jahres.**	Nein
während der **Teilnahme am Bundesfreiwilligendienst.**	Nein
zwischen **Schulabschluss** und der **ersten Aufnahme eines Ausbildungsverhältnisses oder anderweitigen Dauerarbeitsverhältnisses.**	Ja
zwischen **Schulentlassung** und Beginn eines **Dienstverhältnisses als Beamter.**	Ja
zwischen einer (nach dem Abitur ausgeübten) **Berufsausbildung und dem Beginn des Studiums.** Bei welchem Arbeitgeber der befristete Job ausgeübt wird, ist für die Beurteilung unbeachtlich.	Nein
zwischen **Schulentlassung** und der **Aufnahme eines praxisintegrierten dualen Studiums.**	Ja
zwischen **Schulabschluss** und **beabsichtigter Fachschulausbildung bzw. beabsichtigtem Studium.**	Nein
zwischen Schulabschluss und freiwilligem Wehrdienst, auch wenn danach nicht die Aufnahme einer Beschäftigung, sondern die **Aufnahme eines Studiums** beabsichtigt ist.	Ja
zwischen **Schulentlassung und Beginn des Dienstverhältnisses als Soldat auf Zeit**, auch wenn danach die **Aufnahme eines Studiums** beabsichtigt ist.	Ja
während der **Praktikumszeit von Schülern einer Fachoberschule.**	Nein
während des **Studiums.**	Nein
zwischen dem **Abschluss eines Studiums** und **Aufnahme einer Beschäftigung.**	Ja
von Personen, die **aus dem Erwerbsleben ausgeschieden** sind (Rentner, Pensionäre, Hausfrauen).	Nein
von **Erntehelfern aus dem Ausland – außerhalb der EU**, welche im Bereich der Landwirtschaft (z. B. im Obst-, Gemüse- und Weinbau) saisonal und zeitlich begrenzt beschäftigt werden.	• Nein, wenn der Erntehelfer beim Arbeitgeber in seinem Herkunftsland (außerhalb der EU) bezahlten Erholungsurlaub genommen hat, oder wenn er dort Schüler, Hausfrau oder selbstständig Tätiger ist. • Ja, wenn der ausländische Erntehelfer beim Arbeitgeber in seinem Heimatland (außerhalb der EU) für die Zeit seiner Erntehelfertätigkeit in Deutschland unbezahlten Urlaub genommen hat.

Eine kurzfristige Beschäftigung wird ausgeübt	Berufsmäßig aufgrund des Status der Person Ja/Nein
von **Erntehelfern aus dem Ausland – innerhalb der EU**, welche im Bereich der Landwirtschaft (z.B. im Obst-, Gemüse- und Weinbau) saisonal und zeitlich begrenzt beschäftigt werden.	• Nein, wenn der Erntehelfer in seinem **EU-Heimatland** weder als Arbeitnehmer beschäftigt noch selbstständig tätig ist (Hausfrauen, Studenten). Deutsches Sozialversicherungsrecht ist nur unter dieser Voraussetzung für diese ausländischen Erntehelfer aus EU-Herkunftsländern relevant. Eine geringfügige kurzfristige Beschäftigung nach deutschem Recht kommt nur unter den o.g. Umständen in Betracht. Ist der Erntehelfer im EU-Heimatland als Hausfrau bzw. Student tätig, so kann Berufsmäßigkeit nicht unterstellt werden. • Sofern der Erntehelfer jedoch im **EU-Heimatland** als Arbeitnehmer bzw. als Selbstständiger tätig ist, ist bei zeitlich befristeten Beschäftigungen in Deutschland nicht das deutsche Sozialversicherungsrecht relevant. Es ist allein das Sozialversicherungsrecht des EU-Heimatlands des Erntehelfers relevant(Vorlage der Bescheinigung „A1“ bzw. „E101“ des Sozialversicherungsträgers des EU-Heimatlands). Eine geringfügige, d.h. auch kurzfristige Beschäftigung kommt hier nicht in Betracht, denn ausländische Staaten haben keine vergleichbaren Regelungen. In diesen Fällen sind vom deutschen Arbeitgeber Beiträge nach dem Recht des EU-Heimatlands des Erntehelfers zu berechnen und an den ausländischen Sozialversicherungsträger abzuführen.

Ausführung der häufigsten Sachverhalte. Weitere sind denkbar.

Lohn- und einkommensteuerliche Werte

Sortiert nach dem Alphabet enthält die Tabelle alle wichtigen Höchst-, Frei- und Pauschbeträge zur Lohn- und Einkommensteuer. Beginnend bei A wie Altersentlastungsbetrag, über K wie Kinderfreibetrag bis hin zu Z wie Zinsersparnis bei Arbeitgeberdarlehen enthält die Tabelle alle wichtigen Werte. Zur besseren Vergleichbarkeit werden zusätzlich zu den aktuellen Werten auch die Vorjahreswerte gezeigt und Änderungen zum Vorjahr sind gefettet.

	Rechtsgrundlage	2025 EUR	2024 EUR
Altersentlastungsbetrag	§ 24a EStG		
• Höchstbetrag		**627**	646[1]
• Prozentsatz		**13,2 %**	13,6 %
Antragsgrenze für Eintragung eines Freibetrags in den ELStAM	§ 39a Abs. 2 EStG	600	600
Arbeitnehmer-Pauschbetrag			
• Aktivbezüge	§ 9a Nr. 1a EStG	1.230	1.230
• Versorgungsbezüge	§ 9a Nr. 1b EStG	102	102
Aufmerksamkeit	R 19.6 LStR	60	60
Ausbildungsfreibetrag für Kinder ab 18 Jahren bei auswärtiger Unterbringung	§ 33a Abs. 2 EStG	1.200	1.200
BAV (Betriebliche Altersversorgung)			
Beiträge des Arbeitgebers aus dem ersten Dienstverhältnis an einen Pensionsfonds, eine Pensionskasse oder für eine Direktversicherung			
• steuerfrei bis jährlich 8 % der BBG/West	§ 3 Nr. 63 EStG	**7.728**	7.248
• Höchstbetrag bei Beendigung des Dienstverhältnisses (Vervielfältigungsregelung): max. 4 % der BBG/West × Dienstjahre, max. 10 Jahre	§ 3 Nr. 63 Satz 3 EStG	**38.640**	36.240
• Höchstbetrag bei Nachzahlungen (Nachholung): max. 8 % der BBG/West × Dienstjahre, max. 10 Jahre	§ 3 Nr. 63 Satz 4 EStG	**77.280**	72.480

[1] Für die Entgeltabrechnung galten aufgrund rückwirkender Änderungen durch das Wachstumschancengesetz andere Werte als im Veranlagungsverfahren: 12,8 % der Einkünfte, Höchstbetrag 608 EUR.

	Rechtsgrundlage	2025 EUR	2024 EUR
Beiträge des Arbeitgebers aus dem ersten Dienstverhältnis an eine nicht kapitalgedeckte Pensionskasse			
• steuerfrei bis jährlich 4 % der BBG/West *(bis 2024: 3 %)*	§ 3 Nr. 56 EStG	**3.864**	2.718
BAV-Förderbetrag (Fördersatz 30 %)	§ 100 EStG		
• Förder-Höchstbetrag		288	288
• Mindestanlagebetrag		240	240
• Arbeitgeberbeitrag steuerfrei bis		960	960
Arbeitslohn des Arbeitnehmers max.			
• jährlich		30.900	30.900
• monatlich		2.575	2.575
• wöchentlich		600,84	600,84
• täglich		85,84	85,84
Behinderten-Pauschbetrag	§ 33b Abs. 3 EStG		
Grad der Behinderung von mind.			
• 20		384	384
• 30		620	620
• 40		860	860
• 50		1.140	1.140
• 60		1.440	1.440
• 70		1.780	1.780
• 80		2.120	2.120
• 90		2.460	2.460
• 100		2.840	2.840
Behinderten-Pauschbetrag für Blinde, Taubblinde und Menschen, die hilflos sind (Merkzeichen „Bl“, „TBl“ und „H“)		7.400	7.400
Behinderungsbedingte Fahrtkosten-Pauschale	§ 33b Abs. 2a EStG		
• für Menschen mit einem Grad der Behinderung von mind. 80 oder mit einem von mind. 70 und dem Merkzeichen „G“		900	900
• für Menschen mit dem Merkzeichen „aG“, „Bl“, „TBl“ oder „H“		4.500	4.500

	Rechtsgrundlage	2025 EUR	2024 EUR
Beihilfen und Unterstützungen in Notfällen, steuerfrei bis	R 3.11 Abs. 2 LStR	600	600
Berufsausbildungskosten als Sonderausgaben	§ 10 Abs. 1 Nr. 7 EStG	6.000	6.000
Betriebsveranstaltung (Freibetrag je Arbeitnehmer einschl. USt)	§ 19 Abs. 1 Satz 1 Nr. 1a EStG	110	110
Betriebsfeiern für einzelne Arbeitnehmer, z. B. Diensteinführung, Amts- oder Funktionswechsel, Verabschiedung, rundes Arbeitnehmerjubiläum (Frei*grenze* für Sachleistungen je Teilnehmer einschl. USt)	R 19.3 Abs. 2 Nr. 3 LStR	110	110
Betreuungsleistungen zur besseren Vereinbarkeit von Familie und Beruf	§ 3 Nr. 34a EStG		
• Zahlungen des Arbeitgebers an ein Dienstleistungsunternehmen, das einen Mitarbeiter hinsichtlich der Betreuung von Kindern oder von pflegebedürftigen Angehörigen berät oder hierfür Betreuungspersonen vermittelt	Buchst. a)	Leistungen in tatsächlicher Höhe (unbegrenzt)	Leistungen in tatsächlicher Höhe (unbegrenzt)
• Zahlungen an den Arbeitnehmer zur kurzfristigen Betreuung von Kindern und pflegebedürftigen Angehörigen, wenn diese Aufwendungen aus zwingenden und beruflich veranlassten Gründen entstanden sind (Höchstbetragsgrenze)	Buchst. b)	600	600
Doppelte Haushaltsführung Fahrtkosten (Pkw)	§ 9 Abs. 1 Nr. 5 EStG, R 9.11 Abs. 5-10 LStR		
• erste und letzte Fahrt je gefahrenen Kilometer		0,30	0,30
• eine Heimfahrt wöchentlich bis zum 20. Entfernungskilometer		0,30	0,30
• eine Heimfahrt wöchentlich ab dem 21. Entfernungskilometer		0,38	0,38
Verpflegungsmehraufwendungen für die ersten 3 Monate (nur pauschal, kein Einzelnachweis möglich)			

	Rechtsgrundlage	2025 EUR	2024 EUR
• Abwesenheit mehr als 8 Stunden		14	14
• An- und Abreisetag[2]		14	14
• Abwesenheit 24 Stunden		28	28
Übernachtungspauschale je Übernachtung (nur Arbeitgeberersatz)			
• 1. bis 3. Monat		20	20
• ab dem 4. Monat		5	5
• monatliche Obergrenze bei Erstattung der tatsächlichen, nachgewiesenen Übernachtungskosten (Inland)		1.000	1.000
Pauschale bei Berufskraftfahrern		9	9
Elektro-Dienstwagen: Pauschaler Auslagenersatz für das Aufladen eines E-Dienstwagens (nur Pkw) beim Arbeitnehmer zu Hause	BMF, Schreiben v. 29.9.2020, IV C 5 – S 2334/19/10009 :004, BStBl 2020 I S. 972, Rz. 23 und 24		
mit zusätzlicher Lademöglichkeit beim Arbeitgeber			
• für Elektrofahrzeuge		30	30
• für Hybridelektrofahrzeuge		15	15
ohne Lademöglichkeit beim Arbeitgeber			
• für Elektrofahrzeuge		70	70
• für Hybridelektrofahrzeuge		35	35
Entfernungspauschale	§ 9 Abs. 1 Nr. 4 EStG		
• bis zum 20. Entfernungskilometer		0,30	0,30
• ab dem 21. Entfernungskilometer		0,38	0,38
• Höchstbetrag[3]		4.500	4.500
Entlastungsbetrag für Alleinerziehende	§ 24b EStG		
• (Grund-)Entlastungsbetrag für das 1. Kind		4.260	4.260

[2] An- und Abreisetag setzen eine Übernachtung voraus und sind daher nur bei mehrtägigen Auswärtstätigkeiten möglich.

[3] Gilt nicht bei Nutzung eines Pkw, bei tatsächlichen ÖPV-Kosten über 4.500 EUR pro Jahr sowie für Menschen mit Behinderung i. S. v. § 9 Abs. 2 EStG.

	Rechtsgrundlage	2025 EUR	2024 EUR
• Erhöhungsbetrag für das 2. und jedes weitere Kind[4]		240	240
Fehlgeldentschädigung	R 19.3 Abs. 1 Nr. 4 LStR	16	16
Geringwertige Wirtschaftsgüter (Anschaffungskosten ohne USt)	§ 9 Abs. 1 Satz 3 Nr. 7 EStG i. V. m. § 6 Abs. 2 Satz 1 EStG	800	800
Geschenk			
• an Arbeitnehmer (Aufmerksamkeit)	19.6 LStR	60	60
• an Geschäftsfreunde	§ 4 Abs. 5 Satz 1 Nr. 1 EStG	50	50
Gesundheitsförderung, betriebliche (Freibetrag für Arbeitgeberleistungen)	§ 3 Nr. 34 EStG	600	600
Grundfreibetrag	§ 32a EStG	**12.096**	11.784[5]
Haushaltsnahe Beschäftigungsverhältnisse: Aufwendungen für die Inanspruchnahme haushaltsnaher Dienstleistungen und Handwerkerleistungen (Steuerermäßigung)	§ 35a EStG		
• 20 % der Aufwendungen bei geringfügiger Beschäftigung im Sinne des § 8a SGB IV bis höchstens		510	510
• 20 % der Aufwendungen bei sozialversicherungspflichtigen Beschäftigungsverhältnissen in privaten Haushalten und bei der Inanspruchnahme haushaltsnaher Dienstleistungen bis höchstens		4.000	4.000
• 20 % der Aufwendungen bei Handwerkerleistungen in und um die zu Wohnzwecken genutzte Wohnung bis höchstens		1.200	1.200
Hinterbliebenen-Pauschbetrag	§ 33b Abs. 4 EStG	370	370

4 Der Erhöhungsbetrag ist i. R. d. Lohnsteuer-Ermäßigungsverfahrens vom Arbeitnehmer beim Wohnsitzfinanzamt zu beantragen.

5 Dieser Grundfreibetrag war in der Entgeltabrechnung nur für Dezember 2024 anzuwenden, für Januar bis November galt anders als im Veranlagungsverfahren ein Grundfreibetrag von 11.604 EUR.

	Rechtsgrundlage	2025 EUR	2024 EUR
Kinderbetreuungskosten je Kind unter 14 Jahren ohne weitere Voraussetzungen (Höchstbetrag)	§ 10 Abs. 1 Nr. 5 EStG	**80 % der Aufwendungen, max. 4.800 EUR**	2/3 der Aufwendungen, max. 4.000
Kinderfreibeträge	§ 32 Abs. 6 EStG		
Freibetrag für den Betreuungs- und Erziehungs- oder Ausbildungsbedarf (sog. BEA-Freibetrag)			
• je Kind, für das ein Kinderfreibetrag zusteht		1.464	1.464
• je Kind bei Zusammenveranlagung		2.928	2.928
Kinderfreibetrag			
• je Kind		**3.336**	**3.306**[6]
• je Kind bei Zusammenveranlagung		**6.672**	**6.612**
= Gesamter Freibetrag für Kinder			
• je Kind bei Einzelveranlagung		**4.800**	**4.770**
• je Kind bei Zusammenveranlagung		**9.600**	**9.540**
Kindergeld	§ 66 Abs. 1 EStG		
• für das 1. und 2. Kind		**255**	250
• für das 3. Kind		**255**	250
• für das 4. und jedes weitere Kind		**255**	250
• Einmaliger Kinderbonus			
Kundenbindungsprogramme, Sachprämien steuerfrei bis	§ 3 Nr. 38 EStG	1.080	1.080
Lohnsteuer-Anmeldungszeitraum	§ 41a Abs. 2 EStG		
• monatliche Abgabe, wenn abzuführende Lohnsteuer des Vorjahres über		5.000	5.000
• vierteljährliche Abgabe, wenn abzuführende Lohnsteuer des Vorjahres über		1.080	1.080

[6] Dieser Kinderfreibetrag war in der Entgeltabrechnung nur für Dezember 2024 anzuwenden, für Januar bis November galt anders als im Veranlagungsverfahren ein Kinderfreibetrag von 3.192 EUR bzw. bei Zusammenveranlagung von 6.384 EUR.

	Rechtsgrundlage	2025 EUR	2024 EUR
• jährliche Abgabe, wenn abzuführende Lohnsteuer des Vorjahres nicht mehr als		1.080	1.080
Nebenberufliche Tätigkeit • als Übungsleiter, Ausbilder, Erzieher, Betreuer u. ä. (Freibetrag) • im gemeinnützigen, mildtätigen kirchlichen Bereich (Freibetrag)	 § 3 Nr. 26 EStG § 3 Nr. 26a EStG	 3.000 840	 3.000 840
Pauschalierung bei Aushilfskräften in der Land- und Forstwirtschaft (Stundenlohngrenze)	§ 40a Abs. 3 EStG	19	19
Pauschalierung bei Direktversicherungen und Pensionskassen • Höchstbetrag im Kalenderjahr je Arbeitnehmer • Durchschnittsberechnung möglich bis zu (je Arbeitnehmer)	§ 40b Abs. 2 EStG, § 40b Abs. 2 EStG a. F.	 1.752 2.148	 1.752 2.148
Pauschalierung der Einkommensteuer für bestimmte Sachzuwendungen an Arbeitnehmer und Nichtarbeitnehmer (Pauschalierungsgrenze)	§ 37b EStG	10.000	10.000
Pauschalierung bei kurzfristig Beschäftigten (Dauer: 18 Tage) • Arbeitslohn je Kalendertag (Ausnahme: Beschäftigung zu einem unvorhergesehenen Zeitpunkt) • Stundenlohngrenze	§ 40a Abs. 1 EStG	 150 19	 150 19
Pauschalierung bei geringfügig Beschäftigten (Arbeitslohn im Monat)	§ 40a Abs. 2, 2a EStG	**556**	538
Pauschalierung bei Erholungsbeihilfen (Höchstbetrag) • für den Arbeitnehmer • für den Ehegatten • je Kind	§ 40 Abs. 2 Nr. 3 EStG	 156 104 52	 156 104 52

	Rechtsgrundlage	2025 EUR	2024 EUR
Pauschalierung von Fahrtkostenzuschüssen bei Fahrten zw. Wohnung und erster Tätigkeitsstätte mit dem eigenen Pkw des Arbeitnehmers	§ 40 Abs. 2 Satz 2 EStG		
• bis zum 20. Entfernungskilometer		0,30	0,30
• ab dem 21. Entfernungskilometer		0,38	0,38
Pauschalierung bei Gruppenunfallversicherungen (durchschnittliche Höchstgrenze im Kalenderjahr je Arbeitnehmer)	§ 40b Abs. 3 EStG	–	–[7]
Pauschalierung von sonstigen Bezügen je Arbeitnehmer höchstens	§ 40 Abs. 1 EStG	1.000	1.000
Pflege-Pauschbetrag	§ 33b Abs. 6 EStG		
• bei Pflegegrad 2		600	600
• bei Pflegegrad 3		1.100	1.100
• bei Pflegegrad 4 und 5		1.800	1.800
• bei Blinden und Menschen, die hilflos sind		1.800	1.800
Reisekosten			
Fahrtkosten je gefahrenem Kilometer	R 9.5 LStR		
• mit Pkw		0,30	0,30
• mit Motorrad/Motorroller		0,20	0,20
• mit Moped/Mofa		0,20	0,20
• Mitnahmeentschädigung		0,00	0,00
Monatspauschale für Fahrrad[8]	§ 5 Abs. 3 BRKG i.V.m. der Allgemeinen Verwaltungsvorschrift zum BRKG	5	5
Verpflegungsmehraufwendungen (nur pauschal, kein Einzelnachweis möglich)	§ 9 Abs. 4a EStG; R 9.6 LStR		
• Abwesenheit mehr als 8 Stunden		14	14
• An- und Abreisetag[9]		14	14

7 Entfallen ab 1.1.2024.

8 Kostenersatz wurde im Laufe des Jahres 2022 im öffentlichen Dienst eingeführt und gilt aufgrund gesetzlichen Verweises auch für die lohnsteuerlichen Reisekosten.

9 An- und Abreisetag setzen eine Übernachtung voraus und sind daher nur bei mehrtägigen Auswärtstätigkeiten möglich.

	Rechtsgrundlage	2025 EUR	2024 EUR
• Abwesenheit 24 Stunden		28	28
Kürzung bei Mahlzeitengestellung			
• für ein Frühstück		5,60	5,60
• für ein Mittag-/Abendessen		11,20	11,20
Übernachtungspauschale im Inland je Übernachtung (nur für Arbeitgeberersatz)	R 9.7 LStR	20	20
Übernachtungspauschale für Berufskraftfahrer	§ 9 Abs. 1 Satz 3 Nr. 5b EStG	9	9
Riester-Förderung	§ 10a ff. EStG, § 79 ff. EStG		
• Grundzulage		175	175
• Kinderzulage für ab dem 1.1.2008 geborenen Kinder		300	300
• Kinderzulage für vor dem 1.1.2008 geborenen Kinder		185	185
• Sonderausgabenabzug pro Jahr höchstens		2.100	2.100
Sachbezugswerte	§ 8 Abs. 2 EStG, § 2 SvEV		
Unterkunft (pro Monat)		**282**	278
Mahlzeiten (pro Tag)			
• Frühstück		**2,30**	2,17
• Mittag-/Abendessen		**4,40**	4,13
Solidaritätszuschlag (Nullzone)	§ 3 Abs. 2a Satz 1 SolzG 1995		
Steuerklasse I, II, IV, V und VI			
• jährlich		**19.950**	18.130
• monatlich		**1.662,50**	1.510,83
• täglich		**55,42**	50,36
Steuerklasse III			
• jährlich		**39.900**	36.260
• monatlich		**3.325**	3.021,68
• täglich		**110,84**	100,72
Sonderausgaben-Pauschbetrag	§ 10c Abs. 1 EStG		
• Alleinstehende		36	36
• Verheiratete		72	72

	Rechtsgrundlage	**2025 EUR**	**2024 EUR**
Vermögensbeteiligung (Mitarbeiterkapitalbeteiligung)			
• steuerfrei bis jährlich	§ 3 Nr. 39 EStG	2.000	2.000
Vermögensbildung (Sparzulage)			
Einkommensgrenze bei Bausparverträgen	§ 13 Abs. 1 5. VermBG		
• Alleinstehende		40.000	40.000
• Verheiratete		80.000	80.000
Einkommensgrenze bei Vermögensbeteiligungen	§ 13 Abs. 1 Nr. 1 5. VermBG		
• Alleinstehende		40.000	40.000
• Verheiratete		80.000	80.000
geförderter Höchstbetrag	§ 13 Abs. 2 5. VermBG		
• für Bausparbeiträge, Aufwendungen für den Wohnungsbau		470	470
• für in Vermögensbeteiligungen angelegte vermögenswirksame Leistungen		400	400
Veranlagungspflichtgrenze bei Eintragung eines Freibetrages in den ELStAM	§ 46 Abs. 2 Nr. 4 EStG		
• bei Einzelveranlagung[10]		**13.362**	**13.050**[11]
• bei Zusammenveranlagung[12]		**25.494**	**24.870**
Versorgungsfreibetrag[13]	§ 19 Abs. 2 Satz 3 EStG	**990**	1.020[14]
• in % der Versorgungsbezüge		**13,2 %**	13,6 %
• Zuschlag zum Versorgungsfreibetrag		**297**	306
Zinsersparnis bei Arbeitgeberdarlehen	§ 8 Abs. 2 EStG	2.600	2.600

---

[10] Summe aus Grundfreibetrag, Arbeitnehmer-Pauschbetrag und Sonderausgaben-Pauschbetrag.

[11] Aufgrund rückwirkender Anhebung des Grundfreibetrags von 11.604 EUR auf 11.784 EUR im Veranlagungsverfahren.

[12] Summe aus doppeltem Grundfreibetrag, Arbeitnehmer-Pauschbetrag und doppeltem Sonderausgaben-Pauschbetrag.

[13] Anteilig 1/12 für jeden Monat.

[14] Für die Entgeltabrechnung galten aufgrund rückwirkender Änderungen durch das Wachstumschancengesetz andere Werte als im Veranlagungsverfahren: 12,8 %, max. 960 EUR, Zuschlag 288 EUR.

Lohnsteuer-Anmeldung, Abgabe- und Zahlungsfristen

Der Arbeitgeber hat dem Betriebsstättenfinanzamt sowohl die von ihm einbehaltene als auch die zu seinen Lasten pauschal erhobene Lohnsteuer anzumelden. Die Lohnsteuer-Anmeldung ist spätestens am 10. Tag nach Ablauf des Lohnsteuer-Anmeldungszeitraums abzugeben. Die Tabelle enthält alle Fristen für die Abgabe der Lohnsteuer-Anmeldung sowie für die Zahlung der Lohnsteuer.

Monatliche Abgabe		
Anmeldezeitraum	**Anmeldefrist**	**Dreitägige Zahlungsschonfrist** (bei Überweisung oder Zahlungsanweisung; § 240 Abs. 3 AO)
Dezember (Vorjahr)	**Fr., 10.1.2025**[1]	**Mo., 13.1.2025**
Januar	Mo., 10.2.2025	Do., 13.2.2025
Februar	Mo., 10.3.2025	Do., 13.3.2025
März	**Do., 10.4.2025**	**Mo., 14.4.2025**
April	Mo., 12.5.2025	Do., 15.5.2025
Mai	Di., 10.6.2025	Fr., 13.6.2025
Juni	**Do., 10.7.2025**	**Mo., 14.7.2025**
Juli	Mo., 11.8.2025	Do., 14.8.2025
August	Mi., 10.9.2025	Mo., 14.9.2025
September	**Fr., 10.10.2025**	**Mo., 13.10.2025**
Oktober	Mo., 10.11.2025	Do., 13.11.2025
November	Mi., 10.12.2025	Mo., 15.12.2025[1]
Dezember	**Mo., 12.1.2026**	**Do., 15.1.2026**

Bei einem **vierteljährlichen** Anmeldezeitraum gelten die **fett** hervorgehobenen Steuertermine.

Bei **jährlicher** Abgabe gilt der **Dezember**-Termin.

[1] Verschoben wegen Fristende Samstag, Sonntag oder Feiertag.

Meldesachverhalte und Meldefristen

Im Meldeverfahren zur Sozialversicherung gibt es zahlreiche Sachverhalte, die mit unterschiedlichen Abgabegründen innerhalb bestimmter Fristen zu melden sind. Diese Meldesachverhalte, die entsprechenden Meldungen, Abgabegründe und Fristen werden hier übersichtlich dargestellt.

Anmeldungen			
Meldesachverhalt	**Art der Meldung**	**Abgabe-grund**	**Frist**
Beginn der versicherungspflichtigen Beschäftigung	Anmeldung	10	Mit der ersten folgenden Entgeltabrechnung, spätestens innerhalb von 6 Wochen nach Beschäftigungsbeginn
Wechsel der Krankenkasse bei fortbestehendem Beschäftigungsverhältnis	Anmeldung (bei der neuen Krankenkasse)	11	Mit der ersten folgenden Entgeltabrechnung, spätestens innerhalb von 6 Wochen nach Krankenkassenwechsel
Wechsel der Beitragsgruppe bei fortbestehendem Beschäftigungsverhältnis	Anmeldung	12	Mit der ersten folgenden Entgeltabrechnung, spätestens innerhalb von 6 Wochen nach Beitragsgruppenwechsel
Sonstige Gründe/Änderungen im Beschäftigungsverhältnis	Anmeldung	13	Mit der ersten folgenden Entgeltabrechnung, spätestens innerhalb von 6 Wochen
Aufnahme einer Beschäftigung in bestimmten Wirtschaftsbereichen/-zweigen	Sofortmeldung	20	Spätestens am Tag der Beschäftigungsaufnahme

Abmeldungen			
Meldesachverhalt	**Art der Meldung**	**Abgabegrund**	**Frist**
Ende der versicherungspflichtigen Beschäftigung	Abmeldung	30	Mit der nächsten folgenden Entgeltabrechnung, spätestens innerhalb von 6 Wochen nach Beschäftigungsende
Wechsel der Krankenkasse bei fortbestehendem Beschäftigungsverhältnis	Abmeldung (bei der bisherigen Krankenkasse)	31	Mit der nächsten folgenden Entgeltabrechnung, spätestens innerhalb von 6 Wochen nach Krankenkassenwechsel
Wechsel der Beitragsgruppe bei fortbestehendem Beschäftigungsverhältnis	Abmeldung	32	Mit der nächsten folgenden Entgeltabrechnung, spätestens innerhalb von 6 Wochen nach Beitragsgruppenwechsel
Sonstige Gründe/Änderungen im Beschäftigungsverhältnis	Abmeldung	33	Mit der nächsten folgenden Entgeltabrechnung, spätestens innerhalb von 6 Wochen nach der Änderung
Ende der Beschäftigung nach Unterbrechung ohne Fortzahlung des Arbeitsentgelts nach § 7 Abs. 3 Satz 1 SGB IV (z. B. unbezahlter Urlaub von mehr als einem Monat)	Abmeldung	34	Mit der nächsten folgenden Entgeltabrechnung, spätestens innerhalb von 6 Wochen nach Beschäftigungsende
Ende der Beschäftigung bei Unterbrechung wegen Arbeitskampf von mehr als einem Monat	Abmeldung	35	Mit der nächsten folgenden Entgeltabrechnung, spätestens innerhalb von 6 Wochen nach Beschäftigungsende
Wechsel des Entgeltabrechnungssystems (optional)	Abmeldung	36	Mit der nächsten folgenden Entgeltabrechnung, spätestens innerhalb von 6 Wochen nach dem Wechsel
Ende der Beschäftigung wegen Todes	Abmeldung	49	Mit der nächsten folgenden Entgeltabrechnung, spätestens innerhalb von 6 Wochen nach dem Todesfall

An-/Abmeldungen			
Meldesachverhalt	**Art der Meldung**	**Abgabegrund**	**Frist**
Beginn und Ende der versicherungspflichtigen Beschäftigung	Gleichzeitige An-/Abmeldung	40	Mit der ersten folgenden Entgeltabrechnung, spätestens innerhalb von 6 Wochen

Jahresmeldungen/Entgeltmeldungen			
Meldesachverhalt	**Art der Meldung**	**Abgabegrund**	**Frist**
Beschäftigungszeit und Arbeitsentgelt für jeden am 31.12. eines Jahres versicherungspflichtig Beschäftigten	Jahresmeldung	50	Mit der ersten folgenden Entgeltabrechnung, spätestens bis zum 15.2. des Folgejahres
UV-beitragspflichtiges Arbeitsentgelt für jeden am 31.12. eines Jahres Beschäftigten	UV-Jahresmeldung	92	Spätestens bis zum 16.2. des Folgejahres

Meldungen wegen Unterbrechung der Beschäftigung			
Meldesachverhalt	**Art der Meldung**	**Abgabegrund**	**Frist**
Unterbrechung der Beschäftigung ohne Fortzahlung des Arbeitsentgelts von weniger als einem Monat (z.B. unbezahlter Urlaub, Krankengeldbezug)	keine Meldung		

Meldungen wegen Unterbrechung der Beschäftigung			
Meldesachverhalt	**Art der Meldung**	**Abgabegrund**	**Frist**
Unterbrechung der Beschäftigung ohne Fortzahlung des Arbeitsentgelts für mindestens einen Kalendermonat, ohne dass die Mitgliedschaft in der Kranken-/Pflegeversicherung davon berührt wird (z. B. Krankengeldbezug)	Unterbrechungsmeldung	51	2 Wochen nach Ablauf des ersten Kalendermonats der Unterbrechung
Unterbrechung der Beschäftigung wegen Elternzeit für mindestens einen Kalendermonat	Unterbrechungsmeldung	52	2 Wochen nach Ablauf des ersten Kalendermonats der Unterbrechung
Unterbrechung der Beschäftigung wegen Ableistung gesetzlicher Dienstpflicht oder freiwilligem Wehrdienst für mindestens einen Kalendermonat	Unterbrechungsmeldung	53	2 Wochen nach Ablauf des ersten Kalendermonats der Unterbrechung

Änderungsmeldungen			
Meldesachverhalt	**Art der Meldung**	**Abgabegrund**	**Frist**
Änderung des Namens eines Beschäftigten	Namensänderung	60	Mit der nächsten folgenden Entgeltabrechnung, spätestens innerhalb von 6 Wochen nach der Änderung
Änderung der Anschrift eines Beschäftigten	Anschriftenänderung	61	Mit der nächsten folgenden Entgeltabrechnung, spätestens innerhalb von 6 Wochen nach der Änderung
Änderung des Aktenzeichens/der Personalnummer eines Beschäftigten	Änderungsmeldung	62	Mit der nächsten folgenden Entgeltabrechnung, spätestens innerhalb von 6 Wochen nach der Änderung

Änderungsmeldungen			
Meldesachverhalt	**Art der Meldung**	**Abgabegrund**	**Frist**
Änderung der Staatsangehörigkeit	Änderungsmeldung	63	Mit der nächsten folgenden Entgeltabrechnung, spätestens innerhalb von 6 Wochen nach der Änderung

Meldungen in Insolvenzfällen			
Meldesachverhalt	**Art der Meldung**	**Abgabegrund**	**Frist**
Weiterbeschäftigung nach Eröffnung des Insolvenzverfahrens oder Nichteröffnung mangels Masse	Anmeldung	10	Mit der ersten folgenden Entgeltabrechnung, spätestens innerhalb von 6 Wochen nach Insolvenztag
Abmeldung weiterbeschäftigter Arbeitnehmer	Abmeldung	30	Mit der nächsten folgenden Entgeltabrechnung, spätestens innerhalb von 6 Wochen nach Beschäftigungsende
Freistellung von der Beschäftigung bei Eröffnung des Insolvenzverfahrens oder Nichteröffnung mangels Masse	Abmeldung zum Tag vor dem Insolvenztag	71	Mit der nächsten folgenden Entgeltabrechnung, spätestens innerhalb von 6 Wochen nach Insolvenztag
Rechtliches Ende der Beschäftigung während des Insolvenzverfahrens bei freigestellten Arbeitnehmern	Abmeldung (ohne erneute Anmeldung)	72	Mit der nächsten folgenden Entgeltabrechnung, spätestens innerhalb von 6 Wochen nach rechtlichem Ende
Jahresmeldung für freigestellte Arbeitnehmer während des Insolvenzverfahrens	Jahresmeldung	70	Mit der ersten folgenden Entgeltabrechnung, spätestens bis zum 15.2. des Folgejahres

Meldungen für geringfügig Beschäftigte			
Meldesachverhalt	**Art der Meldung**	**Abgabegrund**	**Frist**
Beginn einer geringfügigen Beschäftigung	Anmeldung	10	Mit der ersten folgenden Entgeltabrechnung, spätestens innerhalb von 6 Wochen nach Beschäftigungsbeginn
Ende einer geringfügigen Beschäftigung	Abmeldung	30	Mit der nächsten folgenden Entgeltabrechnung, spätestens innerhalb von 6 Wochen nach Beschäftigungsende
Wechsel in der Art der geringfügigen Beschäftigung (§ 8 Abs. 1 Nr. 1 SGB IV nach § 8 Abs. 1 Nr. 2 SGB IV oder umgekehrt) beim selben Arbeitgeber	1. Meldung: Abmeldung 2. Meldung: Anmeldung	32 12	Mit der ersten bzw. nächsten folgenden Entgeltabrechnung, spätestens innerhalb von 6 Wochen nach der Änderung der Beschäftigung
Befreiung von der Rentenversicherungspflicht im laufenden Beschäftigungsverhältnis	1. Meldung: Abmeldung (BGR RV: 1)	32	Mit der ersten bzw. nächsten folgenden Entgeltabrechnung, spätestens innerhalb von 6 Wochen Wechsel der Beitragsgruppe
	2. Meldung: Anmeldung (BGR RV: 5)	12	
Beginn und Ende einer geringfügigen Beschäftigung	Gleichzeitige An-/Abmeldung	40	Mit der ersten folgenden Entgeltabrechnung, spätestens innerhalb von 6 Wochen

Weitere Meldungen			
Meldesachverhalt	**Art der Meldung**	**Abgabegrund**	**Frist**
Einmalig gezahltes Arbeitsentgelt (z.B. in beitragsfreien Zeiten)	Sondermeldung	54	Mit der ersten folgenden Entgeltabrechnung, spätestens innerhalb von 6 Wochen nach der Auszahlung

Weitere Meldungen			
Meldesachverhalt	**Art der Meldung**	**Abgabegrund**	**Frist**
Meldung von nicht vereinbarungsgemäß verwendetem Wertguthaben (Störfall) im Rahmen flexibler Arbeitszeitregelungen	Sondermeldung	55	Mit der ersten folgenden Entgeltabrechnung, spätestens innerhalb von 6 Wochen nach dem Störfall
Meldung des Unterschiedsbetrags bei Entgeltersatzleistungen während Altersteilzeitarbeit	Sondermeldung	56	Mit der nächsten folgenden Entgeltabrechnung, spätestens innerhalb von 6 Wochen
Gesonderte Meldung über die beitragspflichtigen Einnahmen vor Rentenbeginn (§ 194 SGB VI) bei Rentenantragstellung	Sondermeldung	57	Mit der nächsten folgenden Entgeltabrechnung nach Antrag des Arbeitnehmers, frühestens 3 Monate vor Rentenbeginn
Meldung von Arbeitsentgelten bei Mehrfachbeschäftigung mit vermuteter Überschreitung der Beitragsbemessungsgrenze auf Anforderung der Krankenkasse (GKV-Monatsmeldung)	Sondermeldung	58	Mit der ersten folgenden Entgeltabrechnung, spätestens innerhalb von 6 Wochen nach Anforderung der Krankenkasse

Meldeverfahren (DEÜV), Abgabegründe und Beitragsgruppen

Die Tabelle gibt einen Überblick über die Meldetatbestände und die Schlüsselzahlen der Abgabegründe (Meldegründe), wie sie sich aufgrund der Datenerfassungs- und übermittlungsverordnung (DEÜV) ergeben. Ferner ist eine Übersicht der Schlüsselzahlen für die Beitragsgruppen nach der DEÜV enthalten.

Teil 1: Abgabegründe – Meldungen der Arbeitgeber

Anmeldungen	
10	Anmeldung wegen Beginn einer Beschäftigung
11	Anmeldung wegen Krankenkassenwechsel
12	Anmeldung wegen Beitragsgruppenwechsel
13	Anmeldung wegen sonstiger Gründe/Änderungen im Beschäftigungsverhältnis z. B. – Anmeldung nach unbezahltem Urlaub oder Streik von mehr als einem Monat nach § 7 Abs. 3 Satz 1 SGB IV – Anmeldung wegen Rechtskreiswechsel ohne Krankenkassenwechsel – Anmeldung wegen Wechsel des Entgeltabrechnungssystems (optional) – Anmeldung wegen Änderung des Personengruppenschlüssels ohne Beitragsgruppenwechsel – Anmeldung wegen Währungsumstellung während eines Kalenderjahres
17	Meldung über den Beginn einer Elternzeit
20	Sofortmeldung bei Aufnahme einer Beschäftigung nach § 28a Abs. 4 SGB IV

Abmeldungen	
30	Abmeldung wegen Ende einer Beschäftigung
31	Abmeldung wegen Krankenkassenwechsel
32	Abmeldung wegen Beitragsgruppenwechsel
33	Abmeldung wegen sonstiger Gründe/Änderungen im Beschäftigungsverhältnis
34	Abmeldung wegen Ende des Fortbestehens eines sozialversicherungsrechtlichen Beschäftigungsverhältnisses nach § 7 Abs. 3 Satz 1 SGB IV
35	Abmeldung wegen Arbeitskampf von länger als einem Monat
36	Abmeldung wegen – Wechsel des Entgeltabrechnungssystems (optional) – Währungsumstellung während eines Kalenderjahres
37	Meldung über das Ende einer Elternzeit (ab 1.1.2024)
40	Gleichzeitige An- und Abmeldung wegen Ende der Beschäftigung
49	Abmeldung wegen Tod

Jahresmeldungen/Unterbrechungsmeldungen/sonstige Entgeltmeldungen	
50	Jahresmeldung
51	Unterbrechungsmeldung wegen Bezug von bzw. Anspruch auf Entgeltersatzleistungen
52	Unterbrechungsmeldung wegen Elternzeit
53	Unterbrechungsmeldung wegen gesetzlicher Dienstpflicht oder freiwilligem Wehrdienst
54	Meldung von einmalig gezahltem Arbeitsentgelt (Sondermeldung)
55	Meldung von nicht vereinbarungsgemäß verwendetem Wertguthaben (Störfall)
56	Meldung des Unterschiedsbetrags bei Entgeltersatzleistungen während Altersteilzeitarbeit
57	Gesonderte Meldung nach § 194 Abs. 1 SGB VI
58	GKV-Monatsmeldung
92	UV-Jahresmeldung

Änderungsmeldungen	
62	Änderung des Aktenzeichens/der Personalnummer des Beschäftigten (optional)
63	Änderung der Staatsangehörigkeit

Meldungen in Insolvenzfällen	
70	Jahresmeldung für freigestellte Arbeitnehmer
71	Meldung des Vortages der Insolvenz/der Freistellung
72	Entgeltmeldung zum rechtlichen Ende der Beschäftigung

Meldungen der Einzugsstellen/Rentenversicherungsträger	
Jahresmeldungen/Unterbrechungsmeldungen/sonstige Entgeltmeldungen	
59	Entgeltmeldung für unständig Beschäftigte[1]

Überschneidungsmeldungen der Rentenversicherungsträger an die Einzugsstellen nach der Anlage 14	
80	Rückmeldung an die Minijob-Zentrale bei Überschneidungen mit geringfügigen Beschäftigungen

[1] Nur noch für Meldezeiträume vor dem 1.1.2011 zulässig.

Sonstige Meldungen	
90	Anforderung eines Versicherungsnummernachweises
94	Jahresmeldung bei Schließung der Mitgliedschaft durch die Krankenkasse
95	Abmeldung wegen Schließung der Mitgliedschaft durch die Krankenkasse
99	Vergabe oder Rückmeldung einer Versicherungsnummer

Teil 2: Beitragsgruppen

Die Beitragsgruppen sind so zu verschlüsseln, dass für jeden Beschäftigten in der Reihenfolge Kranken-, Renten-, Arbeitslosen- und Pflegeversicherung, die jeweils zutreffende Ziffer anzugeben ist.

Beitrag zur Krankenversicherung	
– kein Beitrag	0
– allgemeiner Beitrag	1
– erhöhter Beitrag (zulässig nur für Meldezeiträume bis 31.12.2008)	2
– ermäßigter Beitrag	3
– Beitrag zur landwirtschaftlichen Krankenversicherung	4
– Arbeitgeberbeitrag zur landwirtschaftlichen Krankenversicherung	5
– Pauschalbeitrag für geringfügig Beschäftigte	6

Beitrag zur freiwilligen Krankenversicherung	
– Firmenzahler	9

Beitrag zur Rentenversicherung (Meldezeiträume bis 31.12.2004)	
– kein Beitrag	0
– voller Beitrag zur Arbeiterrentenversicherung	1
– voller Beitrag zur Angestelltenrentenversicherung	2
– halber Beitrag zur Arbeiterrentenversicherung	3
– halber Beitrag zur Angestelltenrentenversicherung	4
– Pauschalbeitrag zur Arbeiterrentenversicherung für geringfügig Beschäftigte	5
– Pauschalbeitrag zur Angestelltenrentenversicherung für geringfügig Beschäftigte	6

Beitrag zur Rentenversicherung (Meldezeiträume ab 1.1.2005)	
– kein Beitrag	0
– voller Beitrag	1
– halber Beitrag	3
– Pauschalbeitrag für geringfügig Beschäftigte	5

Beitrag zur Arbeitslosenversicherung	
– kein Beitrag	0
– voller Beitrag	1
– halber Beitrag	2

Beitrag zur Pflegeversicherung[2]	
– kein Beitrag	0
– voller Beitrag	1
– halber Beitrag	2

Pauschalierungsfähige Arbeitslohnbestandteile

Arbeitslohnbestandteil	Rechtsgrundlage	Steuersatz
A		
Auszahlung tarifvertraglicher Ansprüche durch Dritte als sonstiger Bezug	§§ 39c Abs. 3, 38 Abs. 3a Satz 1 EStG	20 %
B		
Betriebsveranstaltung Steuerpflichtige Zuwendungen können pauschal versteuert werden	§ 40 Abs. 2 Satz 1 Nr. 2 EStG	25 %
Betriebliche Altersversorgung Sonderzahlungen an umlagefinanzierte Pensionskassen	§ 40b Abs. 4 EStG	15 %

[2] Bei freiwillig in der gesetzlichen Krankenversicherung versicherten Personen ist die Pflegeversicherung – unabhängig davon, ob für die Krankenversicherung der Schlüssel „0“ oder „9“ verwendet wird – stets mit „1“ oder „2“ zu verschlüsseln, wenn Versicherungspflicht in der sozialen Pflegeversicherung besteht. Der Schlüssel „0“ für die Pflegeversicherung kommt nur für solche Personen in Betracht, die in der privaten Pflegeversicherung versichert oder die geringfügig beschäftigt sind. Entsprechendes gilt für Personen, die weder in der sozialen noch in der privaten Pflegeversicherung versichert sind.

Arbeitslohnbestandteil	Rechtsgrundlage	Steuersatz
D		
Datenverarbeitungsgeräte		
• Schenkung von Datenverarbeitungsgeräten (z.B. PC, Smartphone, Tablet etc.) und Internet-Zuschüsse	§ 40 Abs. 2 Satz 1 Nr. 5 EStG	25 %
• Aus Vereinfachungsgründen kann der Arbeitgeber den vom Arbeitnehmer angegebenen Betrag für die laufende Internetnutzung ohne weitere Prüfung pauschal besteuern, soweit dieser 50 EUR monatlich nicht übersteigt		
Dienstrad		
Übereignung eines Dienstrads zusätzlich zum ohnehin geschuldeten Arbeitslohn	§ 40 Abs. 2 Satz 1 Nr. 7 EStG	25 %
Direktversicherung		
Alt-Zusage vor 2005	§ 40b EStG a.F.	20 %
E		
Elektrofahrzeuge		
• Schenkung einer Ladevorrichtung/-station für (Hybrid-) Elektrofahrzeuge und Zuschüsse für den Betrieb der Station; bei Entgeltumwandlung ist die Pauschalierung ausgeschlossen	§ 40 Abs. 2 Satz 1 Nr. 6 EStG	25 %
• Übereignung eines betrieblichen E-Bikes, das kein Kfz ist, zusätzlich zum ohnehin geschuldeten Arbeitslohn	§ 40 Abs. 2 Satz 1 Nr. 7 EStG	25 %
Erholungsbeihilfen		
Steuerpflichtige Erholungsbeihilfen können pauschal besteuert werden, wenn sie bestimmte Freigrenzen nicht übersteigen: • für den Arbeitnehmer 156 EUR • für den Ehe-/Lebenspartner 104 EUR • für jedes Kind 52 EUR	§ 40 Abs. 2 Satz 1 Nr. 3 EStG	25 %
Essenmarken	§ 40 Abs. 2 Satz 1 Nr. 1 EStG	25 %

Arbeitslohnbestandteil	Rechtsgrundlage	Steuersatz
F		
Fahrtkostenzuschüsse für Fahrten zwischen Wohnung und erster Tätigkeitsstätte		
• bei Anrechnung auf Entfernungspauschale	§ 40 Abs. 2 Satz 2 Nr. 1 EStG	15 %
• ohne Anrechnung auf Entfernungspauschale	§ 40 Abs. 2 Satz 2 Nr. 2 EStG	25 %
Firmenwagen Sachbezug aufgrund der Nutzung des Fahrzeugs für Fahrten zwischen Wohnung und Arbeitsstätte	§ 40 Abs. 2 Satz 2 Nr. 1 EStG	15 %
G		
Geringfügige Beschäftigung		
• mit pauschaler Rentenversicherung	§ 40a Abs. 2 EStG	2 %[1]
• ohne pauschale Rentenversicherung	§ 40a Abs. 2a EStG	20 %
Gruppenunfallversicherung	§ 40b Abs. 3 EStG	20 %
I		
Incentivereisen bis 10.000 EUR	§ 37b EStG	30 %
Internetnutzung Zuschüsse zu den Aufwendungen des Arbeitnehmers für die Internetnutzung	§ 40 Abs. 2 Nr. 5 Satz 2 EStG	25 %
J		
Jobtickets		
• ohne Anrechnung auf Entfernungspauschale	§ 40 Abs. 2 Satz 2 Nr. 2 EStG	25 %
• bei Entgeltumwandlung mit Anrechnung auf Entfernungspauschale	§ 40 Abs. 2 Satz 2 Nr. 1 EStG	15 %
K		
Kurzfristig Beschäftigte		
• Aushilfskräfte (i. S. d. Lohnsteuer)	§ 40a Abs. 1 EStG	25 %
• Aushilfskräfte in der Land- und Forstwirtschaft	§ 40a Abs. 3 EStG	5 %

[1] Inkl. Solidaritätszuschlag und Kirchensteuer.

Arbeitslohnbestandteil	**Rechtsgrundlage**	**Steuersatz**
• und beschränkt steuerpflichtige Arbeitnehmer[2]	§ 40a Abs. 7 EStG	30 %
M		
Mahlzeiten		
• Kostenlose oder verbilligte arbeitstägliche Mahlzeiten	§ 40 Abs. 2 Satz 1 Nr. 1 EStG	25 %
• Gestellung bei Auswärtstätigkeit	§ 40 Abs. 2 Satz 1 Nr. 1a EStG	25 %
N		
Nachholung bzw. Nacherhebung von Lohnsteuer	§ 40 Abs. 1 Satz 1 Nr. 2 EStG	Durchschnittlicher Steuersatz
P		
Pensionskasse		
• Alt-Zusage vor 2005 mit Kapitaldeckung	§ 40b EStG a. F.	20 %
• Laufende Zuwendungen mit Umlageverfahren	§ 40b EStG	20 %
S		
Sachprämien aus Kundenbindungsprogrammen	§ 37a Abs. 1 EStG	2,25 %
Sachzuwendungen an Dritte und deren Arbeitnehmer bis 10.000 EUR (unter weiteren Voraussetzungen)	§ 37b Abs. 1 EStG	30 %
Sachzuwendungen an eigene Arbeitnehmer bis 10.000 EUR (unter weiteren Voraussetzungen)	§ 37b Abs. 2 EStG	30 %
Sonderzahlungen des Arbeitgebers an Pensionskassen mit Umlageverfahren	§ 40b Abs. 4 EStG	15 %
Sonstige Bezüge bis 1.000 EUR je Arbeitnehmer und Kalenderjahr	§ 40 Abs. 1 Satz 1 Nr. 1 EStG	Durchschnittlicher Steuersatz

[2] Betrifft nur Arbeitnehmer, die einer ausländischen Betriebsstätte zugeordnet sind.

Arbeitslohnbestandteil	Rechtsgrundlage	Steuersatz
V		
Verpflegungsmehraufwendungen Vergütungen für Verpflegungsmehraufwendungen soweit sie die steuerfreien Pauschalen um nicht mehr als 100 % übersteigen	§ 40 Abs. 2 Satz 1 Nr. 4 EStG	25 %

Personengruppenschlüssel (DEÜV-Meldeverfahren)

Die DEÜV schreibt 3-stellige Personengruppenschlüssel in Meldungen zur Sozialversicherung vor. Diese Schlüssel dienen der Krankenkasse als Identifikationsmerkmal, um welche Art von Arbeitnehmer bzw. Beschäftigung es sich bei dem gemeldeten Beschäftigungsverhältnis handelt.

Meldungen der Arbeitgeber		
Schlüsselzahl	**Personenkreis**	**Beschreibung der Personengruppe**
101	Sozialversicherungspflichtig Beschäftigte ohne besondere Merkmale	Beschäftigte, die kranken-, pflege-, renten- oder arbeitslosenversicherungspflichtig sind sowie Beschäftigte, für die Beitragsanteile zur Renten- oder Arbeitslosenversicherung zu zahlen sind, sofern sie nicht den nachfolgenden Personengruppen zugeordnet werden können.
102	Auszubildende ohne besondere Merkmale	Auszubildende sind Personen, die aufgrund eines Ausbildungsvertrages nach dem BBiG eine betriebliche Berufsausbildung in einem anerkannten Ausbildungsberuf durchlaufen. Berufsausbildung ist die Ausbildung im Rahmen rechtsverbindlicher Ausbildungsrichtlinien für einen staatlich anerkannten Ausbildungsberuf. Darüber hinaus ist Berufsausbildung auch die Ausbildung für einen Beruf, für den es zwar noch keine rechtsverbindlichen Ausbildungsrichtlinien gibt, die vorgesehene Ausbildung jedoch üblich und allgemein anerkannt ist. Sind für die Ausbildung Ausbildungsverträge abgeschlossen und von der zuständigen Stelle oder der Handwerkskammer in das Verzeichnis der Ausbildungsverhältnisse eingetragen worden, ist von einer Berufsausbildung auszugehen. Ist ein schriftlicher Ausbildungsvertrag nicht abgeschlossen, kommt es auf die tatsächliche Gestaltung des Ausbildungsverhältnisses und die Umstände des Einzelfalles an. Unbeachtlich für die Annahme einer Berufsausbildung ist, ob die Ausbildung abgeschlossen bzw. ein formeller Abschluss überhaupt vorgesehen ist. Teilnehmer an dualen Studiengängen und an Ausbildungen mit Abschnitten des schulischen Unterrichts und der prakti-

Meldungen der Arbeitgeber		
Schlüssel-zahl	**Personenkreis**	**Beschreibung der Personengruppe**
		schen Ausbildung, für die ein Ausbildungsvertrag und Anspruch auf Ausbildungsvergütung besteht (praxisintegrierte Ausbildungen), stehen nach § 5 Abs. 4a Satz 1 SGB V, § 1 Satz 5 SGB VI und § 25 Abs. 1 Satz 2 SGB III den Beschäftigten zur Berufsausbildung gleich. Insofern ist der PGR 102 auch zu verwenden bei Teilnehmenden an dualen Studiengängen. Übersteigt das Arbeitsentgelt die Geringverdienergrenze nach § 20 Abs. 3 Satz 1 Nr. 1 SGB IV nicht, sind Teilnehmer an dualen Studiengängen mit dem PGR 121 zu melden. Rentenversicherungspflichtige Praktikanten sind mit dem Personengruppenschlüssel 105 zu melden. Auszubildende, deren Arbeitsentgelt die Geringverdienergrenze nach § 20 Abs. 3 Satz 1 Nr. 1 SGB IV nicht übersteigt, sind mit dem Personengruppenschlüssel 121 zu melden. Dies gilt nicht für Auszubildende ohne Arbeitsentgelt. Auszubildende in einer außerbetrieblichen Einrichtung sind mit dem Personengruppenschlüssel 122 zu melden. Bei Meldungen für [akt.] Menschen mit Behinderungen, die in einer anerkannten Werkstatt für Menschen mit Behinderungen im Eingangsverfahren oder im Berufsbildungsbereich tätig sind, ist der Personengruppenschlüssel 107 zu verwenden.
103	Beschäftigte in Altersteilzeit	Beschäftigter in Altersteilzeit ist, wer das 55. Lebensjahr vollendet hat, nach dem 14.2.1996 aufgrund einer Vereinbarung mit seinem Arbeitgeber, die sich zumindest auf die Zeit bis zu einem Altersrentenanspruch erstrecken muss, seine Arbeitszeit auf die Hälfte der bisherigen wöchentlichen Arbeitszeit vermindert hat und versicherungspflichtig i. S. d. SGB III ist (Altersteilzeitarbeit) und innerhalb der letzten fünf Jahre vor Beginn der Altersteilzeitarbeit mindestens 1.080 Kalendertage in einer die Beitragspflicht begründenden Beschäftigung i. S. d. § 25 SGB III gestanden hat bzw. Anspruch auf Arbeitslosengeld, *Arbeitslosenhilfe*, *Arbeitslosengeld II* hatte bzw. Versicherungspflicht nach § 26 Abs. 2 SGB III vorlag. Außerdem muss der Arbeitgeber das Arbeitsentgelt für die Altersteilzeitarbeit um mindestens 20 % dieses Arbeitsentgelts, jedoch mindestens auf 70 % des um die bei dem Arbeitnehmer gewöhnlich anfallenden gesetzlichen Abzüge verminderten bisherigen Arbeitsentgelts aufstocken und für den Arbeitnehmer zusätzlich Beiträge zur gesetzlichen Rentenversicherung mindestens in Höhe des Beitrags zahlen, der auf den Unterschiedsbetrag zwischen 90 % des Vollzeitarbeitsentgelts und dem Arbeitsentgelt aus der Altersteilzeitarbeit entfällt (§§ 2 und 3 AltersTZG). Bei Beginn der Altersteilzeitarbeit seit dem 1.7.2004 muss der Arbeitgeber das Arbeitsentgelt für die Altersteilzeitarbeit um mindestens 20 % des Regelarbeitsentgelts aufstocken und für den Arbeitnehmer zusätzliche Beiträge zur gesetzlichen Rentenversicherung mindestens in Höhe des Betrags zahlen,

Meldungen der Arbeitgeber		
Schlüssel-zahl	**Personenkreis**	**Beschreibung der Personengruppe**
		der sich aus 80 % des Regelarbeitsentgelts, begrenzt auf 90 % der Beitragsbemessungsgrenze, ergibt.
104	Hausgewerbetreibende	Hausgewerbetreibender ist, wer in eigener Arbeitsstätte im Auftrag und für Rechnung von Gewerbetreibenden, gemeinnützigen Unternehmen oder öffentlich-rechtlichen Körperschaften arbeitet, auch wenn er Roh- oder Hilfsstoffe selbst beschafft oder vorübergehend für eigene Rechnung tätig ist (§ 12 Abs. 1 SGB IV).
105	Praktikanten	Praktikanten sind Personen, die eine in Studien- oder Prüfungsordnungen vorgeschriebene berufspraktische Tätigkeit im Rahmen eines rentenversicherungspflichtigen Vor- oder Nachpraktikums verrichten. Praktikanten, deren Arbeitsentgelt die Geringverdienergrenze nach § 20 Abs. 3 Satz 1 Nr. 1 SGB IV nicht übersteigt, sind mit dem Personengruppenschlüssel 121 zu melden. Praktikanten, die ein vorgeschriebenes Zwischenpraktikum absolvieren, sind ausschließlich in der Unfallversicherung versicherungspflichtig und daher mit dem Personengruppenschlüssel 190 zu melden.
106	Werkstudenten	Werkstudenten sind Personen, die in der vorlesungsfreien Zeit und/oder der Vorlesungszeit eine Beschäftigung ausüben und darin in der Kranken-, Pflege- und Arbeitslosenversicherung versicherungsfrei, jedoch in der Rentenversicherung versicherungspflichtig sind.
107	[akt.] Menschen mit Behinderungen in anerkannten Werkstätten [, Anstalten, Heimen] oder gleichartigen Einrichtungen	– Menschen mit körperlichen, geistigen oder seelischen Behinderungen, die in nach dem SGB IX anerkannten Werkstätten für Menschen mit Behinderungen oder in [akt.] Blindenwerkstätten i.S.d. § 226 SGB IX oder für diese Einrichtungen in Heimarbeit tätig sind (§ 1 Satz 1 Nr. 2 Buchst. a SGB VI, § 5 Abs. 1 Nr. 7 SGB V, § 20 Abs. 1 Satz 2 Nr. 7 i.V.m. Satz 1 SGB XI) und – Menschen mit körperlichen, geistigen oder seelischen Behinderungen, die in Anstalten, Heimen oder gleichartigen Einrichtungen tätig sind (§ 1 Satz 1 Nr. 2 Buchst. b SGB VI, § 5 Abs. 1 Nr. 8 SGB V, § 20 Abs. 1 Satz 2 Nr. 8 i.V.m. Satz 1 SGB XI). Der Personengruppenschlüssel 107 ist auch bei Meldungen für [akt.] Menschen mit Behinderungen zu verwenden, die in einer anerkannten Werkstatt für Menschen mit Behinderungen im Eingangsverfahren oder im Berufsbildungsbereich tätig sind.
108	Bezieher von Vorruhestandsgeld	Vorruhestandsgeldbezieher unterliegen dann der Kranken-, Pflege- und Rentenversicherungspflicht, wenn nach dem übereinstimmenden Willen der Vertragspartner mit der Vorruhestandsvereinbarung das Ausscheiden des Arbeitnehmers aus dem Erwerbsleben erfolgt, d.h. die Parteien darüber einig sind, dass das bisherige Arbeitsverhältnis beendet und kein neues Arbeitsverhältnis (bei einem anderen Arbeitgeber)

Meldungen der Arbeitgeber		
Schlüssel-zahl	**Personenkreis**	**Beschreibung der Personengruppe**
		aufgenommen wird. Im Übrigen wird für die Versicherungspflicht vorausgesetzt, dass das Vorruhestandsgeld bis zum frühestmöglichen Beginn der Altersrente oder ähnlicher Bezüge öffentlich-rechtlicher Art oder, wenn keine dieser Leistungen beansprucht werden kann, bis zum Ablauf des Kalendermonats gewährt wird, in dem der ausgeschiedene Arbeitnehmer die (individuelle) Regelaltersgrenze erreicht (§ 5 Abs. 3 SGB V, § 3 Satz 1 Nr. 4 SGB VI).
109	Geringfügig entlohnte Beschäftigte nach § 8 Abs. 1 Nr. 1 SGB IV	Eine geringfügig entlohnte Beschäftigung liegt vor, wenn das erzielte Arbeitsentgelt regelmäßig die Geringfügigkeitsgrenze nicht übersteigt (§ 8 Abs. 1 Nr. 1 SGB IV). Wird die Arbeitsentgeltgrenze durch die Zusammenrechnung mehrerer geringfügig entlohnter Beschäftigungen bzw. mehr als einer geringfügig entlohnten Beschäftigung mit einer nicht geringfügigen Beschäftigung überschritten, liegt keine geringfügige Beschäftigung mehr vor, so dass grundsätzlich der Personengruppenschlüssel 101 zu verwenden ist Für Auszubildende und Personen, die ein freiwilliges soziales, ein freiwilliges ökologisches Jahr oder einen Bundesfreiwilligendienst leisten, gelten die besonderen Vorschriften für geringfügig Beschäftigte nicht. Darüber hinausgehende Besonderheiten, die im Rahmen des Meldeverfahrens zu berücksichtigen sind, können den Richtlinien für die versicherungsrechtliche Beurteilung von geringfügigen Beschäftigungen (GeringfügRL) in der jeweils gültigen Fassung entnommen werden.
110	Kurzfristig Beschäftigte nach § 8 Abs. 1 Nr. 2 SGB IV	Eine kurzfristige Beschäftigung liegt vor, wenn die Beschäftigung innerhalb eines Kalenderjahres auf längstens drei Monate oder 70 Arbeitstage nach ihrer Eigenart begrenzt zu sein pflegt oder im Voraus vertraglich begrenzt ist, es sei denn, dass die Beschäftigung berufsmäßig ausgeübt wird und ihr Entgelt die Geringfügigkeitsgrenze übersteigt (§ 8 Abs. 1 Nr. 2 SGB IV). Eine kurzfristige Beschäftigung liegt auch dann vor, wenn gleichzeitig die Kriterien einer geringfügig entlohnten Beschäftigung erfüllt sind.
111	Personen in Einrichtungen der Jugendhilfe, Berufsbildungswerken oder ähnlichen Einrichtungen für [akt.] Menschen mit Behinderungen	– Personen, die in Einrichtungen der Jugendhilfe für eine Erwerbstätigkeit befähigt werden sollen (§ 1 Satz 1 Nr. 3 SGB VI, § 26 Abs. 1 Nr. 1 SGB III, § 5 Abs. 1 Nr. 5 SGB V, § 20 Abs. 1 Satz 2 Nr. 5 i.V.m. Satz 1 SGB XI) und – Personen, die in Berufsbildungswerken oder ähnlichen Einrichtungen für [akt.] Menschen mit Behinderungen (§ 51 SGB IX) für eine Erwerbstätigkeit befähigt werden sollen (§ 1 Satz 1 Nr. 3 SGB VI, § 26 Abs. 1 Nr. 1 SGB III) Für Personen, die in Berufsbildungswerken oder ähnlichen Einrichtungen für [akt.] Menschen mit Behinderungen (§ 51 SGB IX) für eine Erwerbstätigkeit befähigt werden sollen, besteht Kranken- und Pflegeversicherungspflicht nur, wenn die Befähigung im Rahmen einer Leistung zur Teilhabe am

Meldungen der Arbeitgeber		
Schlüssel-zahl	**Personenkreis**	**Beschreibung der Personengruppe**
		Arbeitsleben durch einen Rehabilitationsträger i. S. d. § 6 Abs. 1 SGB IX erfolgt. In diesen Fällen ist der Personengruppenschlüssel 204 zu verwenden. Bedient sich der Rehabilitationsträger für die Durchführung der Leistung zur Teilhabe am Arbeitsleben der Einrichtung (Berufsbildungswerk oder ähnliche Einrichtung für [akt.] Menschen mit Behinderungen), erfolgt die Meldung durch den Träger der Einrichtung mit Personengruppenschlüssel 111.
112	Mitarbeitende Familienangehörige in der Landwirtschaft	Mitarbeitende Familienangehörige in der Landwirtschaft sind Verwandte bis zum dritten Grad und Verschwägerte bis zum zweiten Grad sowie Pflegekinder eines landwirtschaftlichen Unternehmers oder seines Ehegatten/Lebenspartners. Der in einem abhängigen Beschäftigungsverhältnis stehende Ehegatte/Lebenspartner eines landwirtschaftlichen Unternehmers gilt als mitarbeitender Familienangehöriger (ohne Auszubildende).
113	Nebenerwerbslandwirte	Nebenerwerbslandwirte sind Personen, die ein landwirtschaftliches Unternehmen bewirtschaften und daneben in einer abhängigen Dauerbeschäftigung (nicht saisonal) außerhalb der Landwirtschaft stehen.
114	Nebenerwerbslandwirte – saisonal beschäftigt	Es handelt sich um landwirtschaftliche Unternehmer, die entsprechend ihrem Erscheinungsbild bei der LKK versichert sind und daneben eine befristete Beschäftigung ausüben, deren Dauer voraussichtlich 26 Wochen nicht überschreitet.
116	Ausgleichsgeldempfänger nach dem FELEG	Es handelt sich um ehemalige landwirtschaftliche Arbeitnehmer und rentenversicherungspflichtige mitarbeitende Familienangehörige in der Landwirtschaft.
117	Nicht berufsmäßig unständig Beschäftigte	Es handelt sich um Personen, die einer unständigen Beschäftigung nicht berufsmäßig nachgehen, in der sie versicherungspflichtig sind. Unständig ist die Beschäftigung, die auf weniger als eine Woche entweder nach der Natur der Sache befristet zu sein pflegt oder im Voraus durch den Arbeitsvertrag befristet ist.
118	Berufsmäßig unständig Beschäftigte	Es handelt sich um Personen, die einer unständigen Beschäftigung berufsmäßig nachgehen, in der sie versicherungspflichtig sind. Unständig ist die Beschäftigung, die auf weniger als eine Woche entweder nach der Natur der Sache befristet zu sein pflegt oder im Voraus durch den Arbeitsvertrag befristet ist.
119	Versicherungsfreie Altersvollrentner und Versorgungsbezieher wegen Alters	Es handelt sich um Personen, die nach Erreichen der Regelaltersgrenze eine Vollrente wegen Alters aus der gesetzlichen Rentenversicherung oder eine entsprechende Versorgung von einer berufsständischen Versorgungseinrichtung oder eine Versorgung nach beamtenrechtlichen Vorschriften oder Grundsätzen wegen Erreichens einer Altersgrenze beziehen (§ 5 Abs. 4 Nr. 1 und 2 SGB VI) oder vor Erreichen der Regelaltersgrenze eine Vollrente wegen Alters aus der gesetz-

Meldungen der Arbeitgeber		
Schlüsselzahl	**Personenkreis**	**Beschreibung der Personengruppe**
		lichen Rentenversicherung beziehen und aufgrund des Bestandsschutzes versicherungsfrei bleiben (§ 230 Abs. 9 Satz 1 SGB VI).
120[1]	Versicherungspflichtige Altersvollrentner und Versorgungsbezieher wegen Alters	Es handelt sich um Personen, – die vor Erreichen der Regelaltersgrenze eine Vollrente wegen Alters aus der gesetzlichen Rentenversicherung beziehen oder – nach Erreichen der Regelaltersgrenze eine Vollrente wegen Alters aus der gesetzlichen Rentenversicherung oder nach beamtenrechtlichen Vorschriften oder entsprechenden kirchenrechtlichen Regelungen oder nach den Regelungen einer berufsständischen Versorgungseinrichtung eine Versorgung wegen Erreichens einer Altersgrenze beziehen und auf die Rentenversicherungsfreiheit nach § 5 Abs. 4 Satz 2 SGB VI verzichten oder – vor Erreichen der Regelaltersgrenze eine Vollrente wegen Alters aus der gesetzlichen Rentenversicherung beziehen und in einer vor dem 1.1.2017 aufgenommenen Beschäftigung auf die weiterbestehende Versicherungsfreiheit nach § 230 Abs. 9 Satz 2 SGB VI (Bestandsschutzregelung) verzichten.
121	Auszubildende, deren Arbeitsentgelt die Geringverdienergrenze nach § 20 Abs. 3 Satz 1 Nr. 1 SGB IV nicht übersteigt	Es handelt sich um die zu ihrer Berufsausbildung beschäftigten Personen, für die ihr Arbeitgeber wegen der niedrigen Höhe des Arbeitsentgelts (auf den Monat bezogen bis zu 325 EUR) verpflichtet ist, den Gesamtsozialversicherungsbeitrag allein zu tragen (§ 20 Abs. 3 Satz 1 Nr. 1 SGB IV). Der Personengruppenschlüssel ist selbst dann anzuwenden, wenn die Geringverdienergrenze infolge einmalig gezahlten Arbeitsentgelts überschritten wird. Auszubildende ohne Arbeitsentgelt sind mit dem Personengruppenschlüssel 102 zu melden.
122	Auszubildende in einer außerbetrieblichen Einrichtung	Eine außerbetriebliche Berufsausbildung liegt vor, wenn die Ausbildung von verselbstständigten, nicht einem Betrieb angegliederten Bildungseinrichtungen durchgeführt wird. Auszubildende, die im Rahmen eines Ausbildungsvertrages nach dem BBiG in einer außerbetrieblichen Einrichtung ausgebildet werden, stehen nach § 5 Abs. 4a Satz 1 SGB V, § 1 Satz 1 Satz 5 SGB VI und § 25 Abs. 1 Satz 2 SGB III den Beschäftigten zur Berufsausbildung gleich.
123	Personen, die ein freiwilliges soziales, ein freiwilliges ökologisches Jahr oder einen Bundesfreiwilligendienst leisten	Es handelt sich um die Personen, die ein freiwilliges soziales oder ökologisches Jahr i. S. d. JFDG leisten und für die ihr Arbeitgeber verpflichtet ist, den Gesamtsozialversicherungsbeitrag allein zu tragen (§ 20 Abs. 3 Satz 1 Nr. 2 SGB IV). Personen, die einen Bundesfreiwilligendienst leisten, sind sozialversicherungsrechtlich dem Personenkreis der Teilneh-

[1] Nur für Meldezeiträume ab 1.1.2017.

Meldungen der Arbeitgeber		
Schlüssel-zahl	**Personenkreis**	**Beschreibung der Personengruppe**
		mer an einem freiwilligen sozialen oder freiwilligen ökologischen Jahr gleichgestellt (§ 13 Abs. 2 Satz 1 BFDG).
124	Heimarbeiter ohne Anspruch auf Entgeltfortzahlung im Krankheitsfall	Es handelt sich um Erwerbstätige mit selbst gewählter Arbeitsstätte ohne unmittelbare Weisungsgebundenheit und ohne Eingliederung in den Betrieb, die im Auftrag und für Rechnung von Gewerbetreibenden, gemeinnützigen Unternehmen oder öffentlich-rechtlichen Körperschaften arbeiten; aufgrund ihrer wirtschaftlichen Abhängigkeit zum Auftraggeber gelten sie als abhängig Beschäftige (§ 12 Abs. 2 SGB IV). Die Meldungen sind entweder vom Arbeitgeber oder, sofern der Heimarbeiter seinen Gesamtsozialversicherungsbeitrag zahlt, vom Heimarbeiter zu erstellen (§ 28m Abs. 2 und 3 SGB IV). Soweit Heimarbeiter aufgrund tarifvertraglicher Regelungen einen Anspruch auf Entgeltfortzahlung im Krankheitsfall haben (§ 10 Abs. 4 EFZG), ist der Personengruppenschlüssel 124 nicht anzuwenden. Heimarbeiter, die in der Kranken-, Pflege-, Renten-, und Arbeitslosenversicherung aufgrund einer geringfügigen Beschäftigung nach § 8 Abs. 1 Nr. 1 SGB IV versicherungsfrei sind, werden mit dem Personengruppenschlüssel 109 gemeldet.
127	[korr.] Menschen mit Behinderungen, die im Anschluss an eine Beschäftigung in einer anerkannten Werkstatt in einem Integrationsprojekt beschäftigt sind	Es handelt sich um [korr.] Menschen mit körperlichen, geistigen oder seelischen Behinderungen, die im Anschluss an eine Beschäftigung in einer nach dem SGB IX anerkannten Werkstatt für Menschen mit Behinderungen (§ 1 Satz 1 Nr. 2 Buchst. a SGB VI, § 5 Abs. 1 Nr. 7 SGB V, § 20 Abs. 1 Satz 2 Nr. 7 i.V.m. Satz 1 SGB XI) in einem Integrationsprojekt tätig sind. Inklusionsbetriebe sind rechtlich und wirtschaftlich selbstständige Unternehmen oder unternehmensinterne oder von öffentlichen Arbeitgebern i.S.d. § 154 Abs. 2 SGB IX geführte Betriebe oder Abteilungen zur Beschäftigung schwerbehinderter Menschen auf dem allgemeinen Arbeitsmarkt, deren Teilhabe an einer sonstigen Beschäftigung auf dem allgemeinen Arbeitsmarkt auf Grund von Art oder Schwere der Behinderung oder wegen sonstiger Umstände voraussichtlich trotz Ausschöpfens aller Fördermöglichkeiten und des Einsatzes von Integrationsfachdiensten auf besondere Schwierigkeiten stößt (§ 215 Abs. 1 SGB IX).
190	Beschäftigte, die ausschließlich in der gesetzlichen Unfallversicherung versichert sind	Es handelt sich um versicherte Beschäftigte nach § 2 Abs. 1 Nr. 1 SGB VII mit beitragspflichtigem Entgelt.

Meldungen für die See-Sozialversicherung		
Schlüsselzahl	**Personenkreis**	**Beschreibung der Personengruppe**
140	Seeleute	Seeleute sind Kapitäne und Besatzungsmitglieder von Seeschiffen sowie sonstige Arbeitnehmer, die an Bord von Seeschiffen während der Reise im Rahmen des Schiffsbetriebs beschäftigt sind, mit Ausnahme der Lotsen (§ 13 Abs. 1 und 2 SGB IV).
141	Auszubildende in der Seefahrt ohne besondere Merkmale	Vergleiche Beschreibung zu Personengruppenschlüssel 102 und 140.
142	Seeleute in Altersteilzeit	Vergleiche Beschreibung zu Personengruppenschlüssel 103 und 140.
143	Seelotsen	Seelotsen sind rentenversicherungspflichtige Selbstständige, für die Meldungen nach § 28a SGB IV zu erstatten sind (§ 191 SGB VI).
144	Auszubildende in der Seefahrt, deren Arbeitsentgelt die Geringverdienergrenze nach § 20 Abs. 3 Satz 1 Nr. 1 SGB IV nicht übersteigt	Es handelt sich um die zu ihrer Berufsausbildung beschäftigten Personen, für die ihr Arbeitgeber wegen der niedrigen Höhe des Arbeitsentgelts (auf den Monat bezogen bis zu 325 EUR) verpflichtet ist, den Gesamtsozialversicherungsbeitrag allein zu tragen (§ 20 Abs. 3 Satz 1 Nr. 1 SGB IV). Der Personengruppenschlüssel ist selbst dann anzuwenden, wenn die Geringverdienergrenze infolge einmalig gezahlten Arbeitsentgelts überschritten wird.
149	In der Seefahrt beschäftigte versicherungsfreie Altersvollrentner und Versorgungsbezieher wegen Alters	Vergleiche Beschreibung zu Personengruppenschlüssel 119 und 140.
150[2]	In der Seefahrt beschäftigte versicherungspflichtige Altersvollrentner und Versorgungsbezieher wegen Alters	Vergleiche Beschreibung zu Personengruppenschlüssel 120 und 140.

Meldungen der Einzugsstellen, der Künstlersozialkasse und der Rehabilitationsträger (gilt nicht für Arbeitgeber)		
Schlüsselzahl	**Personenkreis**	**Beschreibung der Personengruppe**
203	Versicherungspflichtige Künstler und Publizisten	Künstler und Publizisten, die nach näherer Bestimmung des KSVG versicherungspflichtig sind. Die Meldungen werden von der Künstlersozialkasse erstattet.

[2] Nur für Meldezeiträume ab 1.1.2017.

Meldungen der Einzugsstellen, der Künstlersozialkasse und der Rehabilitationsträger (gilt nicht für Arbeitgeber)		
Schlüsselzahl	**Personenkreis**	**Beschreibung der Personengruppe**
204	Teilnehmer an Leistungen zur Teilhabe am Arbeitsleben	Teilnehmer an Leistungen zur Teilhabe am Arbeitsleben sowie an Abklärung der beruflichen Eignung oder Arbeitserprobung, wenn die Maßnahme von einem Rehabilitationsträger i.S.d. § 6 Abs. 1 SGB IX (Versorgungsverwaltung ausgenommen) erbracht wird (§ 5 Abs. 1 Nr. 6 SGB V, § 20 Abs. 1 Satz 2 Nr. 6 i.V.m. Satz 1 SGB XI); hiervon erfasst sind nur Meldungen zur Kranken- und Pflegeversicherung.
205[3]	Unständig Beschäftigte	Zusammengefasste Meldungen für unständig Beschäftigte.
207	Pflegepersonen i.S.d. § 19 SGB XI ohne Beihilfeberechtigung des Pflegebedürftigen	Personen, die eine oder mehrere pflegebedürftige Personen ohne Beihilfeberechtigung mit mindestens Pflegegrad 2 wenigstens zehn Stunden wöchentlich, verteilt auf regelmäßig mindestens zwei Tage in der Woche, in ihrer häuslichen Umgebung nicht erwerbsmäßig pflegen (nicht erwerbsmäßig tätige Pflegepersonen), wenn der Pflegebedürftige Anspruch auf Leistungen aus der sozialen oder einer privaten Pflegekasse hat (§ 3 Satz 1 Nr. 1a SGB VI).
208	Pflegepersonen i.S.d. § 19 SGB XI mit Beihilfeberechtigung des Pflegebedürftigen	Personen, die eine oder mehrere pflegebedürftige Personen mit Beihilfeberechtigung mit mindestens Pflegegrad 2 wenigstens zehn Stunden wöchentlich, verteilt auf regelmäßig mindestens zwei Tage in der Woche, in ihrer häuslichen Umgebung nicht erwerbsmäßig pflegen (nicht erwerbsmäßig tätige Pflegepersonen), wenn der Pflegebedürftige Anspruch auf Leistungen aus der sozialen oder einer privaten Pflegekasse hat (§ 3 Satz 1 Nr. 1a SGB VI).
209	Mit Haushaltsscheckverfahren gemeldete geringfügig entlohnte Beschäftigte	Im Privathaushalt geringfügig entlohnte Beschäftigte, die mit dem Haushaltsscheckverfahren gemeldet werden (§ 8a Abs. 7 SGB IV).
210	Mit Haushaltsscheckverfahren gemeldete kurzfristig Beschäftigte	Im Privathaushalt kurzfristig Beschäftigte, die mit dem Haushaltsscheckverfahren gemeldet werden (§ 28a Abs. 7 SGB IV).

Meldungen der Wehr- und Zivildienstverwaltung an die Rentenversicherung (gilt nicht für Arbeitgeber)		
Schlüsselzahl	**Personenkreis**	**Beschreibung der Personengruppe**
301	Grundwehrdienstleistende und Ableistende des freiwilligen Wehrdienstes	Personen, die aufgrund gesetzlicher Pflicht Grundwehrdienst oder den freiwilligen Wehrdienst ableisten (§ 3 Satz 1 Nr. 2 SGB VI).

[3] Nur noch für Meldezeiträume vor dem 1.1.2011 zulässig.

Meldungen der Wehr- und Zivildienstverwaltung an die Rentenversicherung (gilt nicht für Arbeitgeber)		
Schlüsselzahl	**Personenkreis**	**Beschreibung der Personengruppe**
302	Wehrübungsleistende	Personen, die aufgrund gesetzlicher Pflicht oder freiwilliger Verpflichtung Wehrdienst leisten (§ 3 Satz 1 Nr. 2 SGB VI). Für Zeiträume mit einem Bis-Datum < 30.4.2005 lag Versicherungspflicht nur für Wehrübungen von mehr als drei Tagen vor.
303	Zivildienstleistende	Personen, die aufgrund gesetzlicher Pflicht Zivildienst leisten (§ 3 Satz 1 Nr. 2 SGB VI).
304	Ableistende eines freiwilligen sozialen bzw. ökologischen Jahres	Personen, die gemäß § 14c ZDG als anerkannter Kriegsdienstverweigerer ein freiwilliges soziales bzw. ökologisches Jahr anstelle des Zivildienstes leisten.
305	Wehrdienstleistende besonderer Art	Personen, die sich in einem Wehrdienstverhältnis besonderer Art befinden (§ 3 Satz 1 Nr. 2a SGB VI)
306	Personen im Rahmen einer besonderen Auslandsverwendung	Personen, die aufgrund einer besonderen Auslandsverwendung nach § 63c Abs. 1 SVG oder § 31a Abs. 1 BeamtVG Zuschläge an Entgeltpunkte i. S. d. § 76e Abs. 1 SGB VI erhalten.
307	Bezieher von Übergangsgebührnissen	Personen, die als ehemalige Soldaten auf Zeit Übergangsgebührnisse beziehen (§ 3 Satz 1 Nr. 2b SGB VI)

Praktikant, sozialversicherungsrechtliche Beurteilung einer Beschäftigung

Michael Becker/Harald Janas

Die versicherungsrechtliche Beurteilung eines Praktikanten wird hier auf einen Blick dargestellt. Darüber hinaus erfolgen Angaben zur Beitragspflicht zur Unfallversicherung, zur Insolvenzgeldumlage sowie zu den Umlagen im U1 und U2-Verfahren.

Sachverhalt Beschäftigung von Arbeitnehmern im			**KV und PV**		**ALV und RV**		**UV**	**Insolvenzgeldumlage**	**U1/ U2**[1]
Vor- oder Nachpraktikum außerhalb der Einschreibung als Student	**vorgeschrieben**	**ohne** Entgelt	**frei**[2]	Keine Beiträge durch den Arbeitgeber	**pflichtig**	Beiträge aus 1 % der mtl. Bezugsgröße	ja	nein	nein[3]
		mit Entgelt	**pflichtig**[4]	Beiträge wie Auszubildende, Geringverdienergrenze (325 EUR) beachten, kein Übergangsbereich, keine Geringfügigkeit bzw. keine Pauschalbeiträge.	**pflichtig**	Beiträge wie Auszubildende, Geringverdienergrenze (325 EUR) beachten, kein Übergangsbereich, keine Geringfügigkeit.	ja	ja	ja
	nicht vorgeschrieben[5]	**ohne** Entgelt	**frei**	Keine Beiträge durch den Arbeitgeber	**frei**	Keine Beiträge durch den Arbeitgeber	nein	nein	nein
		mit Entgelt **bis** 556 EUR	**frei**	Pauschalbeiträge zur KV[6]	**ALV: frei RV: pflichtig**[7]	ALV: Keine Beiträge durch den Arbeitgeber RV: Pflichtbeiträge[8], bei Befreiung von der RV-Pflicht Pauschalbeiträge	ja	ja	ja

[1] Die Angabe bezieht sich auf die Umlagepflicht des Entgelts und nicht auf die Zählung der im Betrieb beschäftigten Arbeitnehmer für die Teilnahme am U1-Verfahren.

[2] Aber: Versicherungspflicht als Praktikant, soweit kein Anspruch auf eine Familienversicherung besteht.

[3] Keine Berücksichtigung bei der Prüfung, ob ein Arbeitgeber nicht mehr als 30 Arbeitnehmer beschäftigt, da als Beschäftigung zur Berufsausbildung anzusehen (§ 1 Abs. 1 AAG).

[4] Die Vorschriften über die Versicherungsfreiheit geringfügig Beschäftigter dürfen nicht angewendet werden (§ 7 Abs. 1 Satz 1 Nr. 1 SGB V; § 5 Abs. 2 Satz 3 SGB VI; § 27 Abs. 2 Satz 2 Nr. 1 SGB III; § 20 Abs. 1 Satz 1 SGB XI).

[5] Die Teilnehmer gelten nicht als Auszubildende.

[6] Sofern der Praktikant gesetzlich krankenversichert ist. Bei einer kurzfristigen Beschäftigung besteht Versicherungsfreiheit und es sind keine Sozialversicherungsbeiträge zu entrichten.

[7] Geringfügig entlohnt Beschäftigte sind rentenversicherungspflichtig. Der Praktikant kann sich jedoch von der RV-Pflicht befreien lassen (§ 6 Abs. 1b SGB VI).

[8] Der Beitragsanteil des Arbeitgebers beträgt 15 %. Der Arbeitnehmer trägt den Unterschiedsbetrag von 3,6 % zum vollen RV-Beitrag (18,6 %).

Sachverhalt Beschäftigung von Arbeitnehmern im			**KV und PV**		**ALV und RV**		**UV**	**Insolvenzgeldumlage**	**U1/ U2**[1]
		mit Entgelt **über** 556 EUR	**pflichtig**	Beiträge wie Arbeitnehmer, Übergangsbereich bei Entgelt bis 2.000 EUR beachten	**pflichtig**	Beiträge wie Arbeitnehmer, Übergangsbereich bei Entgelt bis 2.000 EUR beachten	ja	ja	ja
Zwischenpraktikum während der Einschreibung als Student	**vorgeschrieben**	**ohne** Entgelt	**frei**[2]	Keine Beiträge durch den Arbeitgeber	**frei**	Keine Beiträge durch den Arbeitgeber	ja	nein	nein
		mit Entgelt	**frei**	Keine Beiträge durch den Arbeitgeber	**frei**	Keine Beiträge durch den Arbeitgeber	ja	ja	ja
	nicht vorgeschrieben	**ohne** Entgelt	**frei**	Keine Beiträge durch den Arbeitgeber	**frei**	Keine Beiträge durch den Arbeitgeber	nein	nein	nein
		mit Entgelt **bis** 556 EUR, **bis zu** 20 Std./ Woche	**frei**	Pauschalbeiträge zur KV	**ALV: frei RV: pflichtig.**	ALV: Keine Beiträge durch den Arbeitgeber RV: Pflichtbeiträge, bei Befreiung von der RV-Pflicht keine Pauschalbeiträge zur RV[3]	ja	ja	ja
		mit Entgelt **bis** 556 EUR, **mehr als** 20 Std./ Woche	**frei**	Pauschalbeiträge zur KV	**ALV: frei RV: pflichtig**	ALV: Keine Beiträge durch den Arbeitgeber RV: Pflichtbeiträge, bei Befreiung von der RV-Pflicht keine Pauschalbeiträge zur RV	ja	ja	ja

---

[1] Die Angabe bezieht sich auf die Umlagepflicht des Entgelts und nicht auf die Zählung der im Betrieb beschäftigten Arbeitnehmer für die Teilnahme am U1-Verfahren.

[2] In den meisten Fällen besteht eine Versicherungspflicht zur Kranken- und Pflegeversicherung der Studenten, soweit kein Anspruch auf eine Familienversicherung besteht.

[3] § 172 Abs. 3 Satz 2 SGB VI.

Sachverhalt Beschäftigung von Arbeitnehmern im			KV und PV		ALV und RV		UV	Insolvenzgeldumlage	U1/ U2[1]
mit Entgelt **über** 556 EUR, **bis zu** 20 Std./Woche	**frei**	Keine Beiträge durch den Arbeitgeber, auch keine Pauschalbeiträge. zur KV	**ALV: frei RV: pflichtig**	ALV: keine Beiträge durch den Arbeitgeber RV: Beiträge wie Arbeitnehmer, Übergangsbereich bei Entgelt bis 2.000 EUR beachten	ja	ja	ja		
mit Entgelt **über** 556 EUR, **mehr als** 20 Std./Woche	**pflichtig**	Beiträge wie Arbeitnehmer, Übergangsbereich bei Entgelt bis 2.000 EUR beachten	**pflichtig**	Beiträge wie Arbeitnehmer, Übergangsbereich bei Entgelt bis 2.000 EUR beachten	ja	ja	ja		

Reisekostenpauschalen, Ausland

Die Tabelle zeigt die Pauschbeträge für Verpflegungsmehraufwendungen und Übernachtungen für beruflich und betrieblich veranlasste Auslandsreisen.

Pauschbeträge 2025 für Verpflegungsmehraufwendungen und Übernachtungskosten im Ausland

Quelle: BMF, Schreiben v. 2.12.2024, IV C 5 – S 2353/19/10010 :006.

[1] Die Angabe bezieht sich auf die Umlagepflicht des Entgelts und nicht auf die Zählung der im Betrieb beschäftigten Arbeitnehmer für die Teilnahme am U1-Verfahren.

Land	Pauschbetrag für Verpflegungsmehraufwendungen bei einer Abwesenheitsdauer je Kalendertag von			Pauschbetrag für Übernachtungskosten
	mindestens 24 Stunden	weniger als 24 Stunden, aber mehr als 8 Stunden	An- und Abreisetage[1]	
	EUR	EUR	EUR	EUR
Afghanistan	30	20	20	95
Ägypten	50	33	33	112
Äthiopien	**44**	**29**	**29**	**159**
Äquatorialguinea	42	28	28	166
Albanien	27	18	18	112
Algerien	47	32	32	120
Andorra	41	28	28	91
Angola	**40**	**27**	**27**	**368**
Argentinien	35	24	24	113
Armenien	**29**	**20**	**20**	**107**
Aserbaidschan	44	29	29	88
Australien				
– Canberra	74	49	49	186
– Sydney	57	38	38	173
– im Übrigen	57	38	38	173
Bahrain	48	32	32	153
Bangladesch	**46**	**31**	**31**	**189**
Barbados	54	36	36	206
Belgien	59	40	40	141
Benin	**40**	**27**	**27**	**168**
Bhutan	**27**	**18**	**18**	**176**
Bolivien	46	31	31	108
Bosnien und Herzegowina	23	16	16	75
Botsuana	46	31	31	176

[1] An- und Abreisetage setzen eine Übernachtung voraus und sind daher nur bei mehrtägigen Auswärtstätigkeiten möglich. Eine Mindestabwesenheit ist an diesen Tagen nicht erforderlich.

Land	Pauschbetrag für Verpflegungsmehraufwendungen bei einer Abwesenheitsdauer je Kalendertag von			Pauschbetrag für Übernachtungskosten
	mindestens 24 Stunden EUR	weniger als 24 Stunden, aber mehr als 8 Stunden EUR	An- und Abreisetage[1] EUR	EUR
Brasilien				
– Brasilia	51	34	34	88
– Rio de Janeiro	69	46	46	140
– Sao Paulo	46	31	31	151
– im Übrigen	46	31	31	88
Brunei	**45**	**30**	**30**	**110**
Bulgarien	22	15	15	115
Burkina Faso	38	25	25	174
Burundi	36	24	24	138
Chile	44	29	29	154
China				
– Chengdu	41	28	28	131
– Hongkong	71	48	48	169
– Kanton	36	24	24	150
– Peking	30	20	20	185
– Shanghai	58	39	39	217
– im Übrigen	48	32	32	112
Costa Rica	**60**	**40**	**40**	**127**
Côte d'Ivoire	59	40	40	166
Dänemark	75	50	50	183
Dominikanische Republik	50	33	33	167
Dschibuti	77	52	52	255
Ecuador	27	18	18	103
El Salvador	65	44	44	161

[1] An- und Abreisetage setzen eine Übernachtung voraus und sind daher nur bei mehrtägigen Auswärtstätigkeiten möglich. Eine Mindestabwesenheit ist an diesen Tagen nicht erforderlich.

Land	Pauschbetrag für Verpflegungsmehraufwendungen bei einer Abwesenheitsdauer je Kalendertag von			Pauschbetrag für Übernachtungskosten
	mindestens 24 Stunden	weniger als 24 Stunden, aber mehr als 8 Stunden	An- und Abreisetage[1]	
	EUR	EUR	EUR	EUR
Eritrea	**46**	**31**	**31**	**78**
Estland	29	20	20	85
Fidschi	32	21	21	183
Finnland	54	36	36	171
Frankreich				
– Paris[2]	58	39	39	159
– im Übrigen	53	36	36	105
Gabun	**64**	**43**	**43**	**263**
Gambia	40	27	27	161
Georgien	45	30	30	87
Ghana	46	31	31	**203**
Griechenland				
– Athen	40	27	27	139
– im Übrigen	36	24	24	150
Guatemala	**46**	**31**	**31**	**124**
Guinea	59	40	40	140
Guinea-Bissau	32	21	21	113
Haiti	58	39	39	130
Honduras	57	38	38	198
Indien				
– Bangalore	**42**	**28**	**28**	**155**
– Chennai	**22**	**15**	**15**	**80**
– Kalkutta	**32**	**21**	**21**	**167**
– Mumbai	**53**	**36**	**36**	**218**

[1] An- und Abreisetage setzen eine Übernachtung voraus und sind daher nur bei mehrtägigen Auswärtstätigkeiten möglich. Eine Mindestabwesenheit ist an diesen Tagen nicht erforderlich.

[2] Sowie die Departements 77 (Seine-et-Marne), 78 (Yvelines), 91 (Essonne) bis 95 (Val-d'Oise).

Land	Pauschbetrag für Verpflegungsmehraufwendungen bei einer Abwesenheitsdauer je Kalendertag von			Pauschbetrag für Übernachtungskosten
	mindestens 24 Stunden	weniger als 24 Stunden, aber mehr als 8 Stunden	An- und Abreisetage[1]	
	EUR	EUR	EUR	EUR
– Neu Delhi	**46**	**31**	**31**	**211**
– im Übrigen	**22**	**15**	**15**	**80**
Indonesien	**45**	**30**	**30**	**179**
Iran	33	22	22	196
Irland	58	39	39	129
Island	62	41	41	187
Israel	66	44	44	190
Italien				
– Mailand	42	28	28	191
– Rom	48	32	32	150
– im Übrigen	42	28	28	150
Jamaika	39	26	26	171
Japan				
– Tokio	50	33	33	285
– Osaka	**33**	**22**	**22**	**141**
– im Übrigen	**33**	**22**	**22**	**141**
Jemen	24	16	16	95
Jordanien	57	38	38	134
Kambodscha	**42**	**28**	**28**	**108**
Kamerun	56	37	37	275
Kanada				
– Ottawa	62	41	41	214
– Toronto	54	36	36	392
– Vancouver	63	42	42	304

[1] An- und Abreisetage setzen eine Übernachtung voraus und sind daher nur bei mehrtägigen Auswärtstätigkeiten möglich. Eine Mindestabwesenheit ist an diesen Tagen nicht erforderlich.

Land	Pauschbetrag für Verpflegungsmehraufwendungen bei einer Abwesenheitsdauer je Kalendertag von			Pauschbetrag für Übernachtungskosten
	mindestens 24 Stunden EUR	weniger als 24 Stunden, aber mehr als 8 Stunden EUR	An- und Abreisetage[1] EUR	EUR
– im Übrigen	54	36	36	214
Kap Verde	38	25	25	90
Kasachstan	**33**	**22**	**22**	**108**
Katar	56	37	37	149
Kenia	51	34	34	219
Kirgisistan	27	18	18	74
Kolumbien	**34**	**23**	**23**	**123**
Kongo, Republik	62	41	41	215
Kongo, Demokratische Republik	**65**	**44**	**44**	**337**
Korea, Demokratische Volksrepublik	28	19	19	92
Korea, Republik	48	32	32	108
Kosovo	24	16	16	71
Kroatien	**46**	**31**	**31**	**191**
Kuba	51	34	34	170
Kuwait	56	37	37	241
Laos	35	24	24	71
Lesotho	28	19	19	104
Lettland	35	24	24	76
Libanon	69	46	46	146
Libyen	63	42	42	135
Liberia	**65**	**44**	**44**	**173**
Liechtenstein	56	37	37	190
Litauen	26	17	17	109

[1] An- und Abreisetage setzen eine Übernachtung voraus und sind daher nur bei mehrtägigen Auswärtstätigkeiten möglich. Eine Mindestabwesenheit ist an diesen Tagen nicht erforderlich.

Land	Pauschbetrag für Verpflegungsmehraufwendungen bei einer Abwesenheitsdauer je Kalendertag von			Pauschbetrag für Übernachtungskosten
	mindestens 24 Stunden	weniger als 24 Stunden, aber mehr als 8 Stunden	An- und Abreisetage[1]	
	EUR	EUR	EUR	EUR
Luxemburg	63	42	42	139
Madagaskar	33	22	22	116
Malawi	41	28	28	109
Malaysia	36	24	24	86
Malediven	**70**	**47**	**47**	**200**
Mali	38	25	25	120
Malta	46	31	31	114
Marokko	41	28	28	87
Marshall Inseln	63	42	42	102
Mauretanien	35	24	24	86
Mauritius	44	29	29	172
Mazedonien	29	20	20	95
Mexiko	48	32	32	177
Moldau, Republik	26	17	17	73
Monaco	52	35	35	187
Mongolei	23	16	16	92
Montenegro	32	21	21	85
Mosambik	51	34	34	208
Myanmar	**23**	**16**	**16**	**103**
Namibia	30	20	20	112
Nepal	36	24	24	126
Neuseeland	58	39	39	148
Nicaragua	46	31	31	105
Niederlande	47	32	32	122

[1] An- und Abreisetage setzen eine Übernachtung voraus und sind daher nur bei mehrtägigen Auswärtstätigkeiten möglich. Eine Mindestabwesenheit ist an diesen Tagen nicht erforderlich.

Land	Pauschbetrag für Verpflegungsmehraufwendungen bei einer Abwesenheitsdauer je Kalendertag von			Pauschbetrag für Übernachtungskosten
	mindestens 24 Stunden EUR	weniger als 24 Stunden, aber mehr als 8 Stunden EUR	An- und Abreisetage[1] EUR	EUR
Niger	42	28	28	131
Nigeria	46	31	31	182
Nordmazedonien	27	18	18	89
Norwegen	75	50	50	139
Österreich	50	33	33	117
Oman	64	43	43	141
Pakistan				
– Islamabad	23	16	16	238
– im Übrigen	34	23	23	122
Palau	51	34	34	**193**
Panama	41	28	28	82
Papua-Neuguinea	59	40	40	159
Paraguay	39	26	26	124
Peru	34	23	23	143
Philippinen	41	28	28	140
Polen				
– Breslau	**34**	**23**	**23**	**124**
– Warschau	**40**	**27**	**27**	**143**
– im Übrigen	**34**	**23**	**23**	**124**
Portugal	32	21	21	111
Ruanda	44	29	29	117
Rumänien				
– Bukarest	32	21	21	92
– im Übrigen	27	18	18	89

[1] An- und Abreisetage setzen eine Übernachtung voraus und sind daher nur bei mehrtägigen Auswärtstätigkeiten möglich. Eine Mindestabwesenheit ist an diesen Tagen nicht erforderlich.

Land	**Pauschbetrag für Verpflegungsmehraufwendungen bei einer Abwesenheitsdauer je Kalendertag von**			**Pauschbetrag für Übernachtungskosten**
	mindestens 24 Stunden	**weniger als 24 Stunden, aber mehr als 8 Stunden**	**An- und Abreisetage[1]**	
	EUR	**EUR**	**EUR**	**EUR**
Russische Föderation				
– Moskau	30	20	20	**235**
– St. Petersburg	**28**	**19**	**19**	**133**
– im Übrigen	**28**	**19**	**19**	**133**
Sambia	38	25	25	105
Samoa	39	26	26	105
San Marino	34	23	23	79
São Tomé – Principe	**36**	**24**	**24**	**147**
Saudi-Arabien				
– Djidda	57	38	38	181
– Riad	56	37	37	186
– im Übrigen	56	37	37	181
Schweden	66	44	44	140
Schweiz				
– Genf	66	44	44	186
– im Übrigen	64	43	43	180
Senegal	42	28	28	190
Serbien	27	18	18	97
Sierra Leone	57	38	38	145
Simbabwe	**63**	**42**	**42**	**198**
Singapur	**71**	**48**	**48**	**277**
Slowakische Republik	33	22	22	121
Slowenien	38	25	25	126

[1] An- und Abreisetage setzen eine Übernachtung voraus und sind daher nur bei mehrtägigen Auswärtstätigkeiten möglich. Eine Mindestabwesenheit ist an diesen Tagen nicht erforderlich.

Land	Pauschbetrag für Verpflegungsmehraufwendungen bei einer Abwesenheitsdauer je Kalendertag von			Pauschbetrag für Übernachtungskosten
	mindestens 24 Stunden	weniger als 24 Stunden, aber mehr als 8 Stunden	An- und Abreisetage[1]	
	EUR	EUR	EUR	EUR
Spanien				
– Barcelona	34	23	23	144
– Kanarische Inseln	36	24	24	103
– Madrid	42	28	28	131
– Palma de Mallorca	44	29	29	142
– im Übrigen	34	23	23	103
Sri Lanka	36	24	24	112
Sudan	33	22	22	195
Südafrika				
– Kapstadt	33	22	22	130
– Johannisburg	36	24	24	129
– im Übrigen	29	20	20	109
Südsudan	51	34	34	159
Syrien	38	25	25	140
Tadschikistan	27	18	18	**85**
Taiwan	**51**	**34**	**34**	**174**
Tansania	44	29	29	97
Thailand	**36**	**24**	**24**	**114**
Togo	39	26	26	118
Tonga	**29**	**20**	**20**	**102**
Trinidad und Tobago	66	44	44	203
Tschad	42	28	28	155
Tschechische Republik	32	21	21	77

[1] An- und Abreisetage setzen eine Übernachtung voraus und sind daher nur bei mehrtägigen Auswärtstätigkeiten möglich. Eine Mindestabwesenheit ist an diesen Tagen nicht erforderlich.

Land	Pauschbetrag für Verpflegungsmehraufwendungen bei einer Abwesenheitsdauer je Kalendertag von			Pauschbetrag für Übernachtungskosten
	mindestens 24 Stunden	weniger als 24 Stunden, aber mehr als 8 Stunden	An- und Abreisetage[1]	
	EUR	EUR	EUR	EUR
Türkei				
– Ankara	**32**	**21**	**21**	**110**
– Izmir	**44**	**29**	**29**	**120**
– im Übrigen	**24**	**16**	**16**	**107**
Tunesien	40	27	27	144
Turkmenistan	**28**	**19**	**19**	**135**
Uganda	41	28	28	143
Ukraine	26	17	17	98
Ungarn	32	21	21	85
Uruguay	**40**	**27**	**27**	**113**
Usbekistan	34	23	23	104
Vatikanstaat	48	32	32	150
Venezuela	45	30	30	127
Vereinigte Arabische Emirate	65	44	44	156
Vereinigte Staaten von Amerika				
– Atlanta	77	52	52	182
– Boston	63	42	42	333
– Chicago	65	44	44	233
– Houston	62	41	41	204
– Los Angeles	64	43	43	262
– Miami	65	44	44	256
– New York City	66	44	44	308
– San Francisco	59	40	40	327

[1] An- und Abreisetage setzen eine Übernachtung voraus und sind daher nur bei mehrtägigen Auswärtstätigkeiten möglich. Eine Mindestabwesenheit ist an diesen Tagen nicht erforderlich.

Land	Pauschbetrag für Verpflegungsmehraufwendungen bei einer Abwesenheitsdauer je Kalendertag von			Pauschbetrag für Übernachtungskosten
	mindestens 24 Stunden	weniger als 24 Stunden, aber mehr als 8 Stunden	An- und Abreisetage[1]	
	EUR	EUR	EUR	EUR
– Washington, D.C.	66	44	44	203
– im Übrigen	59	40	40	182
Vereinigtes Königreich von Großbritannien und Nordirland				
– London	66	44	44	163
– im Übrigen	52	35	35	99
Vietnam	**36**	**24**	**24**	**111**
Weißrussland	20	13	13	98
Zentralafrikanische Republik	53	36	36	210
Zypern	42	28	28	125

Reisekostenpauschale, Inland

Die Tabelle enthält die steuerfreien inländischen Reisekostensätze für Verpflegungs- und Übernachtungskosten. Außerdem werden die Kürzungsbeträge bei Mahlzeitengestellung auf Dienstreisen durch den Arbeitgeber aufgeführt.

[1] An- und Abreisetage setzen eine Übernachtung voraus und sind daher nur bei mehrtägigen Auswärtstätigkeiten möglich. Eine Mindestabwesenheit ist an diesen Tagen nicht erforderlich.

Verpflegungsmehraufwand	Pauschbetrag (in EUR)
Eintägige vorübergehende Auswärtstätigkeit[1]	
– Abwesenheit mindestens 24 Stunden – Abwesenheit mehr als 8 Stunden – Abwesenheit bis 8 Stunden	28 14 –
Mehrtägige vorübergehende Auswärtstätigkeit	
– An- und Abreisetag je (keine Mindestabwesenheit)[2] – Zwischentag/e (= Abwesenheit mindestens 24 Stunden)	14 28[3]
Tätigkeit an wechselnden Einsatzstellen	
– Abwesenheit[4] mindestens 24 Stunden[3] – Abwesenheit mehr als 8 Stunden – An- und Abreisetag[2] je	28 14 –
Tätigkeit auf Fahrzeugen	
– Abwesenheit[4] mindestens 24 Stunden[3] – Abwesenheit mehr als 8 Stunden – An- und Abreisetag[2] je	28 14 –
Kürzung bei Mahlzeitengestellung	
– Frühstück – Mittag- und Abendessen je	5,60 11,20

[1] Eine berufliche Auswärtstätigkeit liegt vor, wenn ein Arbeitnehmer vorübergehend außerhalb seiner Wohnung und seiner ersten Tätigkeitsstätte beruflich tätig wird. Auch Arbeitnehmer, die bei ihrer beruflichen Tätigkeit typischerweise nur an ständig wechselnden **Einsatzstellen** oder auf einem **Fahrzeug** tätig werden, fallen unter die reisekostenrechtlich relevante Auswärtstätigkeit. Der Reisekostenbegriff *berufliche Auswärtstätigkeit* umfasst auch Arbeitnehmer **ohne** erste Tätigkeitsstätte, die weder durch das Aufsuchen des Arbeitgebers mit einer gewissen Nachhaltigkeit noch aufgrund des Umfangs der dort verrichteten Arbeiten eine ortsfeste Tätigkeit begründen.

[2] An- und Abreisetag setzen eine Übernachtung voraus und sind daher nur bei **mehrtägigen** Auswärtstätigkeiten möglich. Eine Mindestabwesenheit ist an diesen Tagen nicht erforderlich.

[3] Die Pauschale von 28 EUR gilt dem Grundsatz nach auch für eintägige Reisen; wegen der zeitlichen Grenze beschränkt sich ihre praktische Bedeutung allerdings auf mehrtägige Reisen.

[4] Die Abwesenheitsdauer berechnet sich in Bezug auf die Wohnung und erste Tätigkeitsstätte, bei Tätigkeit an wechselnden Einsatzstellen oder auf Fahrzeugen nur in Bezug auf die Wohnung.

Übernachtungskosten bei Auswärtstätigkeiten	Pauschbetrag (in EUR)
– Pauschbetrag je Übernachtung[5]	20
– Übernachtungspauschale für Berufskraftfahrer[6]	9

Sachbezugswerte

Die Übersichten enthalten die Sachbezugswerte. Abzulesen sind die monatlichen oder kalendertäglichen Werte für freie Unterkunft und/oder Verpflegung.

Freie Verpflegung					
Personenkreis		Frühstück EUR	Mittagessen EUR	Abendessen EUR	Verpflegung insgesamt EUR
volljährige Arbeitnehmer	mtl.	69,00	132,00	132,00	333,00
	ktgl.	2,30	4,40	4,40	11,10
Jugendliche und Auszubildende	mtl.	69,00	132,00	132,00	333,00
	ktgl.	2,30	4,40	4,40	11,10
volljährige Familienangehörige	mtl.	69,00	132,00	132,00	333,00
	ktgl.	2,30	4,40	4,40	11,10
Familienangehörige vor Vollendung des 18. Lebensjahres	mtl.	55,20	105,60	105,60	266,40
	ktgl.	1,84	3,52	3,52	8,88
Familienangehörige vor Vollendung des 14. Lebensjahres	mtl.	27,60	52,80	52,80	133,20
	ktgl.	0,92	1,76	1,76	4,44
Familienangehörige vor Vollendung des 7. Lebensjahres	mtl.	20,70	39,60	39,60	99,90
	ktgl.	0,69	1,32	1,32	3,33

Wert der an Familienangehörige abgegebenen Sachbezüge: Anzusetzen sind ausschließlich die o.g. Beträge für Angehörige. Es erfolgt keine Addition mit dem

[5] Die Übernachtungspauschale gilt nur für steuerfreie Erstattungen durch den **Arbeitgeber**. Der Arbeitnehmer muss dagegen für den Werbungskostenabzug seine Übernachtungskosten durch Rechnungsbelege nachweisen. Das Gleiche gilt für Übernachtungen eines Selbstständigen.

[6] Zum 1.1.2020 eingeführt mit dem Gesetz zur weiteren steuerlichen Förderung der Elektromobilität und zur Änderung weiterer steuerlicher Vorschriften.

Sachbezugswert für Beschäftigte. Lediglich für unmittelbar dem Arbeitnehmer selbst zur Verfügung gestellte Verpflegung werden die Sachbezugswerte „volljährige Arbeitnehmer“ bzw. „Jugendliche und Auszubildende“ angesetzt.

Freie Unterkunft				
Sachverhalt			**Unterkunft allgemein**	**Aufnahme im Arbeitgeber-haushalt/ Gemeinschafts-unterkunft**
Unterkunft belegt mit			**EUR**	**EUR**
A	1 Beschäftigtem	mtl.	282,00	239,70
		ktgl.	9,40	7,99
	2 Beschäftigten	mtl.	169,20	126,90
		ktgl.	5,64	4,23
	3 Beschäftigten	mtl.	141,00	98,70
		ktgl.	4,70	3,29
	mehr als 3 Beschäftigten	mtl.	112,80	70,50
		ktgl.	3,76	2,35
B	1 Beschäftigtem	mtl.	239,70	197,40
		ktgl.	7,99	6,58
	2 Beschäftigten	mtl.	126,90	84,60
		ktgl.	4,23	2,82
	3 Beschäftigten	mtl.	98,70	56,40
		ktgl.	3,29	1,88
	mehr als 3 Beschäftigten	mtl.	70,50	28,20
		ktgl.	2,35	0,94

A = Volljährige Arbeitnehmer
B = Jugendliche und Auszubildende

Erläuterungen

Sachbezüge im Teilmonat

Wird der anzusetzende Sachbezugswert für einen Teil-Entgeltabrechnungszeitraum ermittelt, sind die jeweiligen Tagesbeträge mit der Anzahl der Kalendertage zu multiplizieren.

Beispiel

Ein Arbeitnehmer (19 Jahre) nimmt am 15.1. eine Beschäftigung in den alten Bundesländern auf und wird bei freier Verpflegung und freier Unterkunft in den Arbeitgeberhaushalt aufgenommen.		
Verpflegung	11,10 × 17 Tage =	188,70 EUR
Unterkunft	7,99 × 17 Tage =	135,83 EUR
Sachbezugswert insgesamt		324,53 EUR

Besonderheiten bei freier Unterkunft

Wäre es nach Lage des Einzelfalls unbillig, den Wert der Unterkunft nach den Tabellenwerten zu bestimmen, kann die Unterkunft nach § 2 Abs. 3 SvEV mit dem ortsüblichen Mietpreis bewertet werden.

Der Wert der Unterkunft wird für das gesamte Bundesgebiet einheitlich festgelegt.

Eine **Aufnahme in den Arbeitgeberhaushalt** liegt vor, wenn der Arbeitnehmer sowohl in die Wohnungs- als auch in die Verpflegungsgemeinschaft des Arbeitgebers aufgenommen wird. Wird ausschließlich die Unterkunft zur Verfügung gestellt, liegt dagegen keine „Aufnahme" in den Arbeitgeberhaushalt vor und der ungekürzte Unterkunftswert ist anzusetzen.

Eine **Gemeinschaftsunterkunft** stellen z.B. Lehrlingswohnheime, Schwesternwohnheime, Kasernen etc. dar. Charakteristisch für Gemeinschaftsunterkünfte sind gemeinschaftlich zu nutzende Wasch- bzw. Duschräume, Toiletten und eine Gemeinschaftsküche oder Kantine. Allein eine Mehrfachbelegung einer Unterkunft hat dagegen nicht die Bewertung als Gemeinschaftsunterkunft zur Folge; vielmehr wird der Mehrfachbelegung bereits durch gesonderte Abschläge Rechnung getragen.

Abgrenzung Unterkunft und Wohnung

Eine Wohnung ist im Gegensatz zur Unterkunft eine in sich geschlossene Einheit von Räumen, in denen ein selbstständiger Haushalt geführt werden kann. Es muss eine Wasserversorgung und -entsorgung, eine Kochgelegenheit, vergleichbar einer Küche, sowie eine Toilette vorhanden sein. Ein 1-Zimmer-Appartement mit Küchenzeile und WC als Nebenraum stellt somit eine Wohnung dar, während bei Mitbenutzung von Bad, Toilette und Küche lediglich eine Unterkunft vorliegt. Können mehrere Arbeitnehmer eine Wohnung zur gemeinsam nutzen (Wohngemeinschaft), stellt dies keine freie Wohnung, sondern lediglich freie Unterkunft dar.

Ortsüblicher Mietpreis oder Quadratmeterpauschale

Ab 1.1.2021 unterbleibt der Ansatz eines Sachbezugs für eine dem Arbeitnehmer vom Arbeitgeber zu eigenen Wohnzwecken überlassene Wohnung, soweit das vom Arbeitnehmer gezahlte Entgelt mindestens $^{2}/_{3}$ des ortsüblichen Mietwerts und dieser nicht mehr als 25 EUR/qm ohne umlagefähige Kosten im Sinne der Verordnung über die Aufstellung von Betriebskosten beträgt. Beträgt die ortsübliche Kaltmiete mehr als 25 Euro/qm, ist der Bewertungsabschlag nicht anzuwenden.

Ist die Feststellung des ortsüblichen Mietpreises mit außerordentlichen Schwierigkeiten verbunden, kann im Jahr 2025 die Wohnung mit 4,95 EUR monatlich je Quadratmeter bzw. bei einfacher Ausstattung (ohne Sammelheizung oder ohne Bad oder Dusche) mit 4,05 EUR monatlich je Quadratmeter bewertet werden.

Betriebsverpflegung

Bei der Gewährung von unentgeltlichen oder verbilligten Mahlzeiten im Betrieb[1] sind sowohl für volljährige Arbeitnehmer als auch für Jugendliche und Auszubildende nachstehende Beträge anzusetzen:

Frühstück	2,30 EUR
Mittag-/Abendessen	4,40 EUR

Saisonarbeitskraft, Beginn der Beschäftigung

Jürgen Heidenreich

In dieser Checkliste wird aufgezeigt, welche Aspekte bei der Einstellung einer Saisonarbeitskraft zu beachten sind und welche Unterlagen benötigt werden. Da viele Arbeitgeber Saisonarbeitskräfte aus dem Ausland anwerben und für diese Personengruppe insbesondere sozialversicherungs- und lohnsteuerrechtliche Eigenheiten zu berücksichtigen sind, fokussiert sich diese Checkliste auf den Anwendungsfall der ausländischen Saisonarbeitskräfte.

[1] § 40 Abs. 2 Satz 1 Nr. 1 EStG.

1. Persönliche Daten

Nachname, ggf. Geburtsname	Vorname . . . .
Aktuelle Anschrift Deutschland	Heimatanschrift . . . .
Herkunftsland	Geburtsdatum . . . .
RV-Nummer	Geburtsort . . . .
Krankenkasse	Familienstand . . . .
Telefon (mobil)	Staatsangehörigkeit . . . .
E-Mail	Eintrittsdatum . . . .
Steuerliche Identifikationsnummer	Befristet bis . . . .

2. Status im Heimatland

☐ Beschäftigt[2]	☐ Arbeitslos[2]
☐ Selbstständig[2]	☐ Rentner
☐ Hausfrau/Hausmann	☐ Schüler/Student

3. Herkunftsland

A ☐ EU-Staat

B ☐ EWR-Staat (Island, Liechtenstein, Norwegen), Schweiz oder Großbritannien

C ☐ Abkommensstaat (bilaterales Abkommen mit Regelung zur Mehrfachbeschäftigung)

D ☐ Drittstaat

---

[2] Berufsmäßig beschäftigt.

4. Ist ein Aufenthaltstitel mit Arbeitserlaubnis erforderlich?

Sachverhalt	Aufenthaltstitel mit Arbeitserlaubnis
EU-/EWR-/Schweizer Staatsangehörigkeit	Nicht erforderlich
Bisher in EU-/EWR-Staat tätig, aber andere Staatsangehörigkeit	Je nach Art des Aufenthaltstitels erforderlich
Staatsangehörigkeit eines Abkommensstaates	Erforderlich
Drittstaatsangehörigkeit[3]	Erforderlich

5. Liegt eine A1-Bescheinigung (notwendig, wenn Punkt 3 = A oder B) oder entsprechende Bescheinigung aus bilateralem Abkommen (notwendig, wenn Punkt 3 = C) vor?

☐ Ja	☐ Nein
Mit der **A1-Bescheinigung** wird die Zuständigkeit des ausländischen Versicherungsträgers bescheinigt. Es ist zu prüfen, ob dort SV-Pflicht für die in Deutschland ausgeübte Beschäftigung besteht – ggf. sind Meldungen und Beiträge nach dem dort geltenden Recht abzuführen. Dann besteht keine Umlagepflicht U1/U2 und keine Pflicht zur Insolvenzgeldumlage. Bei Vorlage einer **Bescheinigung aus einem Abkommensland** gilt dasselbe, aber nur für die vom Abkommen erfassten Sozialversicherungszweige. Für die anderen Zweige besteht SV-Pflicht nach deutschem Recht. Ist die KV nicht vom Abkommen erfasst und gilt deutsches Recht, müssen auch die Umlagen U1/U2 und die Insolvenzgeldumlage gezahlt werden.	Es gilt das deutsche Sozialversicherungsrecht. Es ist die Geringfügigkeit zu prüfen. Bei einem Entgelt über der Geringfügigkeitsgrenze kann Versicherungsfreiheit aufgrund der Kurzfristigkeit vorliegen, sofern keine Berufsmäßigkeit vorliegt. **Achtung!** Bei im Ausland beschäftigten Saisonarbeitskräften erkennen die Sozialversicherungsträger in Deutschland in der Regel nur einen Monat als versicherungsfreie Beschäftigung an (aufgrund des erforderlichen Urlaubsanspruchs). Eine längere Beschäftigung ist gegen Nachweis eines längeren Urlaubsanspruchs (z. B. aus 2 Jahren) möglich. Bei unbezahltem Urlaub besteht Versicherungspflicht, da berufsmäßig beschäftigt.

[3] Ohne Abkommen oder vorherige Tätigkeit in EU-/EWR-Staat.

6. Besteht Versicherungspflicht nach deutschem Recht?

☐ Ja	☐ Ja, aber nur Rentenversicherung (geringfügig entlohnte Beschäftigung)	☐ Nein, da kurzfristige Beschäftigung
Anmeldung bei der gewählten Krankenkasse Personengruppenschlüssel 101 Beitragsgruppenschlüssel 1111 Besteht wegen der Befristung kein Krankengeldanspruch, ist der ermäßigte Beitragssatz anzuwenden.[4] Dann Beitragsgruppenschlüssel 3111	Anmeldung bei der Minijob-Zentrale Personengruppenschlüssel 109 Beitragsgruppenschlüssel 6100 oder bei Befreiung von der RV 6500	Anmeldung bei der Minijob-Zentrale Personengruppenschlüssel 110 Beitragsgruppenschlüssel 0000

7. Kennzeichnung der Anmeldung als Saisonarbeitskraft

	Ja	Nein
Der Beschäftigte ist **vorübergehend versicherungspflichtig** in Deutschland beschäftigt.	☐	☐
Die Beschäftigung ist auf bis zu **8 Monate** befristet.	☐	☐
Der Beschäftigten deckt mit der Tätigkeit einen **jahreszeitlich bedingten, jährlich wiederkehrenden** erhöhten Arbeitskräftebedarf des Arbeitgebers ab.	☐	☐

Werden alle Fragen mit „Ja" beantwortet, ist die Kennzeichnung als Saisonarbeitskraft bei der DEÜV-Anmeldung erforderlich.

8. Lohnsteuer

	Ja	Nein
Ist die steuerliche Identifikationsnummer bekannt?	☐	☐
Wurde sie beantragt?	☐	☐
Liegen die ELStAM-Daten vor?	☐	☐

[4] Wenn nicht für mindestens 6 Wochen ein Anspruch auf Entgeltfortzahlung durch den Arbeitgeber besteht, z.B. bei einer Befristung auf weniger als 10 Wochen (4 Wochen Wartezeit plus 6 Wochen Entgeltfortzahlung).

	Ja	Nein
Ist eine pauschale Versteuerung möglich und vorgesehen?	☐	☐
a) in der Land- und Forstwirtschaft		
Pauschalierung für Aushilfskräfte (5 %)	☐	☐
b) in übrigen Branchen		
Pauschalierung für kurzfristig Beschäftigte (25 %)	☐	☐
Pauschalierung für geringfügig Beschäftigte (2 % oder 20 %)	☐	☐

9. Mindestlohn

	Ja	Nein
Ist ein branchenüblicher Mindestlohn anzuwenden?	☐	☐
Wird der gesetzliche Mindestlohn berücksichtigt?	☐	☐

Schüler/Schulentlassene, versicherungsrechtliche Beurteilung

Harald Janas

Hier werden unterschiedliche Konstellationen einer Beschäftigung von Schülern bzw. Schulentlassenen aufgelistet. Je nach Ausgestaltung der Beschäftigung hat dies unterschiedliche sozialversicherungsrechtliche Konsequenzen.

Schüler: Versicherungsrechtliche Beurteilung der ausgeübten Beschäftigung

Personenkreis	Bedingung/Voraussetzung	Beurteilung
Schüler von allgemeinbildenden Schulen (Haupt-, Realschulen, Gymnasien)[1, 2]	Das Beschäftigungsverhältnis wird **unbefristet** (bzw. länger als auf 3 Monate oder 70 Arbeitstage im Kalenderjahr befristet) ausgeübt; das monatliche Entgelt beträgt regelmäßig **mehr als 556 EUR** (bis 31.12.2024: 538 EUR).[3]	**Versicherungspflicht** zur • KV • PV • RV **Versicherungsfreiheit** zur • ALV
	Die Beschäftigungsdauer ist innerhalb eines Kalenderjahres auf längstens 3 Monate oder 70 Arbeitstage **befristet**. Die Höhe des Entgelts ist in diesem Fall unbedeutend.	**Versicherungsfreiheit** zur • KV • PV • RV • ALV
	Das monatliche Entgelt beträgt regelmäßig **nicht mehr als 556 EUR** (bis 31.12.2024: 538 EUR).	**Versicherungsfreiheit** zur • KV • PV • ALV **Versicherungspflicht** zur • RV[4]
Schüler von Fachoberschulen[5]	Das Beschäftigungsverhältnis wird **unbefristet** (bzw. länger als auf 3 Monate befristet) ausgeübt, das monatliche Entgelt beträgt regelmäßig **mehr als 556 EUR** (bis 31.12.2024: 538 EUR).	**Versicherungspflicht** zur • KV • PV • RV • ALV
	Die Beschäftigung ist innerhalb eines Kalenderjahres seit ihrem Beginn auf längstens 3 Monate oder 70 Arbeitstage **befristet**. Die Höhe des Entgelts ist in diesem Fall unbedeutend, denn die Versicherungsfreiheit tritt im Rahmen der Kurzfristigkeit ein.	**Versicherungsfreiheit** zur • KV • PV • RV • ALV

1 Hiermit ist der vollzeitliche Besuch einer gewöhnlichen Schule (mit Unterrichtszeit während der allgemein üblichen Arbeitszeiten) gemeint.

2 Zu den allgemeinbildenden (öffentlichen oder privaten) Schulen gehören (in der Mehrzahl der Länder): Hauptschule, Realschule, Gymnasium, Gesamtschule (in einzelnen Ländern), Förderstufe (Hessen), Orientierungsstufe (Niedersachsen), Schulzentrum (Bayern), Mittelschule (Sachsen), Regelschule (Thüringen), Erweiterte Realschule (Saarland), Sekundarschule (Sachsen-Anhalt), Integrierte Haupt- und Realschule (Hamburg), Verbundene Haupt- und Realschule (Hessen, Mecklenburg-Vorpommern), Regionale Schule (Rheinland-Pfalz). Zudem gehören dazu in allen Ländern: Sonderschule, Schule für Behinderte, Förderschule.

3 Wird die Beschäftigung für einen kürzeren Zeitraum als einen Monat ausgeübt, ist im jeweiligen Monat dennoch keine anteilige Entgeltgrenze, sondern die monatliche Geringfügigkeitsgrenze anzusetzen.

4 Der Arbeitnehmer kann sich von der Rentenversicherungspflicht befreien lassen.

5 Hier geht es nicht um die Tätigkeit als Praktikant im Rahmen der Ausbildung, sondern um eine daneben ausgeübte, weitere Beschäftigung.

Personenkreis	Bedingung/Voraussetzung	Beurteilung
	Das monatliche Entgelt beträgt regelmäßig **nicht mehr als 556 EUR** (bis 31.12.2024: 538 EUR).	**Versicherungsfreiheit** zur • KV • PV • ALV **Versicherungspflicht** zur • RV
Personen, die sich außerhalb der üblichen Arbeitszeit an einer allgemeinbildenden Schule fortbilden (Abendschüler)	Das monatliche Entgelt beträgt regelmäßig **mehr als 556 EUR** (bis 31.12.2024: 538 EUR).	**Versicherungspflicht** zur • KV • PV • RV • ALV
	Das monatliche Entgelt beträgt regelmäßig **nicht mehr als 556 EUR** (bis 31.12.2024: 538 EUR).	**Versicherungsfreiheit** zur • KV • PV • ALV **Versicherungspflicht** zur • RV
	Die Beschäftigung ist innerhalb eines Kalenderjahres auf längstens 3 Monate oder 70 Arbeitstage **befristet.** Die Höhe des Entgelts ist in diesem Fall unbedeutend, denn die Versicherungsfreiheit tritt im Rahmen der Kurzfristigkeit ein.	**Versicherungsfreiheit** zur • KV • PV • RV • ALV

Schulentlassene: Versicherungsrechtliche Beurteilung der ausgeübten Beschäftigung

Zeitpunkt und Merkmal der Beschäftigung	Bedingung/Voraussetzung	Beurteilung
Befristete Beschäftigung zwischen der Schulentlassung und dem Beginn • der Berufsausbildung • der Ableistung eines freiwilligen sozialen, diakonischen oder ökologischen Jahres oder eines vergleichbaren Freiwilligendienstes • der Teilnahme an einem Bundesfreiwilligendienst • des freiwilligen Wehrdienstes • ersten Aufnahme einer Dauerbeschäftigung oder eines Dienstverhältnisses als Beamter	Das monatliche Entgelt beträgt regelmäßig **mehr als 556 EUR** (bis 31.12.2024: 538 EUR). Die evtl. Befristung der Beschäftigungsdauer ist hier völlig unbedeutend: Für diesen Personenkreis ist es nicht möglich, infolge der Ausübung einer kurzfristigen Beschäftigung Versicherungsfreiheit zu erlangen, da für ihn stets die **berufsmäßige** Ausübung solcher Beschäftigungen unterstellt wird.[6]	**Versicherungspflicht** zur • KV • PV • RV • ALV
	Das monatliche Entgelt beträgt regelmäßig **nicht mehr als 556 EUR** (bis 31.12.2024: 538 EUR).	**Versicherungsfreiheit** zur • KV • PV • RV (nur bei kurzfristiger Beschäftigung, sonst pflichtig) • ALV

[6] Berufsmäßigkeit ist auch dann anzunehmen, wenn nach Ableistung der freiwilligen Dienste ein Studium aufgenommen wird.

Zeitpunkt und Merkmal der Beschäftigung	Bedingung/Voraussetzung	Beurteilung
Befristete oder unbefristete Beschäftigung während/neben • der Ableistung eines freiwilligen sozialen, diakonischen oder ökologischen Jahres oder eines vergleichbaren Freiwilligendienstes • der Teilnahme an einem Bundesfreiwilligendienst • dem freiwilligen Wehrdienst	Das monatliche Entgelt beträgt regelmäßig **nicht mehr als 556 EUR** (bis 31.12.2024: 538 EUR).	**Versicherungsfreiheit** zur • KV • PV • RV (nur bei kurzfristiger Beschäftigung, sonst pflichtig) • ALV
Befristete Beschäftigung während/neben • der Ableistung eines freiwilligen sozialen, diakonischen oder ökologischen Jahres oder eines vergleichbaren Freiwilligendienstes • der Teilnahme an einem Bundesfreiwilligendienst • dem freiwilligen Wehrdienst	Das monatliche Entgelt beträgt regelmäßig **mehr als 556 EUR** (bis 31.12.2024: 538 EUR). Allerdings ist die Beschäftigung innerhalb eines Kalenderjahres auf längstens 3 Monate oder 70 Arbeitstage befristet und ist damit **kurzfristig.** Diese Personen sind dem Status grundsätzlich Beschäftigte im sozialversicherungsrechtlichen Sinne. Daher ist bei einer kurzfristigen Nebenbeschäftigung nicht von Berufsmäßigkeit auszugehen.[7]	**Versicherungsfreiheit** zur • KV • PV • RV • ALV
Beschäftigung zwischen Abitur und Studium	Das Beschäftigungsverhältnis wird **unbefristet** (bzw. länger als auf 3 Monate befristet) ausgeübt. Das monatliche Entgelt beträgt regelmäßig **mehr als 556 EUR** (bis 31.12.2024: 538 EUR).	**Versicherungspflicht** zur • KV • PV • RV • ALV
	Das Beschäftigungsverhältnis wird unbefristet (bzw. länger als auf 3 Monate oder 70 Arbeitstage im Kalenderjahr ausgeübt. Das monatliche Entgelt beträgt regelmäßig **nicht mehr als 556 EUR** (bis 31.12.2024: 538 EUR).	**Versicherungsfreiheit** zur • KV • PV • ALV **Versicherungspflicht** zur • RV • RV
	Die Beschäftigung ist innerhalb eines Kalenderjahres auf längstens 3 Monate oder 70 Arbeitstage befristet. Die Höhe des Entgelts ist in diesem Fall unbedeutend. Berufsmäßigkeit liegt nicht vor.	**Versicherungsfreiheit** zur • KV • PV • RV • ALV

[7] Geringfügigkeits-Richtlinien (Abschn. B 2.3.3.1).

Schwerbehindertenvertretung, Wahlvoraussetzungen

Prof. Dr. Peter Pulte

Die Tabelle gibt einen Überblick über die Voraussetzungen für die Wahl einer Schwerbehindertenvertretung entsprechend der Anzahl der im Betrieb tätigen schwerbehinderten Menschen.

Voraussetzungen	
wenigstens 5 schwerbehinderte Menschen	es werden eine Vertrauensperson und wenigstens eine stellvertretende Person gewählt, das die Vertrauensperson im Falle der Verhinderung vertritt (§ 177 Abs. 1 Satz 1 SGB IX)
bei jedem Überschreiten des Schwellenwerts von jeweils 100 weiteren schwerbehinderten Menschen	ein weiteres stellvertretendes Mitglied kann zur Entlastung der Vertrauensperson herangezogen werden (§ 178 Abs. 1 Satz 5 SGB IX)
wenigstens 100 schwerbehinderte Menschen	die Vertrauensperson wird auf ihren Wunsch von der Arbeit freigestellt (§ 179 Abs. 4 Satz 2 SGB IX)
Ist für mehrere Betriebe eines Arbeitgebers ein Gesamtbetriebsrat oder für den Geschäftsbereich mehrerer Dienststellen ein Gesamtpersonalrat errichtet, so wählen die Schwerbehindertenvertretungen der einzelnen Betriebe oder Dienststellen eine Gesamtschwerbehindertenvertretung (§ 180 Abs. 1 SGB IX). In Großunternehmen, in denen ein Konzernbetriebsrat errichtet ist, ist die Schaffung einer Konzernschwerbehindertenvertretung vorgesehen (§ 180 Abs. 2 SGB IX).	
Wahlverfahren	
weniger als 50 wahlberechtigte schwerbehinderte Menschen	es findet ein vereinfachtes Wahlverfahren statt (§ 177 Abs. 6 Satz 3 SGB IX).
mindestens 3 wahlberechtigte schwerbehinderte Arbeitnehmer	die Wahl der Vertrauensperson kann angefochten werden (§ 177 Abs. 6 Satz 2 SGB IX i. V. m. § 19 Abs. 2 BetrVG)
Wahlvorstand	
Wahlvorstand aus 3 volljährigen im Betrieb Beschäftigten und einer von ihnen als Vorsitzender	Zusammensetzung des Wahlvorstands (§ 1 Abs. 1 SchwbVWO)
3 schwerbehinderte und diesen gleichgestellte Menschen mit Behinderungen	können zu einer Versammlung einladen, auf der ein Wahlvorstand gewählt wird, wenn eine Schwerbehindertenvertretung nicht vorhanden ist (§ 1 Abs. 2 SchwbVWO)

Übergangsmandat der Schwerbehindertenvertretung
Die Regelungen des § 21a BetrVG gelten entsprechend mit der Folge, dass die Schwerbehindertenvertretung ein Übergangsmandat ausüben kann.
Inklusionsbeauftragter
Der Arbeitgeber bestellt einen Inklusionsbeauftragten, der ihn in Angelegenheiten schwerbehinderter Menschen verantwortlich vertritt; falls erforderlich, können mehrere Inklusionsbeauftragte bestellt werden (§ 181 SGB IX).

Bergmannsversorgungsscheininhaber

Wegen der besonderen Belastungen, die der bergmännische Beruf mit sich bringt, besteht in den Ländern Nordrhein-Westfalen und Saarland für Bergleute ein besonderer Schutz. Diesem Schutz dienen die Regelungen über einen Bergmannsversorgungsschein im Land Nordrhein-Westfalen, im Saarland und in Niedersachsen. In Nordrhein-Westfalen und im Saarland sind mit der Anzahl der Arbeitsplätze Beschäftigungspflichten verbunden:

ab 50 Arbeitsplätze	die Landesregierung kann durch Rechtsverordnung bestimmen, dass Arbeitgeber 2 vom Hundert der Arbeitsplätze mit Inhabern von Bergmannsversorgungsscheinen zu besetzen haben (§ 5 BergVSG SL)
ab 100 Arbeitsplätze	Pflicht des Arbeitgebers, 1 vom Hundert der Arbeitsplätze mit Inhabern von Bergmannsversorgungsscheinen zu besetzen (§ 5 BVSG NW)

Werkstätten für Menschen mit Behinderungen

Eine Werkstatt für Menschen mit Behinderungen ist eine Einrichtung zur Eingliederung von Menschen mit Behinderungen in das Arbeitsleben. Die Werkstattbeschäftigten haben gesetzlich vorgeschriebene Mitwirkungsrechte. In allen Werkstätten werden Werkstatträte gewählt, die als Interessenvertretung der Beschäftigten fungieren und ihre Anliegen mit der Werkstattleitung beraten.

Größe des Werkstattrates	
bis 200 Wahlberechtigte	der Werkstattrat besteht aus mindestens 3 Mitgliedern (§ 3 Abs. 1 Nr. 1 MWVO)
201 – 400 Wahlberechtigte	der Werkstattrat besteht aus 5 Mitgliedern (§ 3 Abs. 1 Nr. 2 MWVO)
401 – 700 Wahlberechtigte	der Werkstattrat besteht aus 7 Mitgliedern (§ 3 Abs. 1 Nr. 3 MWVO)

Größe des Werkstattrates	
701 – 1000 Wahlberechtigte	der Werkstattrat besteht aus 9 Mitgliedern (§ 3 Abs. 1 Nr. 4 MWVO)
1001 – 1500 Wahlberechtigte	der Werkstattrat besteht aus 11 Mitgliedern (§ 3 Abs. 1 Nr. 5 MWVO)
ab 1501 Wahlberechtigte	der Werkstattrat besteht aus 13 Mitgliedern (§ 3 Abs. 1 Nr. 6 MWVO)
Wahlvorstand	
3 Wahlberechtigte oder sonstige der Werkstatt angehörige Personen	Zusammensetzung des Wahlvorstands (§ 13 Abs. 1 MWVO)
3 Wahlberechtigte	3 Wahlberechtigte können zu einer Versammlung der Wahlberechtigten einladen, die zum Ziel hat, den Wahlvorstand zu wählen (§ 13 Abs. 2 MWVO)
Wahlanfechtung	
3 Wahlberechtigte	die Wahl kann angefochten werden (§ 27 MWVO)

Sozialversicherungswerte, Versicherungs- und Beitragsrecht

Diese Übersicht enthält alle Rechengrößen, Grenzwerte, Beitragssätze und Bezugsgrößen im Versicherungs- und Beitragsrecht der Sozialversicherung. Die Sozialversicherungswerte sind für Arbeitgeber und Versicherte (Arbeitnehmer) gleichermaßen relevant, da sie z.B. über die Versicherungspflicht entscheiden sowie die Höhe der zu zahlenden Beiträge beeinflussen.

Die „Sozialversicherungsrechengrößen-Verordnung 2025“ wird vom BMAS erlassen. Der Bundesrat hat der Verordnung zugestimmt. Die neuen Werte treten zum 1.1.2025 in Kraft. Ab 1.1.2025 gelten die Beitragsbemessungsgrenzen und die Bezugsgröße einheitlich in den neuen und alten Bundesländern.

Beitragsbemessungsgrenzen		
• Kranken-/Pflegeversicherung	jährlich	66.150,00 EUR
	monatlich	5.512,50 EUR
• Rentenversicherung (allgemein)	jährlich	96.600,00 EUR
	monatlich	8.050,00 EUR

• Knappschaftliche Rentenversicherung	jährlich	118.800,00 EUR
	monatlich	9.900,00 EUR
• Arbeitslosenversicherung	jährlich	96.600,00 EUR
	monatlich	8.050,00 EUR
Beitragssätze		
• Krankenversicherung • Allgemeiner Beitragssatz • Ermäßigter Beitragssatz • Durchschnittlicher Zusatzbeitrag		 14,6 % 14,0 % 2,5 %
• Pflegeversicherung		3,6 %[1]
• Beitragszuschlag für Kinderlose • Beitragsabschlag bei 2 Kindern • Beitragsabschlag bei 3 Kindern • Beitragsabschlag bei 4 Kindern • Beitragsabschlag bei 5 oder mehr Kindern		0,6 % 0,25 % 0,5 % 0,75 % 1,0 %
• Rentenversicherung (allgemein)		18,6 %
• Knappschaftliche Rentenversicherung		24,7 %
• Arbeitslosenversicherung		2,6 %
Beitragszuschüsse (§ 257 SGB V/§ 61 SGB XI)		
Höchstzuschuss zur freiwilligen Krankenversicherung		
• Versicherte mit Anspruch auf Krankengeld	monatlich	402,41 EUR[2]
• Versicherte ohne Anspruch auf Krankengeld	monatlich	385,88 EUR[2]
Höchstzuschuss zur Pflegeversicherung		
• bundeseinheitlich (außer Sachsen) (§ 61 Abs. 3 SGB XI) (1,8 % der monatlichen Beitragsbemessungsgrenze)	monatlich	99,23 EUR[3]

[1] Für Personen, die nach beamtenrechtlichen Vorschriften oder Grundsätzen bei Krankheit und Pflege Anspruch auf Beihilfe oder Heilfürsorge haben = 1,8 %.

[2] zzgl. halber individueller Zusatzbeitrag.

[3] Berechnung: 5.512,50 EUR × 1,8 %.

• Bundesland Sachsen (§ 61 Abs. 3 SGB XI) (1,3 % der monatlichen Beitragsbemessungsgrenze)	monatlich	71,66 EUR[4]
Höchstzuschuss zur privaten Versicherung		
• Krankenversicherung		
• Versicherte mit Anspruch auf Krankengeld	monatlich	471,32 EUR[5]
• Versicherte ohne Anspruch auf Krankengeld	monatlich	454,78 EUR[6]
• Pflegeversicherung	monatlich	99,23 EUR[7]
• Pflegeversicherung (Sachsen)	monatlich	71,66 EUR[4]
Bezugsgrößen		
• Bezugsgrößen	jährlich	44.940,00 EUR
	monatlich	3.745,00 EUR
Familienversicherung		
• Gesamteinkommensgrenze (1/7 der monatlichen Bezugsgröße)	monatlich	535,00 EUR
• Familienangehörige mit geringfügiger Beschäftigung	monatlich	556,00 EUR
Freiwillige Krankenversicherung		
• Mindestbemessungsgrundlage	monatlich	1.248,33 EUR[8]
• Regelbemessungsgrenze (hauptberuflich Selbstständige)	monatlich	5.512,50 EUR[9]
Freiwillige Rentenversicherung		
• Mindestbeitrag	monatlich	103,42 EUR[10]
• Höchstbeitrag	monatlich	1.497,30 EUR[11]
Geringfügigkeitsgrenze	monatlich	556,00 EUR

[4] Berechnung: 5.512,50 EUR × 1,3 %.
[5] Berechnung: 5.512,50 EUR × 8,55 %.
[6] Berechnung: 5.512,50 EUR × 8,25 %.
[7] Berechnung: 5.512,5 EUR × 1,8 %.
[8] 90. Teil der monatlichen Bezugsgröße (§ 240 Abs. 4 Satz 1 SGB V).
[9] 30. Teil der monatlichen Beitragsbemessungsgrenze (§ 240 Abs. 1 Satz 2 SGB V).
[10] Mindestbemessungsgrundlage entspricht der am 1.1. des jeweiligen Kalenderjahres geltenden Geringfügigkeitsgrenze (ab 1.1.2025: 556,00 EUR; § 167 SGB VI).
[11] Höchstbeitrag berechnet aus der Beitragsbemessungsgrenze des jeweiligen Kalenderjahres (2025: 8.050,00 EUR; § 161 Abs. 2 SGB VI).

Geringverdienergrenze (Auszubildende)[12]		
• Der Arbeitgeber trägt neben seinem eigenen Beitragsanteil auch die Arbeitnehmerbeitragsanteile inkl. Zusatzbeitrag	monatlich	325,00 EUR
Höchstbeiträge versicherungspflichtiger Arbeitnehmer		
• Krankenversicherung	monatlich	804,83 EUR[13]
• Pflegeversicherung	monatlich	198,45 EUR[14]
• Arbeitslosenversicherung	monatlich	209,30 EUR
• Rentenversicherung	monatlich	1.497,30 EUR
Jahresarbeitsentgeltgrenzen in der Krankenversicherung		
• Allgemeine Jahresarbeitsentgelt-grenze (§ 6 Abs. 6 SGB V)	jährlich	73.800,00 EUR
• Besondere Jahresarbeitsentgeltgrenze (§ 6 Abs. 7 SGB V)	jährlich	66.150,00 EUR
Künstlersozialabgabe		5,0 %
Mindestarbeitsentgelte		
• Menschen mit Behinderungen (Kranken-/Pflegeversicherung)	monatlich	749,00 EUR[15]
• Menschen mit Behinderungen (Rentenversicherung)	monatlich	2.996,00 EUR[16]
• Azubis/Praktikanten ohne Arbeitsentgelt (Renten-/Arbeitslosenversicherung)	monatlich	37,45 EUR[17]
Mindestbeitrag für geringfügig Beschäftigte (Rentenversicherung)		
• Mindestbeitrag	monatlich	32,55 EUR[18]

---

12 Seit dem Jahr 2020 wurde für alle neu abgeschlossenen Berufsausbildungsverhältnisse eine Mindestvergütung für Auszubildende eingeführt. Für diese neuen Berufsausbildungsverhältnisse kommt die Geringverdienergrenze nicht mehr zur Anwendung.

13 zzgl. halber individueller Zusatzbeitrag.

14 zzgl. Beitragszuschlag für Kinderlose (0,6 %) oder Beitragsabschläge von jeweils 0,25 % für das 2. bis 5. berücksichtigungsfähige Kind.

15 20 % der monatlichen Bezugsgröße (§ 235 Abs. 3 SGB V).

16 80 % der monatlichen Bezugsgröße (§ 162 Nr. 2 SGB VI).

17 1 % der Bezugsgröße (§ 162 Nr. 1 SGB VI).

18 Berechnung: 175,00 EUR × 18,6 %.

Mindestbemessungsgrundlage für geringfügig Beschäftigte (Rentenversicherung)		
• Mindestbemessungsgrundlage	monatlich	175,00 EUR[19]
Mindesteinnahmegrenze für Beiträge aus Versorgungsbezügen (Kranken-/Pflegeversicherung)		
• Mindesteinnahmegrenze	monatlich	187,25 EUR[20]
Selbstständige (Rentenversicherung, versicherungspflichtig)		
• Regelbeitrag	monatlich	696,57 EUR
• Mindestbeitrag	monatlich	103,42 EUR
• Höchstbeitrag	monatlich	1.497,30 EUR
Studentenbeitrag		
• Krankenversicherung	monatlich	87,38 EUR[21]
• Pflegeversicherung[22]	monatlich	30,78 EUR
• Pflegeversicherung (kinderlos)[23]	monatlich	35,91 EUR
Übergangsbereich[24]		
• Gesamtsozialversicherungsbeitrag		41,9 %[25]
• Faktor F		0,6683[26]
• Wert für vereinfachte Formel (Gesamtbeitrag)		1,127718283
• Wert für vereinfachte Formel (Arbeitnehmeranteil)		1,385041551
• Festbetrag für vereinfachte Formel (Gesamtbeitrag)		255,4365651 EUR
• Festbetrag für vereinfachte Formel (Arbeitnehmeranteil)		770,0831025 EUR
• Midijob		556,01 bis 2.000,00 EUR

---

19 § 163 Abs. 8 SGB VI.

20 1/20 der monatlichen Bezugsgröße (§ 226 Abs. 2 Satz 1 SGB V).

21 zzgl. Zusatzbeitrag.

22 Beitragssatz seit 1.1.2025: 3,6 % (Gilt bis zum vollendeten 22. Lebensjahr oder ab dem 23. Lebensjahr mit einem Kind). Verminderung des Beitragssatzes bei 2 Kindern auf 3,35 %, bei 3 Kindern auf 3,1 %, bei 4 Kindern 2,85 %und bei 5 und mehr Kindern auf 2,6 % . Der Beitragsabschlag für das 2. bis 5. Kind gilt jeweils nur bis zu deren 25. Geburtstag.

23 Beitragssatz für Kinderlose seit 1.1.2025: 4,2 % (3,6 % + Beitragszuschlag von 0,6 %).

24 Die am 1.1. eines Jahres festgestellten Werte gelten auch bei unterjähriger Veränderungen von Beitragssätzen für das ganze Kalenderjahr.

25 KV: allgemeiner Beitragssatz 14,6 %, durchschnittlicher Zusatzbeitragssatz 2,5 %; PV: 3,6 %; RV: 18,6 %, AlV: 2,6 %. Selbst bei unterjährigen Änderungen der Beitragssätze gelten für ein Jahr immer die am 1.1. eines Jahres festgestellten Werte.

26 Berechnung: 28 % : Gesamtsozialversicherungsbeitrag (= 28 % : 41,9 %); 28 % ergeben sich aus: 15 % Pauschalbeitrag zur Rentenversicherung + 13 % Pauschalbeitrag zur Krankenversicherung.

Umlagesätze	
• U1 (Aufwendungen bei Entgeltfortzahlung)	individuell nach Satzung der Kasse/der Minijob-Zentrale
• U2 (Aufwendungen bei Mutterschaft)	
• Insolvenzgeldumlage (U3)	0,15 %

Teilzeitarbeit, Anspruch

Diese Checkliste gibt einen Überblick über die Anspruchsvoraussetzungen der Teilzeit nach § 8 TzBfG.

	Check		OK	Bemerkung
1	Sonderregelung	Der Anspruch auf Teilzeit ergibt sich nicht aus einer Sonderregelung, aus Tarifvertrag oder einer Betriebsvereinbarung. In diesen Fällen sind die dort genannten Voraussetzungen zu prüfen.		
2	Elternzeit	Der Arbeitnehmer befindet sich nicht in Elternzeit. Für diesen Anspruch bestehen besondere Voraussetzungen (§ 15 BEEG).		
3	Wartezeit	Der Arbeitnehmer ist seit mehr als **6 Monaten** im Betrieb des Arbeitgebers beschäftigt (§ 8 Abs. 1 TzBfG). Elternzeit zählt als Zeit der Betriebszugehörigkeit.		
4	Größe des Arbeitnehmers	Das Arbeitgeber beschäftigt in der Regel **mehr als 15 Personen** (Teilzeit- wie Vollzeitbeschäftigte) in seinem Betrieb. Auszubildende werden nicht mitgerechnet (§ 8 Abs. 7 TzBfG).		
5	Unbefristete Teilzeit	Der Antrag auf Teilzeit ist **nicht befristet**. Für die Brückenteilzeit gelten besondere Voraussetzungen.		
6	Frist des Antrags	Der Antrag auf Verringerung der Arbeitszeit wurde spätestens **3 Monate** vor dem gewünschten Beginn des Teilzeitverhältnisses gestellt (§ 8 Abs. 2 Satz 1 TzBfG).		

	Check		OK	Bemerkung
7	Form des Antrags	Der Antrag auf Verringerung der Arbeitszeit wurde in **Textform** gestellt werden (§ 8 Abs. 2 Satz 1 TzBfG; § 126 BGB). Der Umfang der Verringerung muss, die gewünschte Verteilung soll im Antrag angeben werden.		
8	Sperrfrist	In den letzten **2 Jahren** wurde kein Antrag auf Verringerung der Arbeitszeit gestellt (§ 8 Abs. 6 TzBfG).		
9	Betriebliche Gründe	Dem Antrag des Arbeitnehmers stehen keine **betrieblichen Gründe** entgegen, die etwa die Organisation, den Arbeitsablauf oder die Sicherheit im Betrieb wesentlich beeinträchtigen oder unverhältnismäßig hohe Kosten verursachen (§ 8 Abs. 4 TzBfG).		

Urlaub, gesetzliche Regelung

Stephan Wilcken

Diese Tabelle gibt einen Überblick über die wichtigsten gesetzlichen Urlaubsregelungen. Die Mindestbedingungen über den Erholungsurlaub von Arbeitnehmern und seine Voraussetzungen sind im Bundesurlaubsgesetz (BUrlG) geregelt. Hierauf bezieht sich diese Übersicht. Darüber hinaus sind jedoch auch etwaige Regelungen zum Urlaub in anwendbaren Tarifverträgen und in den Arbeitsverträgen zu beachten.

Urlaubsdauer:	Nach der gesetzlichen Regelung hat jeder Arbeitnehmer einen Urlaubsanspruch von 24 Werktagen (= Montag bis Samstag) je Urlaubsjahr (**gesetzlicher Urlaub**). In der Regel sehen (zulässigerweise) Tarifverträge, betriebliche Regelungen oder Einzelarbeitsverträge einen längeren Urlaubsanspruch vor und gehen meist von Arbeitstagen (= 5 Tage pro Woche) aus (**vertraglicher Urlaub**).
Wartezeit:	Der Arbeitnehmer erwirbt den Anspruch auf den vollen Jahresurlaub nach **6-monatigem Bestehen des Arbeitsverhältnisses**. Beginnt das Arbeitsverhältnis beispielsweise am 1.4. eines Jahres, ist die Wartezeit am 30.9. erfüllt und der volle Jahresurlaub kann ab dem 1.10. beansprucht werden.

Teilurlaub:	Teilurlaub (1/12 für jeden vollen Monat des Beschäftigungsverhältnisses) kann der Arbeitnehmer beanspruchen, • wenn er wegen **Beginn des Arbeitsverhältnisses in der 2. Jahreshälfte** die Wartezeit nicht erfüllen kann oder • wenn er vor **Erfüllung der Wartezeit** aus dem Arbeitsverhältnis **ausscheidet** oder • wenn er nach Erfüllung der Wartezeit **in der 1. Jahreshälfte ausscheidet.** Ausnahme: Für einen übergesetzlichen Urlaubsanspruch kann einzelvertraglich, in betrieblichen Regelungen oder in Tarifverträgen auch bei Ausscheiden in der zweiten Jahreshälfte Teilurlaub vereinbart werden.
Krankheit:	Erkrankt der Arbeitnehmer während des Urlaubs, werden die durch ärztliche Bescheinigung nachgewiesenen Tage der Arbeitsunfähigkeit **nicht** auf den Urlaub **angerechnet.** Der **Urlaubsanspruch** des Arbeitnehmers **mindert sich nicht** dadurch, dass er infolge Krankheit während des Urlaubsjahres nur teilweise oder überhaupt keine Arbeitsleistung erbringen konnte. Tarifverträge oder betriebliche Regelungen können hier abweichend eine Kürzung des Urlaubsanspruchs vorsehen, der gesetzliche Anspruch darf durch die Kürzung aber nicht unterschritten werden. Auch während einer länger andauernden Arbeitsunfähigkeit des Arbeitnehmers entsteht der Urlaubsanspruch mit der Folge, dass nach ggf. längerer Arbeitsunfähigkeit entstandene Urlaubsansprüche offen stehen können und durch Freistellung zu gewähren sind. Nach der Rechtsprechung von EuGH und dann folgend des BAG verfällt der Urlaub nicht, wenn der Arbeitnehmer den Urlaub wegen seiner Krankheit nicht bis zum Ende des Kalenderjahrs und/oder des Übertragungszeitraums nehmen konnte. Vielmehr bleibt dem arbeitsunfähig erkrankten Arbeitnehmer zunächst sein Urlaubsanspruch erhalten. Urlaubsansprüche verfallen aber nach der Rechtsprechung des BAG **15 Monate nach Ablauf des Urlaubsjahres** unabhängig von der Arbeits(un)fähigkeit eines Arbeitnehmers, s. u.
Quarantäne:	Wird während des Urlaubs behördlich eine Quarantäne für den Arbeitnehmer angeordnet, werden die Tage der Absonderung/Quarantäne **nicht** auf den Urlaubsanspruch **angerechnet**, d. h. er mindert sich nicht.
Kurzarbeit:	Für Zeiträume, in denen Arbeitnehmer wegen sog. Kurzarbeit Null durchgehend nicht gearbeitet haben, entsteht **kein Urlaubsanspruch.** Für diesen Zeitraum kann der Urlaubsanspruch anteilig gekürzt werden.

Übertragung:	Der Urlaubsanspruch ist grundsätzlich an das Urlaubsjahr gebunden und muss bis zum Jahresende gewährt und genommen werden. **Ausnahmen:** • bei **dringenden betrieblichen oder in der Person des Arbeitnehmers liegenden Gründen** ist eine Übertragung bis zum 31.3. des Folgejahres möglich – bei Krankheit auch noch darüber hinaus (s. u.). • **Mutterschutz**: Hat die Frau ihren Urlaub vor Beginn der Beschäftigungsverbote noch nicht oder nicht vollständig erhalten, so kann sie nach Ablauf der Fristen den Resturlaub im laufenden oder nächsten Urlaubsjahr beanspruchen. • bei Antritt von **Elternzeit** noch zustehender Erholungsurlaub ist nach Beendigung der Elternzeit im laufenden oder im nächsten Urlaubsjahr zu gewähren. Schließt sich unmittelbar an die erste Elternzeit eine zweite Elternzeit an, wird der Urlaub bis nach der zweiten Elternzeit übertragen. • bei **Arbeitsunfähigkeit** wird der nicht genommene Urlaub dann übertragen, wenn gerade wegen der Arbeitsunfähigkeit der Urlaub bis zum Ende des Kalenderjahres bzw. bis zum Ende des Übertragungszeitraumes (= 31.3. des Folgejahres) nicht genommen werden konnte.
Verfall:	Wird der Urlaub durch den Arbeitnehmer innerhalb des Kalenderjahres oder bei Übertragung spätestens innerhalb des Übertragungszeitraumes bis zum 31.3. des Folgejahres nicht genommen, verfällt der Urlaubsanspruch ersatzlos, wenn nicht einer der o. g. Gründe für eine weitere Übertragung vorliegt. Voraussetzung für den Verfall ist laut BAG-Rechtsprechung, dass der Arbeitgeber seine Mitarbeiter zuvor konkret aufgefordert hat, den Urlaub zu nehmen, und sie klar und rechtzeitig darauf hingewiesen hat, dass der Urlaub anderenfalls mit Ablauf des Urlaubsjahres oder Übertragungszeitraums erlischt (sog. **Mitwirkungsobliegenheit**). **Ausnahme:** Kann der Beschäftigte den Urlaub auch bis zum Ende des Übertragungszeitraumes nicht nehmen auf Grund einer Arbeitsunfähigkeit, verfällt der Urlaubsanspruch als Freizeitanspruch zunächst nicht. Um dem so ermöglichten unbegrenzten Ansammeln von Urlaubsansprüchen eine Grenze zu setzen, lässt das BAG den Urlaubsanspruch jeweils 15 Monate nach Ablauf des Urlaubsjahres auch bei langjährig arbeitsunfähig erkrankten Arbeitnehmern verfallen. Über diese Begrenzung hinaus ist kein Sammeln möglich.
Abgeltung:	Kann der Urlaub **wegen Beendigung des Arbeitsverhältnisses** ganz oder teilweise nicht mehr gewährt werden, so ist er abzugelten. Die Erben eines verstorbenen Arbeitnehmers können von dessen ehemaligem Arbeitgeber eine finanzielle Vergütung für den von dem Arbeitnehmer nicht genommenen bezahlten Jahresurlaub verlangen.

Urlaub, Verfall und Mitwirkungsobliegenheit des Arbeitgebers

Arbeitnehmer müssen grundsätzlich bis zum Jahresende ihren Urlaub nehmen, ansonsten verfällt er. Der Urlaubsverfall setzt aber voraus, dass der Arbeitgeber seinen Mitwirkungsobliegenheiten nachgekommen ist. Für unterschiedliche Konstellationen, z. B. bei langandauernder Erkrankung oder Elternzeit, sehen das Gesetz und die Rechtsprechung jedoch abweichende Regelungen vor. Diese Übersicht führt die verschiedenen Verfallsfristen und jeweils zu erfüllenden Mitwirkungsobliegenheiten auf.

	Verfallsfrist	Mitwirkungsobliegenheit des Arbeitgebers
Grundfall (§ 7 Abs. 3 BUrlG)	Grundsätzlich muss Urlaub im laufenden Kalenderjahr gewährt werden, also **bis zum 31.12.** Eine **Übertragung** in das darauffolgende Jahr ist möglich, wenn • dringende betriebliche (z. B. saisongebundene Aufträge) oder • in der Person des Arbeitnehmers liegende Gründe (z. B. Arbeitsunfähigkeit des Arbeitnehmers) dies rechtfertigen. In diesem Fall verfällt der Resturlaub aber grundsätzlich am **31.3.** des Folgejahres. Die Urlaubsübertragung erfolgt automatisch; ein Antrag ist nicht notwendig. **Vertraglich** können für die Übertragungszeiträume abweichende Regelungen getroffen werden.	Voraussetzung für den Verfall von Urlaubsansprüchen ist, dass der Arbeitgeber seine Mitarbeiter zuvor **konkret aufgefordert** hat, den Urlaub zu nehmen, und sie **klar und rechtzeitig** darauf hingewiesen hat, dass der Urlaub andernfalls erlischt.[1] Abstrakte Angaben, z. B. in Merkblättern oder im Arbeitsvertrag, genügen nicht; sondern der Hinweis muss **auf den einzelnen Arbeitnehmer** und die Anzahl seiner Urlaubstage **bezogen** sein (z. B. auf der Entgeltabrechnung). In der Regel dürfte ein Hinweis **zu Beginn des Jahres** genügen. Ohne Vorliegen besonderer Umstände (wie z. B. Betriebsferien) erfordert dies die Erfüllung der Mitwirkungsobliegenheit innerhalb einer (Urlaubs-)Woche nach Jahresbeginn.[2] Der Arbeitgeber muss also dafür Sorge tragen, dass Mitarbeiter ihren Urlaub im laufenden Jahr nehmen. Er muss sie aber **nicht zwingen**, den Anspruch wahrzunehmen.[3] Erfüllt der Arbeitgeber diese Pflicht nicht, verfällt der Urlaub nicht, sondern **tritt zu dem Urlaubsanspruch** hinzu, der am 1.1. **des Folgejahres** neu entsteht. Für diesen Urlaubsanspruch gelten dann wiederum, wie auch für den neu entstandenen Urlaubsanspruch, die norma-

[1] BAG, Urteil v. 19.2.2019, 9 AZR 423/16.

[2] BAG, Urteil v. 19.2.2019, 9 AZR 541/15, konkretisiert und verschärft durch BAG, Urteil v. 31.1.2023, 9 AZR 107/20.

[3] EuGH, Urteil v. 6.11.2018, C-684/16.

	Verfallsfrist	Mitwirkungsobliegenheit des Arbeitgebers
		len gesetzlichen Regelungen des § 7 BUrlG. Der Arbeitgeber kann daher seine Mitwirkungsobliegenheit für den Urlaub aus vergangenen Jahren im aktuellen Urlaubsjahr nachholen und damit das uneingeschränkte Kumulieren von Urlaubsansprüchen aus mehreren Jahren vermeiden. **Hinweis:** Die Mitwirkungsobliegenheit des Arbeitgebers besteht auch während eines Kündigungsschutzprozesses.[4]
Verjährung (§§ 194 ff. BGB)	Grundsätzlich unterliegen alle Ansprüche einer **Verjährung**, somit auch der Urlaubsanspruch. Ansprüche verjähren grundsätzlich 3 Jahre nach dem Schluss des Jahres, in dem der Anspruch entstanden ist.	Die dreijährige Verjährungsfrist der Urlaubsverjährung beginnt erst am Ende des Kalenderjahres, in dem der Arbeitgeber den Arbeitnehmer über seinen konkreten Urlaubsanspruch und die Verfallfristen belehrt und der Arbeitnehmer den Urlaub dennoch aus freien Stücken nicht genommen hat. Der Arbeitgeber muss also auch hier seiner Mitwirkungsobliegenheit nachkommen.[5] **Achtung:** Dies gilt nur für Urlaubsansprüche und hier auch nur für den gesetzlichen Urlaub. Urlaubs**abgeltung**sansprüche nach § 7 Abs. 4 BUrlG unterliegen als reine Entgeltansprüche Ausschlussfristen bzw. der gesetzlichen Verjährung.[6] Auch für vertragliche Urlaubsansprüche können gesonderte Regelungen getroffen werden.
Langzeiterkrankung	Kann der Beschäftigte den Urlaub auch bis zum Ende des Übertragungszeitraumes (31.3.) auf Grund einer Arbeitsunfähigkeit nicht nehmen, verfällt der Urlaubsanspruch zunächst nicht. Um dennoch ein unbegrenztes Ansammeln von Urlaubsansprüchen zu verhindern, verfallen sie jeweils **15 Monate nach Ablauf des Urlaubsjahres** (also bis zum 31.3. des übernächsten Jahres).[7]	Ob ein Arbeitgeber auch einen langzeiterkrankten Mitarbeiter auf den Verfall seines Urlaubsanspruchs hinweisen muss, hat die Rechtsprechung in folgenden Situationen unterschiedlich entschieden: Ist der Arbeitnehmer **im Urlaubsjahr durchgehend erkrankt** und kann daher den Urlaub nicht mehr nehmen, verfällt der Urlaub auch nach 15 Monaten, wenn der Arbeitgeber seiner Mitwirkungs-

4 BAG, Urteil v. 19.2.2019, 9 AZR 321/16.

5 EuGH, Urteil v. 22.9.2022, C-120/21; Vorgaben des EuGH umgesetzt durch BAG, Urteil v. 20.12.2022, 9 AZR 266/20.

6 BAG Urteil v. 24.5.2022, 9 AZR 461/21.

7 BAG, Urteil v. 18.9.2012, 9 AZR 623/10.

	Verfallsfrist	Mitwirkungsobliegenheit des Arbeitgebers
		obliegenheit nicht nachkommt. Denn auch bei der Erfüllung der Mitwirkungsobliegenheit hätte der Zweck nicht erreicht werden können, dem Arbeitnehmer zu ermöglichen, den Urlaub zu nehmen.[8] Hat der Arbeitnehmer aber noch einen Teil des Jahres gearbeitet und hätte den Urlaub **bis zum Beginn der Arbeitsunfähigkeit daher zumindest noch teilweise nehmen können**, besteht hingegen die Hinweispflicht des Arbeitgebers. Der Urlaub erlischt regelmäßig nur dann nach Ablauf eines Übertragungszeitraums von 15 Monaten, wenn der Arbeitgeber ihn rechtzeitig in die Lage versetzt hat, seinen Urlaub in Anspruch zu nehmen.[9] Erfüllt der Arbeitgeber diese nicht ordnungsgemäß, tritt der Urlaub zu dem Urlaubsanspruch hinzu, der am 1.1. des Folgejahres neu entsteht. **Ausnahme:** Die 15-monatige Verfallfrist beginnt ausnahmsweise unabhängig von der Erfüllung der Mitwirkungsobliegenheit, wenn die Arbeitsunfähigkeit so früh eintritt, dass es dem Arbeitgeber tatsächlich nicht möglich war, zuvor seinen Obliegenheiten nachzukommen.[10]
Zusatzurlaub für schwerbehinderte Menschen	Der gesetzliche Zusatzurlaub für schwerbehinderte Menschen (§ 208 Abs. 1 SGB IX) teilt grundsätzlich das rechtliche Schicksal des Mindesturlaubs nach dem BUrlG. Für seine Entstehung gelten **dieselben allgemeinen Voraussetzungen** des Mindesturlaubs wie für seine Erteilung, Anrechnung und seinen Wegfall.[11]	Wie beim gesetzlichen Mindesturlaub nach dem BUrlG setzt der Verfall von Zusatzurlaub voraus, dass der Arbeitgeber den Arbeitnehmer durch Erfüllung seiner Hinweisobliegenheiten über den Verfall des Urlaubs belehrt hat. **Achtung:** Hat der Arbeitgeber **keine Kenntnis von der Schwerbehinderung** und ist diese auch **nicht offenkundig**, ist der Urlaubsverfall nicht von der ordnungsgemäßen Erfüllung der Mitwirkungsobliegenheit des Arbeitgebers abhängig.[12] Der Arbeitgeber hat unter diesen Voraussetzungen keinen Anlass,

[8] BAG, Urteil v. 7.9.2021, 9 AZR 3/21.

[9] EuGH, Urteil v. 22.9.2022, C-518/20, C-727/20; Vorgaben des EuGH umgesetzt durch BAG, Urteil v. 20.12.2022, 9 AZR 245/19.

[10] BAG, Urteil v. 31.1.2023, 9 AZR 107/20.

[11] BAG, Urteil v. 7.8.2012, 9 AZR 353/10; BAG, Urteil v. 23.3.2010, 9 AZR 128/09.

[12] BAG, Urteil v. 30.11.2021, 9 AZR 143/21.

	Verfallsfrist	Mitwirkungsobliegenheit des Arbeitgebers
		vorsorglich auf einen Zusatzurlaub hinzuweisen und den Arbeitnehmer aufzufordern, diesen in Anspruch zu nehmen. Dies gilt auch, wenn der Arbeitnehmer einen Antrag auf Anerkennung der Eigenschaft als schwerbehinderter Mensch gestellt hat, ohne seinen Arbeitgeber darüber zu unterrichten. Unterrichtet der Arbeitnehmer den Arbeitgeber jedoch über seinen (noch nicht beschiedenen) Antrag auf Anerkennung der Schwerbehinderteneigenschaft, setzt der Verfall des Anspruchs auf Zusatzurlaub die Erfüllung der Hinweisobliegenheiten durch den Arbeitgeber voraus.[13] Er sollte dann für den Fall, dass dem Anerkennungsantrag stattgegeben wird, den Arbeitnehmer über den Verfall des Urlaubs am Jahresende belehren.
Elternzeit (§ 17 Abs. 2 BEEG)	Das Gesetz sieht eine von § 7 Abs. 3 BUrlG abweichende Übertragungsregelung für den Urlaub vor, der **vor** dem Beginn der Elternzeit nicht genommen werden konnte (§ 17 Abs. 2 BEEG). Dieser Urlaub überträgt sich ohne besondere Erklärung des Arbeitnehmers auf das Jahr, in dem die Elternzeit beendet wird und das darauffolgende Kalenderjahr (**„erweitertes Urlaubsjahr“**). Der Urlaub kann also nach Rückkehr an den Arbeitsplatz nachgeholt werden. **Achtung**: Die Regelung bezieht sich nicht auf den Urlaub, der **während** der Elternzeit entstanden ist und daher nicht genommen werden konnte. Dieser wird aber in der Regel vom Arbeitgeber gekürzt (§ 17 Abs. 1 BEEG).	Wird Urlaub aus der Zeit vor der Elternzeit an das Ende der Elternzeit übertragen, muss der Arbeitgeber über den geänderten Verfall des Urlaubs **belehren**. Er hat dem Arbeitnehmer mitzuteilen, wie viel Urlaubstage ihm nach Ende der Elternzeit zustehen. Er hat dabei also zu **unterscheiden**: 1. Urlaubstage des Jahres, **in dem die Elternzeit geendet hat**, verfallen am Ende dieses Jahres. 2. Urlaubstage aus der Zeit **vor Beginn der Elternzeit**, die nach § 17 Abs. 2 übertragen werden, verfallen erst am Ende des nächsten Jahres nach der Elternzeit. Erfolgt keine ordnungsgemäße Belehrung, verfällt der Urlaub nicht und wird dem Urlaub des laufenden Urlaubsjahres zugerechnet.

[13] BAG, Urteil v. 26.4.2022, 9 AZR 367/21.

	Verfallsfrist	Mitwirkungsobliegenheit des Arbeitgebers
Mutterschutz (§ 24 Satz 2 MuSchG)	Auch für Urlaub vor Beginn eines Beschäftigungsverbotes, der nicht oder nicht vollständig genommen werden konnte, ist ein vom 7 Abs. 3 BUrlG abweichender Übertragungszeitraum vorgesehen. Nach § 24 Satz 2 MuSchG kann die Arbeitnehmerin den Resturlaub nach dem Ende des Beschäftigungsverbots (z. B. Mutterschutz) **im laufenden oder im nächsten Urlaubsjahr beanspruchen.** Die Übertragung des Urlaubs erfolgt automatisch, ein Antrag ist nicht erforderlich.	Auch hier ist Voraussetzung für den Verfall nach dem verlängerten Übertragungszeitraums, dass der Arbeitgeber die Arbeitnehmerin ordnungsgemäß über den Verfall des Urlaubs belehrt hat; andernfalls wird er immer wieder dem Urlaub des laufenden Jahres zugerechnet.

Zuschläge für Sonntags-, Feiertags- und Nachtarbeit

Zulagen und Zuschläge sind grundsätzlich steuerpflichtiger Arbeitslohn. Dies gilt z. B. für Erschwernis-, Gefahren- und Schmutzzulagen, aber auch für Mehrarbeitszuschläge, die für geleistete Überstunden gezahlt werden. Eine Sonderstellung nehmen Zuschläge ein, die der Arbeitgeber für Sonntags-, Feiertags- oder Nachtarbeit gewährt, so genannte SFN-Zuschläge. Diese Zuschläge können bis zu bestimmten Höchstbeträgen steuerfrei bleiben.

Zuschlagsart	Zuschläge steuerfrei bis
Nachtarbeit	
von 20 Uhr bis 6 Uhr	25 % des Grundlohns
von 0 Uhr bis 4 Uhr, wenn diese vor 0 Uhr aufgenommen wurde	40 % des Grundlohns
Sonntagsarbeit	
von 0 Uhr bis 24 Uhr hier gilt auch die Arbeit am Montag von 0 Uhr bis 4 Uhr, wenn diese vor 0 Uhr aufgenommen wurde	50 % des Grundlohns

Zuschlagsart	**Zuschläge steuerfrei bis**
gesetzliche Feiertage	
von 0 Uhr bis 24 Uhr hier gilt auch die Arbeit des auf den Feiertag folgenden Tages von 0 Uhr bis 4 Uhr, wenn diese vor 0 Uhr aufgenommen wurde	125 % des Grundlohns
Silvester	
von 14 Uhr bis 24 Uhr	125 % des Grundlohns
Weihnachtsfeiertage	
von 0 Uhr bis 24 Uhr hier gilt auch die Arbeit des auf den Feiertag folgenden Tages von 0 Uhr bis 4 Uhr, wenn diese vor 0 Uhr aufgenommen wurde	150 % des Grundlohns
Heiligabend	
von 14 Uhr bis 24 Uhr	150 % des Grundlohns
1. Mai	
von 0 Uhr bis 24 Uhr hier gilt auch die Arbeit des auf den Feiertag folgenden Tages von 0 Uhr bis 4 Uhr, wenn diese vor 0 Uhr aufgenommen wurde	150 % des Grundlohns